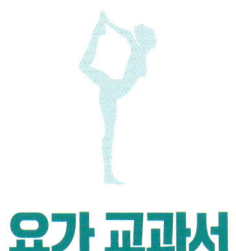

요가 교과서

도서출판 프로제

부산광역시 수영구 광남로 160-1
두원빌딩 2층 [48284]
051-755-3343
proje@doowonart.com

초판 1쇄 발행일 2018년 3월 23일
1판 1쇄 발행일 2018년 3월 30일
1판 2쇄 발행일 2018년 7월 5일

발행인: 김영두
지은이: 골디 카펠 오렌
옮긴이: 김수진
기획 및 감수: 현명기
마케팅: 이영옥
디자인: 동글디자인
모델: 라나 루소

ANATOMY OF FITNESS: YOGA
First Published in 2014
Copyright © Hinkler Books Pty Ltd 2013
All rights reserved
Korean translation rights arranged with Hinkler Books Pty Ltd through Danny Hong Agency, Seoul.
Korean translation copyright © 2018 by Proje

이 책의 한국어판 저작권은 대니홍에이전시를 통한 저작권사와의 독점 계약으로 프로제에 있습니다.
저작권법에 의해 한국 내에서 보호를 받는 저작물이므로 무단전재와 복제를 금합니다.

ISBN 979-11-86220-28-3 (03690)

항상 각각의 동작을 시작하기 전에 준비 운동을 하도록 하십시오. 또 운동을 통한 다이어트를 시작하기 전에는 의사 또는 운동 전문가와 상의를 하시기를 권장합니다. 이 책에서 설명하는 운동을 하다가 발생할 수 있는 부상이나 어떠한 피해에 대해 출판사는 아무런 책임이 없음을 밝혀 둡니다.

요가 교과서

3D 그림으로 쉽게 배우는 요가 아나토미

골디 카펠 오렌 지음
의학박사 현명기 감수
김수진 옮김

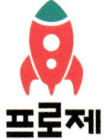
프로제

요가 교과서
CONTENTS

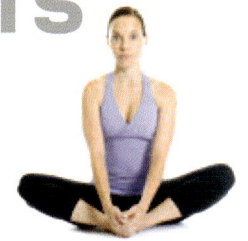

제2장 서서 하는 전굴 자세

고양이 자세	78
측면으로 다리 벌려 상체 숙이기 자세	80
서서 하는 반 전굴 자세/서서 하는 전굴 자세	82
다리 넓게 벌린 전굴 자세	84

요가란 무엇인가?	6
집에서 요가 수련하기	10
요가 교과서 활용법	14
호흡 조절	18
요가와 영양섭취	24
전신 근육 해부도	32

제3장 후굴 자세

소 자세	88
얼굴 위로 향한 개 자세	90
코브라 자세	92
메뚜기 자세	94
반 개구리 자세	96
활 자세	98
다리 자세	100
아치 자세	102
낙타 자세	104
물고기 자세	106
비둘기 자세	108

제1장 선 자세

산 자세	36
머리 위로 팔 뻗기 자세	38
전사 자세 II	40
쭉 뻗은 삼각 자세	42
쭉 뻗은 측면 각 자세	44
반달 자세	46
전사 자세 I	48
비튼 삼각 자세	50
비튼 측각도 자세	52
전사 자세 III	54
비튼 반달 자세	56
화환 자세	58
의자 자세	60
비튼 의자 자세	61
로우 런지	62
하이 런지	64
서서 다리 찢기 자세	66
나무 자세	68
독수리 자세	70
발잡고 서기 자세	72
선 활 자세 / 춤의 신 자세	74

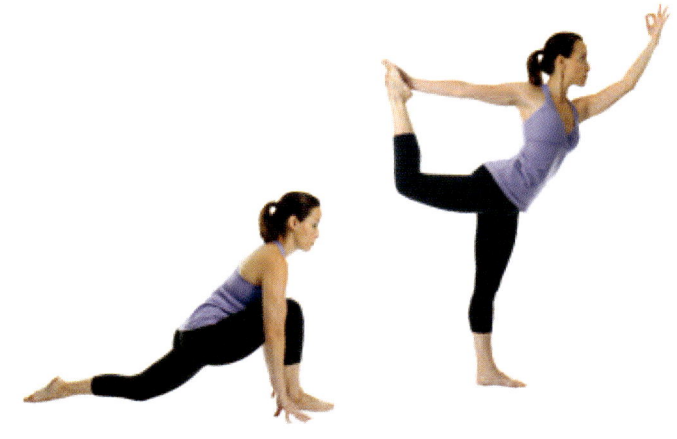

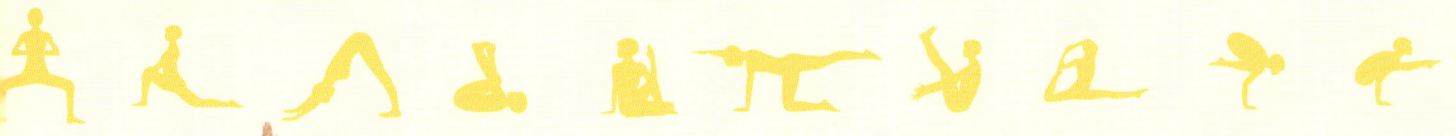

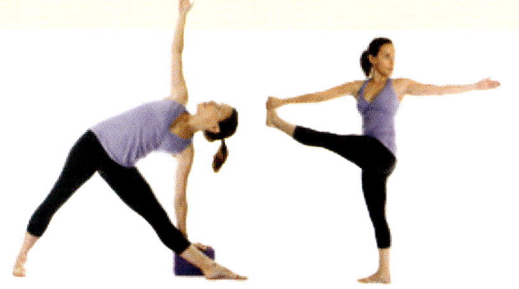

제4장 두 팔로 몸을 지지하는 자세

플랭크 자세	112
팔 굽혀 엎드리기 자세	114
사이드 플랭크 자세	116
두루미 자세	118
측면 두루미 자세	120
팔각 자세	122

제5장 역자세

얼굴 아래로 향한 개 자세	126
쟁기 자세	128
어깨서기 자세	130
물구나무서기 자세	132

제6장 앉은 자세 & 앉아 비틀기 자세

막대 자세	136
책상다리 자세	138
영웅 자세	140
소머리 자세	142
연꽃 자세	144
보트 자세	146
현자 자세	148
반 비틀기 자세	150
원숭이 자세	152

제7장 앉아서 하는 전굴 자세

아기 자세	156
쭉 뻗은 강아지 자세	158
나비 자세	160
장작 자세	162
무릎 향해 머리 숙이기 자세	164
머리에서 무릎 회전 자세	166
앉은 전굴 자세	168
박쥐 자세	170

제8장 누운 자세

가슴으로 무릎 끌어당기기 자세	174
누워서 다리 뻗기 자세	176
누워서 비틀기 자세	178
송장 자세	180

제9장 요가 연속 동작

태양 경배 자세 A	184
태양 경배 자세 B	184
힙 오프닝 연속 동작	186
균형 있게 짠 연속 동작	186
햄스트링 연속 동작	188
비틀기 연속 동작	188
중급 수준 연속 동작	190
상급 수준 연속 동작	190

마무리하는 글	193
용어 정리	194
이미지 인덱스	198
지은이 및 감수자 소개	202

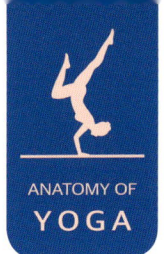

요가란 무엇인가?

여러분의 몸과 마음을 함께 단련시켜주는 요가

요가의 역사는 고대로 거슬러 올라갑니다. 현대를 사는 우리는 요가라고 하면 가장 먼저 스트레칭과 이완 등 육체를 단련하는 것을 떠올리지요. 하지만 이러한 육체 수련은 요가의 일부에 불과합니다.

몸과 마음을 하나로

요가는 그저 피트니스의 한 종류가 아닙니다. 단순히 육체적으로 자세를 취하는 것을 뛰어넘어 그 이상의 의미가 있지요. 여러분의 몸을 바르게 정렬하는 동작들로 마음까지 정렬할 수 있다는 의미에서 요가는 의식과 정신의 수행법이기도 합니다. 요가를 하는 동안 우리는 동요된 의식을 진정시키려는 노력을 하게 됩니다. 사실, 우리의 마음은 과거와 미래만을 생각하는 경향이 있습니다. 하지만 우리의 몸은 현재의 순간에 존재하기 때문에 우리의 마음과 생각도 현재에 머물도록 훈련해야 합니다. 여러분은 요가를 통해 이러한 기술을 단련함으로써 하루하루 더욱 충만함을 느끼게 될 것입니다.

요가는 "하나로 연결하다" 또는 "통합하다"라는 뜻을 지닌 말입니다. 그런 만큼 요가 수행의 목표는 몸과 마음을 서로 잘 맞추어나가는 것입니다. 이러한 목표는 요가의 3대 요소인 호흡, 자세, 명상을 통해 달성됩니다. 자세를 취하고 호흡을 하는 방법으로 신체를 단련한 후, 자리에 앉아 명상에 잠김으로써 요가 수련생의 몸과 마음이 "하나"가 됩니다.

수백 가지에 이르는 자세, 즉 아사나는 요가를 이루는 가장 구체적인 부분입니다. 이와 마찬가지로 호흡 조절을 의미하는 프라나야마도 요가에서 매우 중요합니다(오른쪽 아래의 표 참조). 여러분은 요가 수련생으로서 자세를 제대로 취하고 호흡을 조절할 수 있게 육체적으로 노력하세요. 이를 통해 수련에 완전히 몰입하면서 자신의 마음에 집중하고 차분히 마음을 가라앉히는 법을 배우게 됩니다.

연속으로 아사나 수련하기

이 책은 다양한 아사나를 균형 있게 선별하여 소개하고 있습니다. 여기서 소개하는 자세를 차례로 해보고, 더 나아가 여러 자세를 물 흐르듯 연속적으로 이어서 수행하는 연습을 하세요. 그러면 근력과 유연성이 길러지며 집중력과 의지력도 향상될 것입니다. 또 마음으로 몸을 다스리는 법을 배울 수 있을 뿐만 아니라, 삶을 살면서 시간과 인내심이 있으면 많은 장애물을 극복할 수 있다는 깨달음도 얻게 될 것입니다.

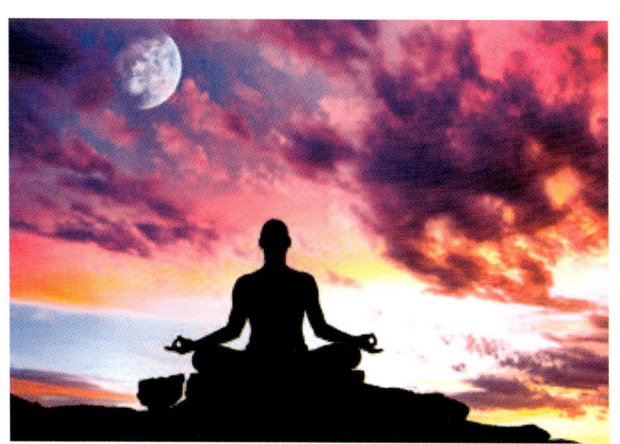

요가를 구성하는 8가지 요소

요가 관련 문헌 가운데 가장 유명한 것 중 하나가 《요가 수트라》라는 책입니다. 기원전 2세기의 학자 파탄잘리(Patanjali)가 편집한 이 고전에는 요가 수행 가이드라인이 담겨 있습니다. 여기에는 요가 수련생이 밟아야 하는 8가지 단계도 포함되어 있지요. 파탄잘리에 따르면 요가를 이루는 8개의 가지는 다음과 같습니다:

1. **야마**(절제)
2. **니야마**(규칙 준수)
3. **아사나**(자세)
4. **프라나야마**(호흡 조절)
5. **프라티야하라**(감각 제어)
6. **다라나**(정신 집중)
7. **디야나**(명상)
8. **사마디**(묵상, 몰입 또는 초의식 상태)

여러분은 자신이 생각하는 것보다 더 강합니다

새로운 아사나에 도전하다보면 여러분의 몸이 그 자세를 완전히 극복하기 전에 마음으로부터 포기하라는 소리가 자주 들릴 것입니다. 그런 목소리가 들리더라도 무시하세요. 물론 요가 수련을 하는 동안에는 불편함과 통증을 구별하는 법을 배워야 합니다. 부상 때문에 실제로 통증이 느껴지면 자세를 푸세요. 그렇지 않다면 불편하더라도 호흡을 계속 유지하도록 노력하세요.

간혹 근육에 강렬한 자극이 느껴지는 경우가 있습니다. 요가 자세를 유지하다보면 이런 느낌이 오는 것은 지극히 정상적인 상황입니다. 때로는 마음의 소리를 묵살하고 '더 이상은 못 하겠어.'라는 생각을 극복해야만 합니다. 여러분의 몸은 생각보다 자세를 오래 유지할 수 있을 만큼 강하답니다. 몇 차례 호흡을 더 하는 동안 요가 자세를 유지하면 내면의 힘이 강해지기 시작합니다. 그러면서 여러분이 상상한 것보다 자신이 강하다는 사실을 깨닫게 될 겁니다.

요가로 더욱 더 건강해지세요

요가는 육체적으로나 감정적으로나 건강에 매우 유익하답니다. 요가 수련을 하면 자세, 균형, 유연성, 근력을 향상시킬 수 있습니다. 근육을 탄력 있게 만드는 과정에서 체력과 지구력도 생깁니다. 또한 관절을 부드럽게 움직이도록 만들어 요통과 관절염을 완화해주기도 하지요.

또한 요가는 소화불량, 천식, 우울증, 골다공증, 고혈압처럼 흔한 질병뿐만 아니라 기타 만성 질환이나 부상 회복에도 도움이 된다고 알려져 있습니다.

요가 수행 덕분에 신진대사가 향상될 것이고 의지력이 증진되며 몸에 대한 관심이 높아져서 건강한 체중을 유지할 수 있게 될 겁니다. 뿐만 아니라 요가를 하며 호흡에 집중하면 자의식이 강해지고 자기 통제가 잘 되며 몸과 마음이 하나가 되는 느낌이 더 강해지는 것을 느낄 수도 있습니다.

깊이 호흡하세요…

요즘의 우리는 즉각적인 만족감에 익숙해져 있습니다. 과연 현대인 가운데 인내심 있는 사람이 얼마나 있을까요? 하지만 요가 수련을 하면서 불편할 수도 있는 자세를 유지하다 보면 자연히 인내심이 키워지게 될 겁니다. 한 걸음 뒤로 물러나 잠시 멈춰서 숨을 돌릴 수 있다는 사실도 깨닫게 됩니다. 또한 휴대폰의 전원을 끈 채 요가 매트 위에서 보내는 한 시간이 그만한 값어치를 한다는 사실도 알게 될 거예요. 여러분은 호흡에 집중하고 몸을 바르게 정렬하는 데 초점을 맞추겠다는 중대한 결심을 하면서 요가 수련을 시작할 것입니다. 그리고 일단 수련을 마치고 나면 해야 할 일들이나 마음을 산만하게 하는 생각들을 한쪽으로 밀어냈다는 죄의식이 사라졌음을 깨닫게 됩니다.

여러분은 요가 매트 위에서 터득한 교훈을 일상생활에서도 활용할 수 있습니다. 영원히 계속되는 요가 자세가 없는 것처럼, 어떠한 도전적인 상황이라 하더라도 영원히 지속되지는 않는 법이지요. 요가를 통해 여러분은 삶의 모든 순간에 온전히 머무르는 법을 배우게 됩니다. 그 순간이 좋거나 나쁘거나 상관없이 말이지요. 우리는 미래를 걱정하거나 과거에 있었던 일에서 벗어나지 못하여 스트레스를 받는 경우가 많습니다. 여러분이 놓여 있는 그 순간이 사실은 그렇게 스트레스를 많이 주는 상황이 아닐 수 있지만 머릿속에 있는 생각 때문에 실제로 스트레스가 유발되기도 하지요.

사고방식을 바꾸면 인생관도 바꿀 수 있습니다. 그러므로 잠시 멈춰서 깊은 숨을 쉴 수 있도록 여러분 자신에게 보너스 타임을 주세요.

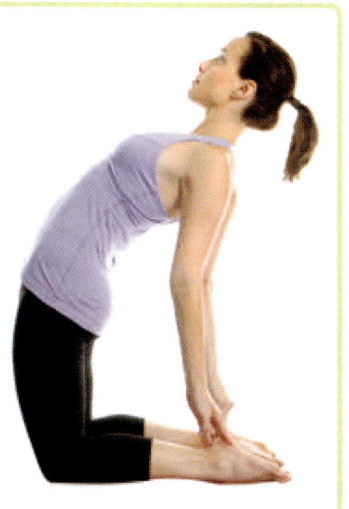

자기 자신에게 도전장을 내밀어보세요!

호흡을 잘하면 아무리 까다로운 자세라 하더라도 성공적으로 할 수 있습니다. 가령, 낙타 자세(104-105쪽 참조)를 30초에서 1분간 유지해보세요. 그러는 동안 5~10회 정도 깊은 호흡을 하게 됩니다. 이렇게 하면 몸 전면 전체가 스트레칭될 뿐만 아니라 심부근력과 체력, 의지력이 발달합니다. 여러분이 원하는 시간보다 오랫동안 자세를 유지하세요. 몸과 마음의 고요에 도달하는 것은 요가에서 가장 도전적이고 높은 경지에 해당합니다. 한 자세를 계속 유지하는 것이 움직이고 흐름을 타는 것보다 훨씬 어려운 경우가 많으니까요.

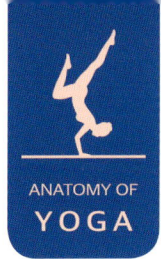

집에서 요가 수련하기

여러분의 몸과 마음을 함께 단련시켜주는 요가

집 안에서 특정한 곳을 요가 수련 장소로 정해두면 요가를 하는 동안 집중력을 유지하는 데 도움이 될 겁니다. 스케줄을 정하여 정기적으로 같은 장소에서 요가 수련을 하세요.

요가는 훌륭한 지도자로부터 많은 것을 배울 수도 있지만 나홀로 훈련하기에도 매우 적합한 수련법입니다. 개인 일정상 시간이 맞는 수업을 찾을 수 없는 사람도 있을 테고, 단체로 운동할 때 주눅이 드는 사람도 있을 것입니다. 강사에게서 단체 수업을 받건, 이 책을 가이드로 삼아 혼자서 수련하건, 요가는 지극히 개인적인 수련법이라는 사실을 꼭 명심하기 바랍니다.

세상사는 훌훌 털어버리세요

요가원이 아니라 집에서 혼자 요가 수행을 할 때 가장 큰 과제는 집중력을 해칠 수 있는 모든 잠재적인 요소와 단절하는 법을 습득하는 일입니다. 전화기, 컴퓨터, TV, 가족이 여러분의 정신 집중에 방해가 될 수 있습니다. 따라서 가정에서 요가를 할 경우에는 이 모든 방해 요소를 차단할 수 있는 곳을 마련해야 합니다. 특정한 방이나 공간을 정해놓고 항상 같은 곳에서 수련하세요. 매주 5일씩, 매일 같은 시간에 15분~30분 정도의 수련 시간을 잡으세요. 요가의 장점은 수련하는 데 공간이 많이 필요하지 않다는 것입니다. 그저 요가 매트 한 장 깔 수 있는 공간만 있으면 됩니다. 여행을 가더라도 매트를 말아서 여행 가방 안에 넣어 가져간 뒤, 어디서든 매트를 펴기만 하면 준비가 완료되지요.

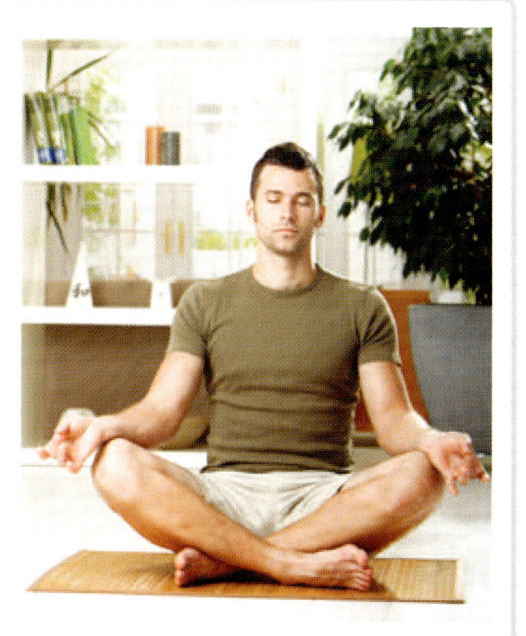

집에 요가 스튜디오를 마련하겠다고 목공업자를 부르며 부산떨 필요는 전혀 없답니다. 그저 집 안에 규칙적으로 요가를 수련할 수 있는 조용하고 한적한 공간만 확보하면 되겠습니다.

만약 여러분이 거주하는 주택이나 아파트가 넓다면, 방 하나를 온전히 개인 요가 스튜디오로 만드는 호사를 누려볼 수 있겠네요. 반면 집 크기가 작은 경우라 하더라도 얼마든지 평화로운 안식처를 조성할 수 있어요. 방해받지 않고 몸을 완전히 스트레칭하고 자유롭게 런지 동작을 할 수 있는 곳을 정해놓기만 하면 됩니다. 손쉽게 여닫을 수 있는 커튼이나 휘장과 마찬가지로 접이식 쇼지 스크린 같은 이동 가능한 스크린 간막이를 설치하면 프라이버시를 보장받을 수 있습니다.

요가 매트며 블록, 스트랩 등 기타 장비를 편하게 사용할 수 있도록 이 공간 안에 보관해두면 됩니다. 그 밖에 분위기 조성에 필요한 소품들도 잊지 마세요. 여러분에게 영감을 주는 물건들을 모아보세요. 식물이나 돌, 그 밖의 자연물을 동원하면 특별한 무드를 조성할 수 있습니다. 이밖에도 명상을 유도하는 그림이나 흔들리는 촛불을 준비해두세요. 요가를 하는 동안 여기에 시선을 고정시키다보면 몇 차례 더 호흡하면서 요가 자세를 조금 더 오랫동안 유지할 수 있답니다.

운동 기구

요가를 하는 데에는 기구가 거의 필요하지 않습니다. 요즘 인기가 높아지고 있는 공원 야외 요가 수업을 한번 살펴보세요. 학생들은 수건 한 장과 요가 매트 외에는 거의 아무것도 가지고 있지 않습니다. 심지어 매트조차 없이 바로 잔디 위에서 수련하는 모습도 종종 눈에 띄지요.

가정에서 수련하려면 바닥에 어느 정도 쿠션감만 있으면 됩니다. 두꺼운 수건이나 담요, 러그를 깔아두면, 앉아서 하는 자세나 기대는 자세를 여러 번 반복하는 동안 등과 관절을 보호할 수 있습니다. 그렇더라도 요가 매트를 구입하는 것이 현명한 결정입니다. 특히 손이나 발을 교대해야 하는 거꾸로 서는 자세와 서서 하는 자세를 취할 때 유용합니다. 요가 매트는 비교적 가격이 저렴한데, 필라테스 매트나 푹신한 짐 매트와는 확연히 다르답니다. 요가 전용으로 디자인된 매트는 두께가 얇고 표면이 잘 달라붙게 되어 있어서 손과 발을 바닥에 밀착시킬 때 마찰력이 생깁니다.

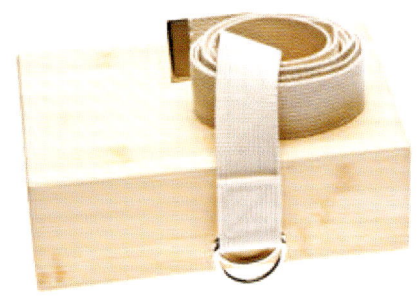

물론 매트만 있어도 이 책에 소개되어 있는 모든 요가 자세를 취할 수 있습니다. 그래도 블록이나 스트랩 같은 기구를 활용하면 더 다양한 방법으로 수련할 수 있지요. 이 책 속의 단계별 수련법을 보면 알 수 있듯, 블록이나 스트랩 모두 초보자들이 맨손으로는 성공하기 힘든 자세를 취할 때 도움이 될 수 있습니다. 뿐만 아니라 이보다 상급 수련자들이 몸을 정렬하고 균형을 잡을 때에도 더 잘 할 수 있도록 도와주는 역할도 합니다.

그렇다면 요가 블록이란 무엇일까요? 요가 블록은 작은 벽돌 모양의 직육면체로, 대개의 경우 가벼운 폼러버나 코르크 소재로 되어 있습니다. 이 블록을 활용하면 스트레칭을 더 많이 할 수 있어요. 그러니 반달 자세(46-47쪽)처럼 바닥을 향해 숙이는 자세를 취할 때 손 아래쪽에 블록을 하나 놓아두세요. 또한 블록 위에 앉거나 누우면 등이나 허벅지 안쪽을 안전하게 스트레칭해주는 역할도 한답니다. 만약 요가 블록이 없다면 담요를 접어서 대신 사용하면 됩니다.

담요 역시 받침대로 유용하게 사용할 수 있어요. 비스듬히 기대는 자세를 취할 때 등에 쿠션 역할을 해주기도 하고, 앉아서 하는 자세를 취할 때에는 엉덩이를 무릎높이보다 높게 올려줄 수도 있습니다. 무엇보다도 중요한 점은 여러분 가정에 담요 몇 장쯤은 다들 가지고 있을테니 손쉽게 활용할 수 있다는 사실이에요.

요가 스트랩도 더 멀리까지 스트레칭을 하거나 더 오랫동안 자세를 취할 수 있게 도와주는 도구입니다. 가령, 앉은 전굴 자세(168-169쪽 참조)와 같은 자세를 취할 때 상체를 발 위로 숙여야 하지만 몸이 발까지 닿지 못할 경우에 바로 이 요가 스트랩이 보조 역할을 해주지요. 또한 소머리 자세(142-143쪽 참조)와 같은 동작을 할 때 양손이 서로 닿지 않을 경우에도 스트랩의 도움을 받으면 됩니다.

요가 스트랩은 대부분 면 소재로 된 단순한 도구입니다. 필요한 경우에는 발이나 손을 감아 쥘 수 있는 D자형 고리가 달려 있는 것도 있지요. 대개 길이는 6~10피트(1.8~3미터) 정도라서 일반 허리띠보다는 길지만, 경우에 따라서는 요가 스트랩 대신 허리띠나 긴 스카프를 사용할 수 있습니다.

복장

여러분은 아마 요가 수련 중에는 오로지 동작과 호흡에만 집중하고 싶으실 거예요. 예를 들어, 다리 넓게 벌린 전굴 자세(84-85쪽 참조) 자세를 취하면서 몸을 앞으로 숙일 때, 허리밴드가 너무 꽉 조여서 배를 파고드는 것에 신경을 분산시키고 싶지 않을 겁니다. 혹은 어깨서기(130-131쪽 참조) 자세를 취할 때 셔

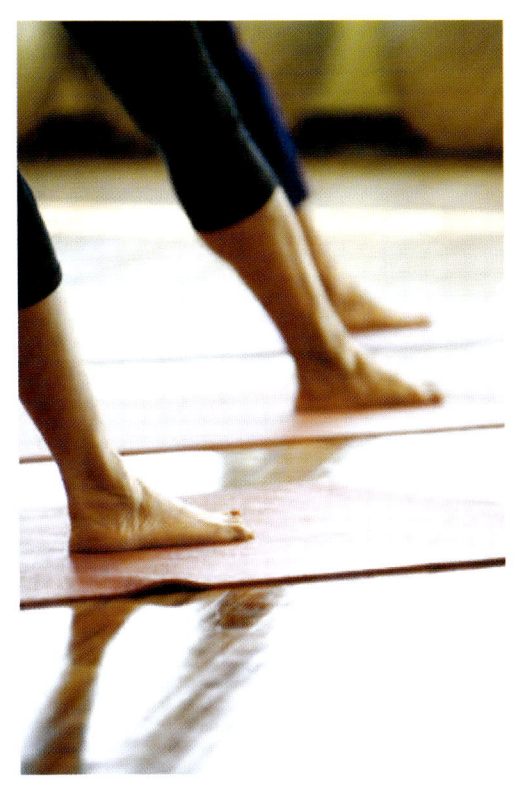

츠가 너무 헐렁해서 얼굴을 뒤덮는 경우도 마찬가지지요. 요즘에는 시중에 너무도 다양한 요가 운동복이 있습니다. 하지만 운동복을 선택할 때 고려해야 하는 핵심 사항은 딱 하나, 바로 동작을 하기 편하냐는 것입니다. 편하면서 몸에 잘 맞는(하지만 너무 딱 맞아서 죄지 않는) 상의와 하의를 찾아보세요. 몸을 움직일 때 방해가 되지 않는 것으로 말이죠. 옷을 겹쳐서 입는 것도 좋은 생각입니다. 가령, 워밍업 하는 동안에는 탱크톱 위에 긴팔 후드티를 걸쳤다가, 본격적인 수련에 들어가서 심부체온이 상승하면 겉옷을 벗도록 하세요. 나중에 마무리 자세를 취하는 동안에는 언제든 다시 걸치면 됩니다.

요가를 할 때에는 특수한 양말이나 신발이 필요하지 않습니다. 사실 양말과 신발은 벗고 수련한답니다. 맨발로 수련하면 바닥에 손발을 밀착시키는 데 도움이 됩니다.

도구 사용하기

요가용 소도구는 심화된 자세를 취하도록 도와주는 것이라고 생각하면 됩니다. 요가 블록이나 스트랩을 사용하면 "초보자" 티를 내는 것이라고 생각해서는 안 됩니다. 또는 이런 기구를 사용하면 제대로 자세를 취하는 것이 아니라고 오해해서는 곤란합니다. 예를 들어, 쭉 뻗은 삼각 자세(42-43쪽 참조)를 취할 때 핵심은 손바닥이 바닥에 닿는 것이 아니라, 척추를 길게 늘어나게 해서 몸통의 네 면을 모두 길게 스트레칭 시키는 것입니다. 만약 손이 바닥에 다하지만 옆면이 구부러져서 호흡하기가 어렵다면 제대로 요가를 하는 것이 아닙니다. 그저 몸을 뒤틀고 있을 뿐이지요. 이럴 때 블록을 활용해보세요. 호흡을 깊게 할 수 있도록 블록으로 공간을 만들어주세요.

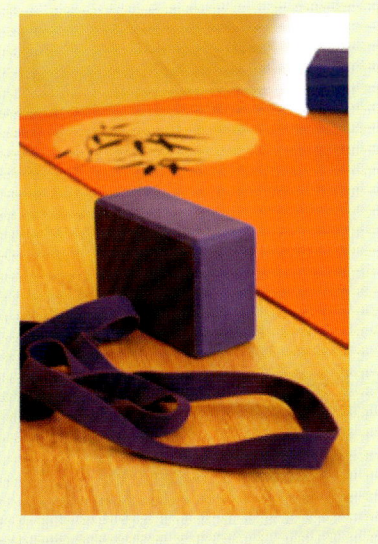

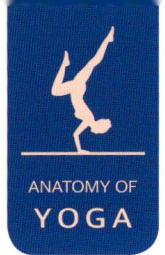

요가 교과서 활용법

여러분의 몸과 마음을 함께 단련시켜주는 요가

앞으로 나올 내용은 굉장히 다양한 아사나 자세에 대한 길잡이가 될 것입니다. 모든 아사나 자세들은 가능한 경우 전통 산스크리트어가 함께 표기되어 있습니다. 각각의 아사나마다 자세에 대한 간단한 개요와 사진, 자세를 취하는 단계별 설명, 이때 필요한 몇 가지 팁, 작용하는 주요 근육을 보여주는 해부학 그림이 실려 있습니다. 일부 아사나는 별도의 박스 안에 본 자세에서 파생된 변형 자세도 함께 소개합니다.

각 자세마다 한쪽에 칸을 따로 마련하여, 동작이 목표로 하는 근육 부위와 난이도, 자세를 마무리할 때까지 평균적으로 소요되는 수련시간을 한눈에 파악할 수 있도록 디자인했습니다. 요가의 경우, "수련시간"을 측정하는 단위는 호흡 횟수가 됩니다. 다시 말하면, 자세를 유지하는 동안 숨을 들이마시고 내쉬는 최소 횟수로 시간을 표시한다는 것입니다. 박스 가장 마지막에는 주의 대상이 표시되어 있습니다. 만약 여기에 언급된 주의 대상 중 하나라도 여러분에게 해당된다면 그 자세는 취하지 않는 것이 최선입니다.

이 책은 요가 자세의 단계별 설명 섹션 다음으로 연속 동작을 선별해서 모아둔 여러 샘플을 소개합니다. 여기에는 고전에 속하는 태양 경배 자세도 포함됩니다. 뿐만 아니라 엉덩이, 햄스트링, 코어근육과 같은 특정 부위를 목표로 삼은 연속 동작이나 몸 전체에 작용하는 연속 동작도 포함되어 있습니다. 여러분은 각자 적절한 속도로 자신에게 맞는 수련법을 만들어도 됩니다. 원한다면 언제든 호흡횟수를 늘려서 이 책에서 권하는 시간보다 길게 자세를 유지할 수도 있습니다.

시작과 마무리

요가를 시작할 때에는 대부분 앉아 있는 자세를 취하고 두 눈을 감으세요. 이 시간 동안 자기 자신에게 집중하고 호흡을 의식하도록 합니다.

앉아 있는 자세로 있다가 자리에서 일어나 이 책에 연속 동작 샘플로 소개되어 있는 동작을 시작합니다. 또는 일부 아사나를 마스터하는 경지에 이르기 시작하면 여러분에게 맞는 연속 동작을 직접 고안해 볼 수도 있습니다. 어떤 자세들은 이를 마무리하는 자세가 다른 자세들의 시작 자세와 같은 경우가 있습니다. 몇몇 자세는 아주 자연스럽게 다른 자세로 이어지기도 하지요. 자세를 배워나가다 보면 여러분은 이들 자세가 어우러져 어떻게 매끄러운 연속 동작을 이루는지 파악하게 될 것입니다. "연속 동작"은 그 자체가 목적입니다. 연속 동작은 마음에 초점을 맞추어 마음을 몸과 호흡에 일치시켜주는 과정입니다. 그러면 여러분은 요가 수련에 더욱 깊이 빠져들게 되지요. 한 자세에서 다음 자세로 이어질 때 부드럽게 넘어가도록 노력하세요. 이때 호흡법을 잘 활용하기 바랍니다.

수련을 전부 마치고 나면, 몇 차례 스트레칭을 하고 앞으로 몸을 굽혀서 뇌를 진정시키고 열기를 가라앉히기 시작하세요. 이것은 최종적으로 깊은 이완상태인 송장 자세 혹은 사바사나(180-181쪽 참조)를 준비하는 작업이랍니다.

꼭 알아야 할 필수 용어

요가 클래스에서 자주 사용하는 용어들 중 이 책에 등장하는 것들을 소개합니다.

- **에너지 업**: 에너지는 손으로 만질 수 있는 것이 아닙니다. 하지만 여러분은 요가 수련을 통해 낡은 에너지를 제거하고 여러분의 에너지 레벨을 높이려 노력합니다. "에너지 업"이 되면 위로 상승하는 듯한 미묘한 느낌이 느껴집니다.
- **빈야사(vinyasa)**: 산스크리트어로 빈야사의 원래 뜻은 "연결하다 혹은 이어주다"입니다. 요가에서 빈야사는 오래 지속하는 자세들 사이에 하는 호흡과 일치된 특정한 연속 동작을 의미합니다. 가령, 한 자세에서 다른 자세로 이행할 때 플랭크 자세, 팔 굽혀 엎드린 자세, 얼굴 위로 향한 개 자세, 얼굴 아래로 향한 개 자세를 연속 동작으로 할 수 있는 것이죠. 또는 이 연속 동작을 오른쪽 자세와 왼쪽 자세 중간에 할 수도 있습니다. 빈야사 요가는 물 흐르듯 동작과 동작을 이어서 하는 "연속 동작 요가"로도 알려져 있습니다. 따라서 빈야사라는 이름은 딱 어울리는 이름이지요. 한 자세를 제대로 수행했다면 이를 동작과 호흡이 매끄럽게 이어지는 흐름 속으로 이어나가야 합니다.
- **정렬**: 요가 수련을 할 때 취하는 모든 자세에는 각기 이상적인 몸의 위치가 정해져 있습니다. 몸이 정렬되어 있으면 몸의 위치가 올바르게 잡혀 있어서 근육이 더욱 효과적으로 작용할 수 있으며 자세를 유지하기 위해 근육이 안간힘을 쓸 필요도 없어서 부상을 방지할 수 있지요. 모든 자세는 어디에 손, 발, 몸통을 두어야 하는지 각기 그 자세에 적합한 정렬 포인트가 있습니다. 따라서 한 가지 자세를 배우는 일은 올바른 정렬 포인트를 배운다는 의미이기도 합니다.
- **뒤꿈치에서 뒤꿈치로 정렬**: 두 발을 양옆으로 넓게 벌리고 섰을 때 한쪽 발에서 다른 쪽 발로 선을 그으면 양쪽 뒤꿈치가 동일선상에 있게

됩니다. 이런 유형의 정렬은 안쪽 방향으로 몸을 뒤트는 자세를 수련할 때 사용됩니다.
- **뒤꿈치에서 발바닥 아치로 정렬**: 두 발을 앞뒤로 넓게 벌리고 섰을 때 앞쪽 발에서 뒤쪽 발로 선을 그으면 뒤쪽 발 발바닥 아치와 교차하게 됩니다. 이런 유형의 정렬은 외회전하는 자세를 수련할 때 사용됩니다.
- **안쪽으로 뒤틀기**: 몸이 몸의 중앙을 향해 안쪽으로 이동하는 것을 말합니다.
- **바깥쪽으로 뒤틀기**: 몸이 몸의 중앙에서부터 밖으로 이동하는 것을 말합니다.
- **바닥에 밀착시키기**: (자세를 이루는 기본 토대가 되는) 손이나 발로 바닥을 누르는 동작을 뜻합니다.

자기 신체의 인식과 유연성

우리는 모두 각기 다른 유연성을 타고 납니다. 인간으로서 우리가 지속적으로 운동하려면 근력과 유연성이라는 두 가지 특징을 갖추어야 합니다. 하지만 유연하지 않다는 이유로 요가 수업을 듣지 못하거나 집에서 요가를 시작하지 못한다고 생각하면 안 됩니다! 우리가 요가를 "수련"이라고 부르는 이유가 바로 여기에 있기 때문입니다. 우리 중에는 다른 사람들보다 유연한 사람도 있고 근육이 뻣뻣한 편에 속하는 사람도 있습니다. 요가는 바로 이러한 근력과 유연성 사이의 균형을 추구합니다.

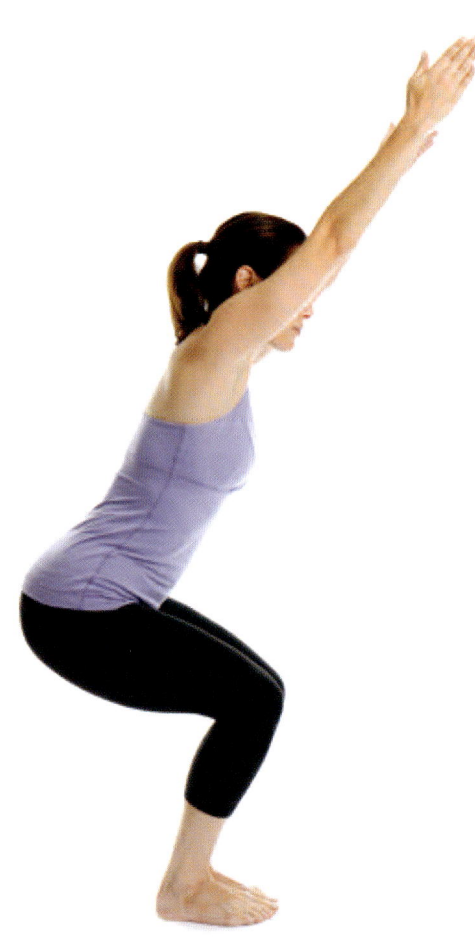

여러분의 몸과 마음은 지속적으로 변화하며 진화하게 될 겁니다. 요가 매트 위에 올라설 때마다 여러분은 지난번과 다른 느낌을 갖게 될 거예요 그래서 요가 수련이 재미있는 것이지요. 아무리 반복해서 똑같은 자세를 취하더라도 여러분은 매번 새로움을 발견하게 된답니다. 가장 난이도가 높은 자세를 취할 수 있어야만 상급자가 되는 것이 아닙니다. 자신의 몸을 잘 알고 컨트롤할 수 있어서 어떤 자세를 취하더라도 세부적인 부분까지 놓치지 않을 때 비로소 상급자가 되는 것입니다.

요가의 손동작

흔히 요가에서는 손 모양도 전체적인 자세의 일부가 된답니다. 무드라고 불리는 손동작은 뇌의 특정 부위에 반사반응을 불러일으킨다고 해요. 따라서 특정한 손동작을 취하면 여기에 대응하는 뇌 부위로 에너지가 흐른다고 알려져 있지요. 가장 흔하게 사용되는 무드라 몇 가지를 소개합니다.

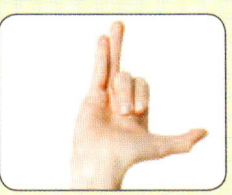

비슈누 무드라(Vishnu Mudra):
검지와 중지를 아래로 접은 상태에서 약지와 소지는 서로 떨어지지 않게 딱 붙이면서 바깥쪽을 가리키세요. 호흡 기법인 아눌로마 빌로마(22쪽 참조)를 수련하는 동안 이 무드라를 활용하세요.

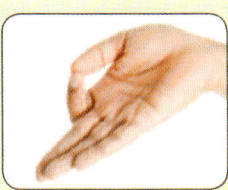

기얀 무드라(Gyan Mudra):
검지와 엄지의 끝부분을 만나게 하여 동그라미를 만들어주세요. 이 자세는 지식과 팽창을 나타냅니다. 가장 흔하게 쓰이는 동작입니다.

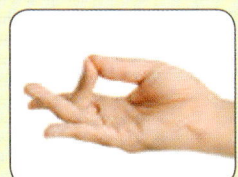

슈니 무드라(Shuni Mudra):
중지와 엄지의 끝부분이 서로 닿도록 만들어주세요. 이 자세는 인내와 통찰을 상징합니다.

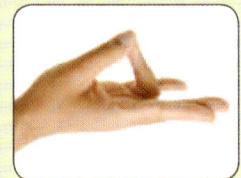

수랴 라비 무드라(Surya Ravi Mudra):
약지와 엄지 끝부분을 서로 붙여주세요. 이 자세는 용기와 책임을 나타냅니다.

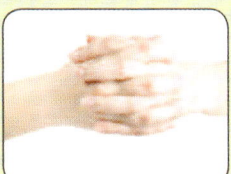

비너스 락(Venus Lock):
양손을 깍지 낍니다. 이때 여성은 오른손 새끼손가락이, 남성은 왼쪽 새끼손가락이 제일 아래에 오게 합니다. 이 무드라는 관능과 성을 나타냅니다.

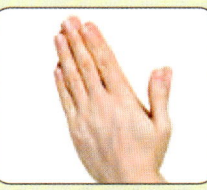

합장 무드라(Prayer Mudra):
양손 손바닥이 심장 앞에서 서로 맞닿도록 합장하세요. 요가 연속 동작을 시작하기 전에 취하는 이 자세는 우리 몸에서 양(남성)과 음(여성)의 균형을 잡아준다고 합니다.

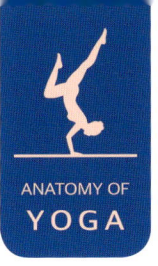

ANATOMY OF YOGA

호흡 조절

여러분의 몸과 마음을 함께 단련시켜주는 요가

요가에서는 몸통과 팔다리를 움직이는 신체 동작을 매우 강조하는 것이 사실입니다. 하지만 이런 동작만큼 중요한 또 다른 신체 활동이 하나 더 있답니다. 그 주인공은 바로 호흡입니다.

우리는 대부분 호흡을 당연한 것으로 여깁니다. 사실 살기 위해서는 숨을 쉬는 일은 본질적인 것이지요. 그러니까 호흡은 미리 의식을 하고 행동에 옮기는 그런 행동이 아닙니다. 그럼에도 불구하고 요가 수련의 결과를 톡톡히 누리려면 가장 먼저 올바른 호흡법을 배워야합니다. 호흡은 수련을 하는 내내 여러분을 인도해주는 기능을 하기 때문입니다.

호흡과 동작을 연결하기

이 책의 마지막 부분에 실려 있는 샘플 연속 동작의 스타일은 "빈야사 흐름(vinyasa flow)"에 따른 것입니다. 산스크리트어 빈야사의 의미는 "연결하다 또는 이어주다"랍니다. 여러분은 수련을 하는 동안 호흡을 동작에 그리고 동작을 호흡에 연결하지요. 그러면서 움직이는 명상을 시작하게 된답니다.

요가 자세를 하나하나 배우며 규칙적으로 수련을 시작한 뒤에는, 자세를 잠시 멈추었다가 다음 자세로 물 흐르듯 연결시키는 법을 배우게 됩니다. 여러분은 호흡을 길고 깊게 하는데 집중하면서, 요가란 일종의 숨 쉬기 운동이라는 단순한 사실을 알게 될 것입니다. 만약 자신이 숨을 참고 있거나 너무 힘들게 숨 쉬고 있다는 생각이 들면, 한 걸음 뒤로 물러서서 여러분이 취한 자세를 재점검하기 바랍니다. 다시 말하면, 자세를 유지하는 시간을 좀 줄이거나, 난이도가 낮은 변형 자세를 선택하거나, 아기 자세(156-157쪽 참조)로 휴식을 취하라는 뜻입니다.

지금 이 순간에 집중하라

사람들 대부분이 다 그렇듯, 여러분의 마음속에서도 지속적으로 생각이 꼬리에 꼬리를 물고 나타납니다. 여러분은 과거의 상황과 이야기에 빠져 있거나 미래를 계획하는 일에만 몰두하지요. 그러다보면 많은 시간 동안 여러분은 자신이 현재의 이 순간을 살고 있다는 사실을 망각합니다. 이때 여러분을 현재 이 순간에 정박시켜서 현재를 누리게 하는 도구가 바로 호흡입니다. 여러분은 자신의 호흡에 집중하면서 여러분의 뇌를 가득 채울 수도 있는 온갖 잡생각들을 외면해야 합니다.

호흡을 깊고 신중하게 하면 신경계를 진정시키는 데 도움이 됩니다. 이런 식으로 호흡하면 아드레날린 분비를 증가시키는 투쟁도주반응(갑자기 자극에 직면했을 때 자극에 투쟁할 것인지 도주할 것인지 고민하는 본능적 반응-옮긴이) 대신 중앙신경계의 부교감신경(에너지를 보존하기 위해 심장, 분비샘 등을 조절하는 신경-옮긴이)의 반응을 촉진시켜서 스트레스를 해소하는 데 도움이 되지요. 이 같은 이완 반응 덕분에 여러분이 수련을 마치고 매트를 떠날 즈음에는 마음이 고요해지며 스트레스가 줄어들고 기분이 좋아질 것입니다.

프라나야마 Pranayama

요가 호흡의 과학, 혹은 프라나야마는 요가 수련법을 이루는 4번째 가지에 해당합니다(7쪽 하단 참조). 또한 요가를 시작하는 초보자라면 누구나 집중해야 하는 첫번째 수련법이지요. 올바르게 호흡하는 방법은 필수적으로 배워야 합니다.

산스크리트어로 프라나란 "생명력 에너지"를, 아야마는 "조절하다 또는 연장시키다"를 뜻합니다. 이 두 단어가 합쳐져서 "생명력 연장" 혹은 "호흡 조절"이라는 의미를 가진 프라나야마가 만들어졌지요. 보통 우리는 숨을 들이마시고 내쉬는 일을 당연시합니다. 하지만 요가 수련을 하려면 이러한 호흡과정에 면밀

한 주의를 기울여야 합니다.

> **우자이 호흡, 즉 바다 호흡 수련법**
> 이 테크닉을 수련할 때 호흡 소리가 크다고 해서 흥미를 잃으면 안 됩니다. 목 뒤쪽에 쉬익 하면서 공기가 지나는 소리가 들리면 이 호흡법을 제대로 하고 있다고 생각하면 됩니다. 수련을 시작하기 위해 먼저 편한 자세로 허리를 쭉 펴고 앉아서 책상다리 자세(138-139쪽 참조)를 취하세요.
> 1. 입 앞에 손을 대고 그 손이 거울이라고 상상합니다. 입을 열고 거울에 입김을 불듯이 하 소리를 내며 숨을 내뱉어요. 이 숨은 목구멍 뒤쪽에서 나온답니다.
> 2. 이제 입을 다물고 다시 한 번 상상 속 거울에 입김을 불듯이 앞서서와 같은 방법으로 호흡하도록 노력합니다. 아마 목구멍 뒤쪽에서 나는 쉬익 하는 소리가 들릴 거예요. 바로 이렇게 우자이 호흡법을 시작합니다.
> 3. 숨을 들이마시고 내쉬는 동안 목구멍 뒤쪽에 이렇듯 살짝 마찰음을 내면서 8~10회 정도 호흡합니다.
>
> 이런 유형의 호흡법으로 호흡하면서 더욱 편안하게 느껴지기 시작하면, 여러분은 자연스럽게 빈야사 요가 수련 전체에 걸쳐서 이런 방법으로 호흡하기 시작할 것입니다. 우자이 호흡이 한 호흡에서 다음 호흡으로 물 흐르듯 이어지기 시작하면 동작을 호흡에 연결하는 데 도움이 됩니다.

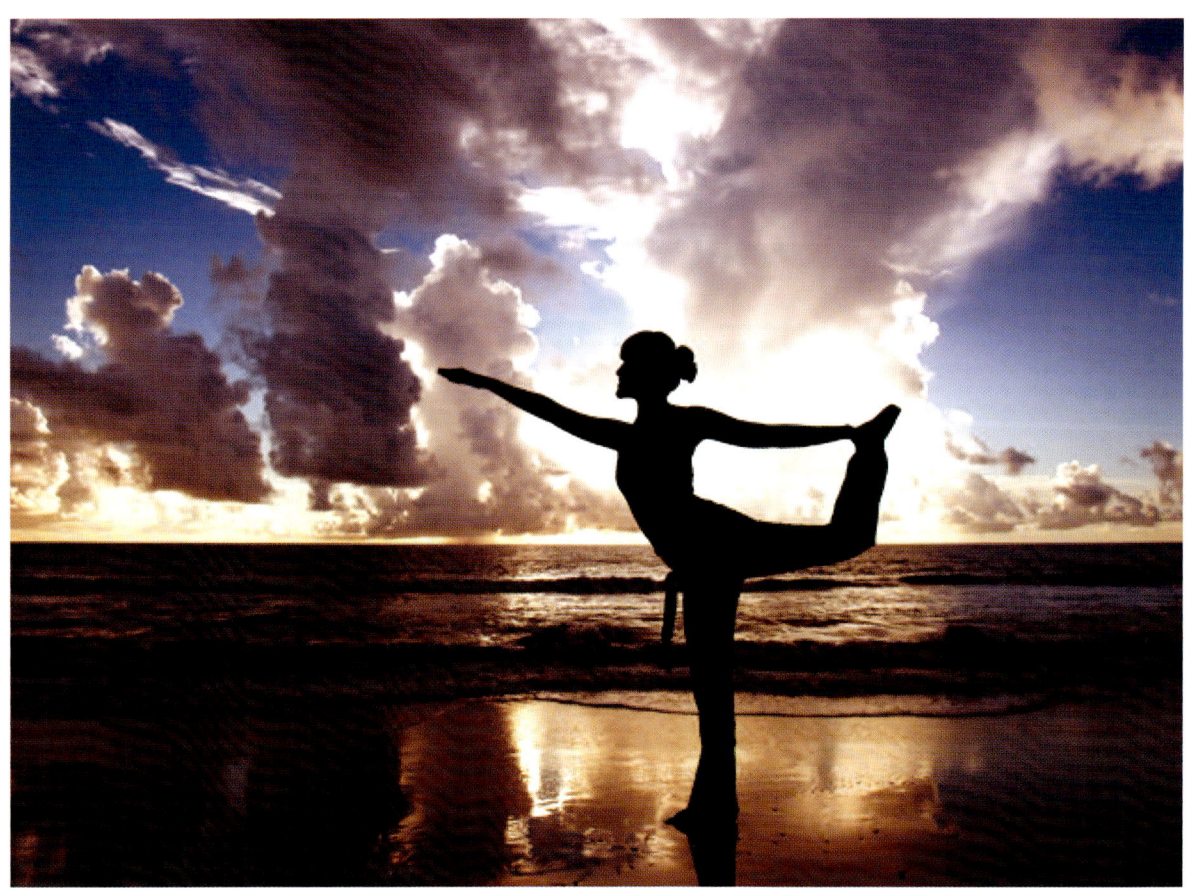

우자이 프라나야마 Ujjayi Pranayama

호흡을 조절하는 방법은 여러 가지가 있습니다. 그 중에서도 가장 일반적인 것이 바로 우자이 프라나야마입니다. 이 호흡법은 뇌를 진정시키고 체내열을 발생시킵니다.

우자이 호흡을 올바르게 하면 바다 소리가 납니다. 그래서 이 호흡법을 바다 호흡이라고도 부르지요. 우자이 호흡을 하는 동안 입은 다문 상태를 유지하며, 숨을 들이쉬고 내쉴 때 목구멍에서 약한 마찰음이 납니다. 아사나 수련을 하면서 숨을 들이마시는 시간과 내쉬는 시간이 똑같게 맞춰지도록 노력하세요. 그러면 호흡이 매끈하게 이루어집니다. 처음 시작할 때는 넷을 셀 동안 호흡합니다. 넷을 세면서 숨을 들이마시고 넷을 세면서 내쉬세요. 그런 뒤에는 차차 숨 쉬는 시간을 늘려서 다섯이나 여섯을 셀 때까지 호흡을 하세요.

디르가 프라나야마 Dirga Pranayama

디르가 프라나야마는 세 가지의 신체 부위로 하는 호흡법입니다. 폐에 숨을 가득 채우고 완전히 비우는 법을 보여주지요. 이것은 초보자들에게 매우 좋은 호흡법인데, 누구든 스트레스를 받을 때마다 잘 활용할 수 있는 호흡법이기도 합니다. 우리는 스트레스나 두려움에 압도된 느낌이 들면 얕은 숨을 빠르게 쉬기 시작합니다. 이때 디르가 프라나야마 호흡을 하면 천천히 숨을 쉬고 또렷하게 집중할 수 있게 되면서 마음이 고요해집니다.

디르가 프라나야마는 앉아서 하는 자세로 시작할 수도 있지만, 진정 효과를 극대화하려면 송장 자세 (180-181쪽 참조)로 누워서 두 눈을 감고 몸과 얼굴의 근육을 완전히 이완하세요. 그런 다음 자연스럽게 숨을 들이쉬고 내쉬는 리듬에 잠시 집중하세요.

1. 둘까지 세면서 코로 숨을 깊게 들이마십니다. 들이마신 숨으로 가슴 속 공간을 채워주고 복부를 팽창시킨 다음 잠시 멈춥니다.
2. 계속해서 다시 한 번 둘까지 세는 동안 복부를 팽창시키면서 폐의 2/3까지 공기를 채웁니다.
3. 둘까지 세면서 계속 숨을 들이마시어 폐의 남은 부분까지 다 채워준 뒤 잠시 멈춥니다. 그런 다음 육까지 세면서 가능한 한 부드럽게 숨을 내쉽니다. 이 전체 과정을 5회 반복한 후 본 요가에 들어가세요.

카팔라바티 Kapalabhati

카팔은 "두개골", 바티는 "빛나다"라는 뜻으로, 이 둘이 모여 카팔라바티는 "밝게 빛나는 두개골"이라는 의미가 됩니다. 이 호흡법은 두개골 속의 부비강을 깨끗하게 해주는 효과를 냅니다. 카팔라바티로 호흡하는 동안 여러분은 펌프질을 하듯 복근을 수축시키고 팽창시켜서 날카롭게 숨을 내쉬면서 호흡을 조절합니다. 숨을 들이마실 때는 수동적인 반면, 내쉴 때는 힘이 넘치고 날카롭습니다. 이렇듯 날카롭고 신속하게 숨을 내쉬면 그 덕분에 폐에서는 숨이 지나는 통로에 찌꺼기 하나 남기지 않고 깨끗하게 청소할 수 있지요.

카팔라바티 수련을 하려면 책상다리 자세(138-139쪽 참조)나 영웅 자세(140-141쪽 참조)를 취하고 허리를 쭉 편 채 자리에 앉습니다.

1. 눈을 감고 입을 다문 뒤, 복근을 이완합니다.
2. 입은 꼭 다문 상태를 유지하면서 오로지 코로만 호흡합니다. 보통 호흡하는 방법으로 한번 숨을 들이마신 뒤 내쉽니다.
3. 이제 절반 정도 숨을 들이마신 다음, 복근을 수축시키면서 코를 통해 짧고 빠르게 숨을 내쉬기 시작하세요. 숨을 내쉴 때마다 매번 이렇게 반복합니다. 펌프질 하듯 횡격막 호흡을 할 때에는 위장을 안으로 끌어당겨서 위쪽으로 올린다고 생각하세요. 들숨은 수동적으로 해야 날숨에 집중할 수 있답니다.
4. 한 차례 호흡을 마치면 숨을 전부 다 내쉽니다. 이제 보통 호흡하듯 숨을 한 번 들이마시고 내쉽니다. 그런 다음, 숨을 들이마신 뒤 멈추고 숨을 참으세요. 편안하게 참을 수 있을 정도만큼 참은 뒤, 숨을 끝까지 다 내쉽니다.

이렇게 한 사이클로 구성된 카팔라바티를 처음 시작할 때에는 20회 연속으로 합니다. 그 뒤 이 호흡법이 익숙해져서 편안하게 할 수 있게 되면 횟수를 늘리세요. 연속으로 하는 카팔라바티 전체 과정을 2~3회 반복할 수 있습니다.

아눌로마 빌로마 Anuloma Viloma

'교호호흡(양 콧구멍 교대 호흡)'이라고도 불리는 아눌로마 빌로마로 호흡을 하면 왼쪽과 오른쪽 콧구멍이 더욱 균형을 이루게 됩니다. 우리는 사람인지라 숨을 쉴 때 양쪽 콧구멍을 정확히 똑같이 사용하지 않습니다. 대체로 많이 사용하는 쪽이 정해져 있지

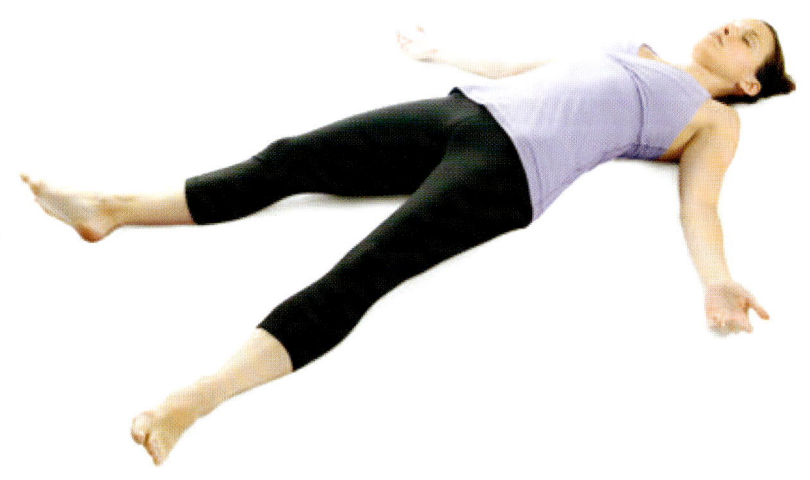

요. 아눌로마 빌로마 수련을 하면 섬세한 몸의 에너지 채널을 정화시켜서 프라나(혹은 "생명력 에너지")가 보다 쉽게 우리 몸속에 흐를 수 있도록 해줍니다. 뿐만 아니라 우리 마음을 진정시키고 스트레스를 해소하며 앉은 자세로 명상할 준비를 돕는 역할도 하는 것으로 알려져 있답니다.

시탈리 Sithali

시탈리 호흡법은 몸을 냉각시켜주기 때문에 엄격한 요가 수행을 마무리하기에 딱 좋은 호흡법입니다. 바로 이런 이유로 냉각 호흡법이라고도 불립니다.

거의 모든 요가 호흡법은 콧구멍으로 호흡하는 것이 원칙입니다. 이와 달리 시탈리는 입으로 호흡하도록 해야 합니다.

시탈리 호흡 수련을 하려면, 책상다리 자세(138-139쪽 참조)나 영웅 자세(140-141쪽 참조) 중 한 가지 자세를 취하여 편안한 자세로 허리를 쭉 펴고 앉습니다. 그런 다음 준비단계로 두세 번 깊이 숨을 들이마신 다음 코로 내쉽니다.

1. 입술을 오므린 다음 혀 양옆을 위로 말아서 튜브 모양을 만듭니다. 오므린 입술 사이로 혀끝을 비죽이 내밉니다.(혀를 말지 못하는 경우에는 입으로 작은 O 모양을 만들면 됩니다.)
2. 관처럼 말아 올린 혀 사이로 숨을 들이쉽니다.
3. 양쪽 콧구멍으로 숨을 내쉽니다.
4. 냉각 효과가 느껴질 때까지 혀를 만 상태를 유지한 채 5~10회 반복합니다.

한 번에 한쪽 콧구멍씩

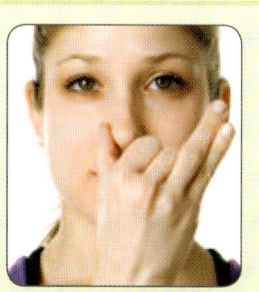

아눌로마 빌로마 또는 교호흡을 수련하고자 하면, 책상다리 자세(138-139쪽 참조)나 영웅 자세(140-141쪽 참조) 중 한 가지 자세를 취하여 편안한 자세로 허리를 쭉 펴고 앉습니다.
1. 오른손을 들고 검지와 중지를 아래로 접으세요. 이때 엄지, 약지, 새끼손가락은 위로 편 상태를 유지합니다. 이것이 바로 앞서 배웠던 손 자세 비슈누 무드라(13쪽 참도)이지요.
2. 보통 하는 대로 한 번 숨을 들이마십니다.
3. 오른쪽 엄지로 오른쪽 콧구멍을 막고서 왼쪽 콧구멍으로 숨을 들이쉬세요.
4. 약지로 양 콧구멍을 밀봉하고 숨을 참습니다.
5. 계속해서 약지를 왼쪽 콧구멍 위에 둔 채, 오른쪽 콧구멍 밖으로 숨을 내쉽니다.
6. 오른쪽 콧구멍으로 숨을 들이마신 뒤, 양쪽 콧구멍을 막고 잠시 멈추어 숨을 참습니다.
7. 왼쪽 콧구멍으로 숨을 내쉽니다.
여기까지가 아눌로마 빌로마의 한 라운드입니다.
2~8단계까지의 주기를 3~5회 계속 반복합니다. 아눌로마 빌로마 수행을 마치면 앉아서 하는 명상 시간동안 조용하게 안자 있을 수 있게 됩니다.

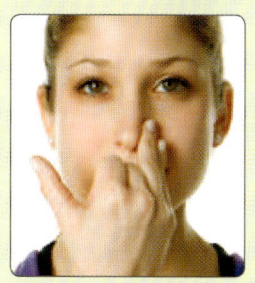

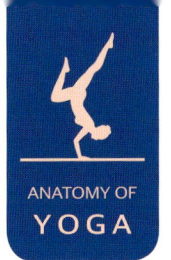

요가와 영양섭취

여러분의 몸과 마음을 함께 단련시켜주는 요가

건강에 좋고 균형 잡힌 식단은 요가 수행의 효과를 극대화하는 데 도움이 됩니다. 에너지를 북돋우면서도 몸에 독소를 쌓지 않는 신선한 고품질 음식에 주목하세요.

피트니스와 영양섭취의 밀접한 관계는 오래 전부터 강조되고 있으며 그럴 만한 이유는 충분합니다. 건강 증진이나 스트레스 해소, 에너지 충전 등 어떤 이유로 요가를 시작했건, 자신의 목표 달성을 위해서는 적절한 양과 균형이 갖춰진 영양분을 섭취하는 것이 매우 중요합니다. 올바른 종류의 영양분과 수분을 올바른 양만큼 섭취하면 더 오랫동안 더 높은 강도로 운동하는 데 도움이 됩니다. 또한 운동 후의 근육 회복을 돕고, 체력을 향상시키며, 에너지 레벨을 높이고, 건강한 면역기능을 유지하도록 도우며, 부상과 열경련 발생 위험을 낮춰주지요.

피트니스에 필요한 에너지 공급

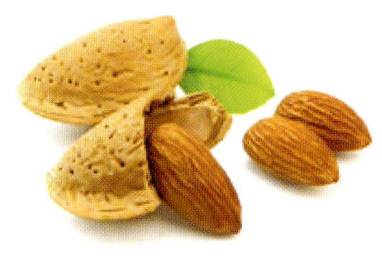

우리 몸이 제대로 기능을 하려면 연료가 필요합니다. 물론 몸을 많이 혹사할수록 더 많은 연료가 필요합니다. 프로 운동선수나 마라토너는 운동 효율 정점 상태에서 실력을 계속 발휘하려면 수백 칼로리 이상의 초과 칼로리가 필요하기 때문에 전분 축적 식사요법(운동 전에 에너지원을 축적하기 위해 탄수화물 위주의 식사를 하는 것-옮긴이)을 활용합니다. 하지만 이들과는 달리 우리들 대부분은 일주일에 4회 미만으로 저강도 또는 중간강도의 운동을 하기 때문에, 프로 선수들과 같은 극단적인 조치를 취할 필요는 없습니다. 그 대신, 요가 수련을 시작한 만큼, 풍부한 과일, 채소, 통곡물, 견과류로 구성된 식단으로 소량의 식사를 하는 데 집중하세요. 건강하게 조화를 이룬 탄수화물과 단백질, 그리고 적은 양의 지방과 섬유질을 섭취하세요. 예를 들어, 운동을 시작하기 서너 시간 전에 견과류 버터를 바른 통밀 토스트와 사과 한 개, 혹은 그릭 요거트에 과일과 저지방 그래놀라를 함께 섭취합니다. 그런 다음 운동 시작 30분 내지 한 시간 전에 바나나나 오렌지 같은 과일을 한 개 다 먹고 물 한 잔을 가득 채워서 마십니다. 이러한 영양분을 적절한 타이밍에 적절한 분량만큼 섭취하면 운동 효율을 높일 수 있으며, 운동을 통해 얻는 이익을 증대시킬 수 있답니다.

운동 후에 섭취하는 탄수화물은 운동을 하면서 써버린 근육의 연료를 보충해주며, 단백질은 손상된 근육조직 회복과 새로운 조직 발달에 기여합니다. 신체활동을 시작한 지 15분에서 60분 후에 식사나 간식을 먹는다는 목표를 세우세요. 건강에 유익한 식단을 몇 가지 제안하자면, 닭고기나 야채 볶음, 통밀로 만든 피타빵에 칠면조와 후무스 소스, 샐러드, 또는 콩과 찐 야채를 곁들인 현미밥 한 공기 등이 있습니다. 만약 외출을 해야 해서 한 시간 안에 건강에 좋은 식사를 준비할 수 없다면, 운동 가방 안에 건강보조식품을 챙겨 넣으세요. 시중에서 구입할 수 있는 다양한 바 안에는 탄수화물, 단백질, 필수 비타민, 미네랄이 균형 있게 혼합되어 있답니다.

적은 양의 단백질로도 충분합니다

오늘날에는 근육량을 키우는 데 가장 중요한 요인이 단백질 위주 식단이라는 잘못된 인식이 만연해 있습니다. 근육 조직의 성장과 복원에 단백질이 중요한 역할을 하는 것은 틀림없는 사실입니다. 하지만 선진국에 사는 성인이라면 일상적으로 먹는 식단에서 이미 충분한 양 이상의 단백질을 공급받고 있는 경우가 대부분입니다. 대략 한 시간씩 주3회(혹은 그 미만) 운동을 하는 성인의 일일 단백질 권고량은 여성의 경우 46그램, 남성의 경우 56그램입니다. 작은 성냥갑 크기에 해당하는 육류, 가금류, 어류 1온스 안에는 단백질이 7그램 함유되어 있습니다. 따라서 고기나 생선, 닭고기 6.5온스는 평균적인 여성에게 단백질 하루 필요량을 모두 공급하는 양이 되며, 고기 8온스라면 남성 대부분의 일일 단백질 요구량을 다 충족시키지요. 거의 대부분의 식당에서 제공되는 본 요리에는 그 자체만으로도 하루 필요량에 맞먹는 단백질이 함유되어 있답니다! 더구나 대부분의 사람들, 특히 외식을 자주하는 사람들은 단백질 필요량보다 상당히 많은 양을 과잉으로 섭취하고 있습니다.

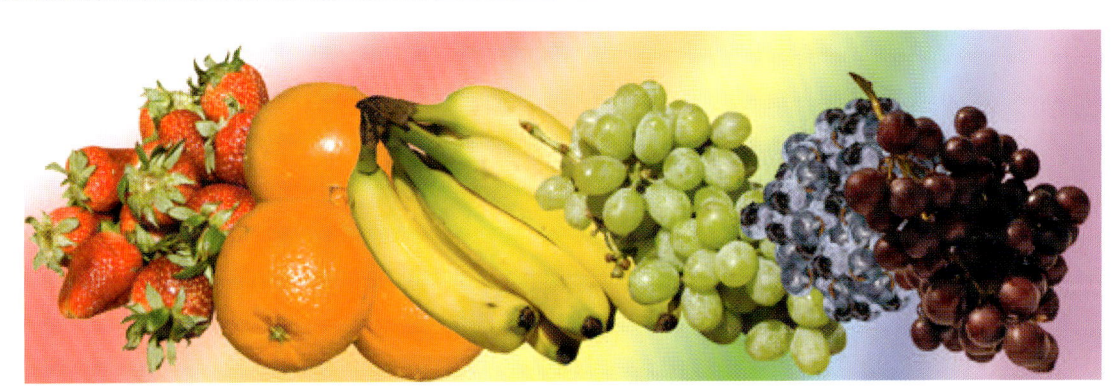

무지개 식단

무지개색 식단이라고 하면 마치 초등학교 시절의 학습계획처럼 들릴 수도 있지만, 그 안에 숨어 있는 메시지는 어린이뿐만 아니라 어른에게도 매우 중요하답니다. 음식을 고를 때에는 미술 팔레트를 보는 것처럼 다양한 색상의 과일과 채소를 선택하세요. 빨간색 베리 종류부터 초록색 시금치, 자주색 자두, 그리고 그 중간색에 해당하는 색상을 띠는 모든 과일과 채소를 골고루 먹는 겁니다. 이렇게 다양한 색상의 과일과 채소로 식탁을 채우면 여러분에게 필요한 각종 비타민과 미네랄을 손쉽고도 똑똑하게 섭취할 수 있지요.

많은 경우, 중간강도 운동에 필요한 식이요법을 하고 있는 남성들은 프로 운동선수에게 필요한 단백질 권고량과 같은 양의 단백질을 섭취합니다. 사실 권고량 이상의 단백질을 과잉 섭취하는 것은 불필요할 뿐만 아니라 인체에 해로울 수도 있습니다.

계란이나 소고기, 돼지고기처럼 사람들이 많이 찾는 동물성 단백질 공급원에는 단백질뿐만 아니라 포화지방과 콜레스테롤도 함유되어 있습니다. 보통정도의 지방이나 고지방 동물성 단백질이 풍부한 식단은 심장병 발생 위험을 증가시키며 신장에 불필요한 부담을 줄 수도 있습니다. 전형적으로, 이러한 식단에는 과일과 채소가 부족하여 비타민C, 비타민E, 엽산 같은 중요한 영양소가 결핍되는 결과를 낳기도 합니다. 요약하자면, 여러분 대부분은 일상 식단에서 충분한 단백질을 섭취하고 있지만 잘못된 음식에서 이를 공급받고 있을지도 모릅니다. 참치, 연어, 닭고기, 칠면조, 견과류, 콩류와 같은 더 똑똑한 단백질 공급원을 선택하세요. 여기에 다양한 과일과 채소를 곁들여서 식단을 보완하세요. 이렇게 하면 단순히 여러분의 피트니스 목표 달성에 도움이 될 뿐만 아니라 여러분의 에너지 레벨을 높이고 여러분의 심장과 내장기관을 더욱 건강하게 만들어줍니다.

채소를 먹으세요

도대체 채소를 싫어할 이유가 있을까요? 일반적으로 채소는 저지방, 저칼로리에 비타민과 미네랄 함유량이 높은 음식입니다. 특히 녹색, 황색, 오렌지색 채소는 칼슘, 마그네슘, 포타슘, 철분, 베타카로틴, 비타민B 복합체, 비타민C, 비타민A, 비타민K의 훌륭한 공급원이지요. 여기에 덧붙여서 대부분의 채소에는 가용성 또는 불가용성 섬유질이 함유되어 있답니다.

여러분의 일상 식단에 신선한 채소를 약 5~7인분 포함시킨다는 목표를 세우세요. 다양한 색상의 채소 판매대에서 계절별로 다양한 채소를 골라보세요. 색상이 선명하고 크기에 비해 무게감이 있는 가장 신선한 채소를 통째로 고르면 됩니다. 하루나 이틀 안에 먹을 수 있도록 가능할 때마다 조금씩 구입하세요.

비타민 섭취

비타민C와 비타민E, 철분은 신체활동이 활발한 사람들에게 특히 유익한 것으로 잘 알려져 있습니다. 이들 영양분의 특징은 모두 유산소운동에 관한 지구력과 면역력, 최상의 운동 회복력 향상에 기여한다는 데 있습니다. 견과류, 씨앗, 해바라기유 같은 식물성 기름은 비타민E의 훌륭한 공급원이며, 감귤류, 블루베리, 딸기, 피망, 브로콜리는 비타민C가 풍부합니다. 시금치, 강낭콩, 아침식사용 시리얼 같은 곡물 강화 식품은 철분을 많이 함유하고 있지만, 우리 몸에서는 이런 식품보다는 고기와 해산물 같은 동물성 공급원으로부터 철분을 더 잘 흡수합니다.

수분 공급이 중요합니다

적절한 수분의 공급은 운동능력 극대화와 부상방지에 필수적인 또 하나의 주요 요소입니다. 우리 몸에 적당한 수분이 공급되면 체내 기관의 기능이 최적 수준을 유지하게 됩니다. 또한 요가 수련을 하는 동안과 마친 다음에 최상의 컨디션에 도달할 수 있게 도와줍니다. 운동하면서 땀을 내는 것은 건강에 좋습니다. 왜냐하면 땀은 신체활동을 하는 동안 몸이 과열되지 않도록 우리 몸이 알아서 보호해주는 것이기 때문이지요. 그런데 땀을 흘리면서 잃어버린 수분을 보충하지 못하면 심각한 문제가 발생할 수 있답니다. 탈수의 초기 증상은 갈증, 상기된 피부, 이른 피로감, 맥박과 호흡의 증가, 운동능력의 저하 등입니다. 이와 같은 증상이 나타난 뒤에 탈수상태가 지속되면 현기증과 극심하게 허약한 상태로 이어질 수 있습니다. 대부분의 영양학 관련 기관에서는 저강도 및 중간 강도의 운동을 최대 한 시간 동안 할 경우, 운동 시작 전과 하는 동안 그리고 하고 난 다음에 물을 마시라고 권고합니다. 이에 비해 "핫요가" 수련자처럼 고강도로 한 시간 이상 운동하는 사람에게는 탄수화물과 전해질 혼합 음료가 좋습니다. 일반적으로 인기 있는 스포츠 음료보다 칼로리가 낮고 당분과 나트륨이 적게 함유된 100% 순수 코코넛워터를 마시는 것이 더 스마트한 선택이 되겠지요. 운동 중에 잃은 수분과 전해질을 건강하게 보충할 수 있는 또 다른 방법은 운동 후에 과일이나 채소 1인분을 먹는 것입니다.

신체의 운명을 통제하세요

건강한 식단을 유지하려면 올바른 마음가짐과 단단한 결심이 있어야 합니다. 살다보면 여러 가지 일이 생기기 마련입니다. 파티에 초대받기도 하고, 스트레스가 심한 날들이 계속되기도 하며, 때때로 초콜릿에 대한 너무나 강렬한 갈망에 무릎 꿇기도 하지요. 마법의 지팡이를 한 번 휘두르면 다시는 감자튀김을 먹고 싶지 않게 된다면, 일이 이렇게 간단하게 해결된다면 얼마나 좋을까요? 건강을 위한 다이어트를 시작하면서 처음부터 극단적인 변화를 꾀한다면 오랫동안 지속하게 될 가능성이 낮습니다. 가령, 월요일부터 금요일까지 점심과 저녁에 양상추와 브로콜리를 먹은 뒤, "마음 놓고 먹는 날"인 주말마다 초콜릿 퍼지 아이스크림 1파인트로 마무리한다면, 이는 여러분의 건강과 체중감량 목표를 달성하는 데 비효율적이고 건강하지 않은 방법입니다. 처음에는 스마트하고 적당한 목표를 세우는 것으로 시작해서 현실적이고 긍정적인 방식을 유지하는 것이 장기적인 결과를 이루는 최선의 길이랍니다.

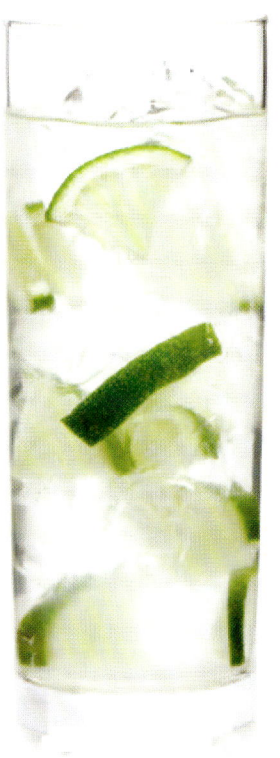

반드시 채식주의자가 되어야 할까?

요가 수련을 하다보면 자신의 몸에 대한 새롭고 흥미로운 깨달음을 얻게 되는 경우가 많아요. 이와 함께 내가 섭취하는 음식과 이로 인해 나의 기분이 어떻게 달라지는지 새롭게 평가하게 되지요. 아마도 여러분은 자신이 좋아하는 설탕 입힌 컵케이크 때문에 몸이 굼떠진다거나 감자 칩 때문에 몸이 푸석푸석 붓는다는 사실을 깨닫기 시작했을 거예요. "클린" 식단이란 요가 수련자와 운동선수뿐만 아니라 열렬히 건강을 챙기는 사람들 사이에서 인기 있는 개념이에요. 이것은 신선한 유기농 무가공 식품을 기본으로 한 식단으로, 첨가물과 발음도 어려운 성분 목록이 붙어 있는 가공식품은 제한하는 것이죠. 많은 요가 수련자들은 고기나 생선을 먹지 않는 채식주의자가 되기도 하고, 이보다 더 엄격하게 우유나 달걀까지 먹지 않는 비건이 되는 경우도 많아요. 이들은 고기, 우유, 계란 같은 동물성 단백질을 제외하고 식단을 짜지요. 콩류, 견과류, 씨앗과 같은 식물성 단백질을 근간으로 한 식단은 여러분의 심장과 기타 내장 기관에 유익할 수 있습니다. 하지만 모범답안처럼 우리 모두에게 적합한 완벽한 식단은 없다는 사실을 꼭 명심하세요. 우리 모두는 각자 유일무이한 존재이기 때문에 자신만의 고유한 삶과 몸에 맞는 균형을 찾아야 합니다. 만약 육류나 유제품을 포함하지 않는 식단을 시작하기로 마음먹었다면, 최적의 건강상태를 위해 여러분의 몸에 필요한 필수 비타민과 미네랄이 부족하지 않도록 영양사와 상담을 하기 바랍니다.

여러분에게 맞는 균형을 찾으세요. 평소 먹는 식단에 여러분이 좋아하는 음식을 반드시 포함시키세요. 그래야 주말에 배 속이 허전하다는 느낌을 갖지 않게 됩니다. 너무도 먹고 싶은 음식이지만 다소 건강에 좋지 않다면 이를 대체할 수 있는 건강식품을 찾아보세요. 예를 들면, 영양보충 바 중에는 여러분의 혀를 즐겁게 해줄 풍부한 초콜릿 맛을 제공하면서도 엽산 하루 권장량의 100%가 함유되어 있는 것도 있답니다. 이런 영양보충 바는 단 것이 먹고 싶을 때에도 (포화지방을 3배나 더 함유하고 있는) 초코바만큼 만족감을 줄 수도 있다니까요!

그렇다면 건강한 라이프 스타일을 구가하기 위해서는 사회생활을 포기해야만 하는 걸까요? 그렇지 않습니다. 친구들과 외식을 즐기고 디너파티에 참석하는 일이 예전과는 달리 힘든 과제가 될 수는 있지만, 올바른 행동수칙만 있으면 얼마든지 예전처럼 즐길 수 있습니다. 가장 중요한 첫 번째 규칙은 식당이건 파티건 절대로 너무 허기진 상태로 도착해서는 안 된다는 것입니다. 식사 시작 30분 전에 사과나 오렌지 같은 과일 한 개를 먹고 물 두 잔을 마십니다. 급히 이동해야 한다면 과일과 물을 챙겨서 가는 길에 드세요. 이렇듯 부담스럽지 않고 건강에 좋은 간식을 미리 먹어두면 여러분이 올바른 결정을 하는 데 도움이 됩니다. 그러면 빵이나 칩, 소스 같은 영양분도 거의 없는 전채요리를 과감히 포기할 수 있게 해주지요.

외식을 할 경우에는 건강에 좋은 전채요리를 주문하세요. 그래야 테이블에 앉았을 때 식전 빵에 손이 덜 가게 됩니다. 가능하다면 레스토랑에 가기 전에 온라인으로 메뉴를 찾아보면서 건강에 좋은 요리를 미리 점찍어 두세요. 그러면 현장에서 메뉴를 고르는 스트레스가 줄어듭니다. 종업원에게 소스 안에 무엇이 들어 있는지 또는 본 요리는 어떻게 요리되는지 등을 주저하지 말고 질문하세요. 여러분을 돕는 것이 종업원의 일이니까요. 그리고 제대로 잘 먹고 싶다는 욕구는 부끄러운 것이 아니라 자부심을 가질 만한 것이랍니다. 튀긴 음식과 알프레도나 보드카 소스처럼 크림을 베이스로 한 소스는 피하세요. 그 대신 라이트 올리브 오일이나 토마토로 만든 마리나라 소스가 들어간 요리를 선택하세요. 식사를 마친 후 단 음식이 너무도 먹고 싶다면 동석한 사람들 모두가 나누어먹고 싶어 하는 디저트를 주문하세요. 이것은 저녁의 마무리를 달콤하게 하면서도 과도하게 먹지 않을 수 있는 좋은 방법입니다.

디너파티 자리에서는 다른 사람이 주는 음식을 받아먹지 말고 여러분 스스로 음식을 가져와서 먹도록 합니다. 빈 접시를 보면서 그것이 세 개의 섹션으로 나뉜 원형 도표라고 상상해보세요. 왼편 위쪽 섹션은 파스타와 쌀 같은 탄수화물 코너로, 그 아래쪽은 칠면조, 닭고기, 생선 같은 단백질 코너로 정하세요. 나머지 오른쪽 전체 부분은 채소 섹션이 됩니다. 이렇게 머릿속에 그려두면 식사량을 조절하고 균형 잡힌 식사를 하는 데 도움이 됩니다.

절대 급하게 먹지 마세요. 과학적 연구 결과, 뇌에서 포만감을 느끼기까지 20분이 걸린다는 사실이 밝혀졌습니다. 뇌에서 여러분의 위장 상태를 잘 파악할 수 있도록 한 입 한 입 먹을 때마다 꼭꼭 씹어서 음미하기 바랍니다. 접시 위의 마지막 음식 부스러기까지 깨끗이 먹었다면, 이제 손을 무릎 위에 가지런히 올린 채 다시 음식을 가지러 가지 않겠다는 결심을 의식적으로 하게 됩니다. 적어도 지금 당장은 그러지 않겠다고 할테지요.

포만감을 느낄 때까지 20분 동안 여러분의 마음과 입을 다른 일로 바쁘게 만드세요. 친구들과 이야기를 나누거나 파티를 주최한 호스트가 테이블 정리를 하는 것을 도와주어도 좋고, 아니면 정 필요하다면 화장실에 가서 거울 앞에 서서 독백을 하듯 혼잣말을 중얼거리기라도 하세요! 이렇게 해서 일단 20분이 경과하면 포만감을 느끼는지 더 잘 파악할 수 있게 됩니다.

시간이 지났는데도 여전히 배가 고프다면 다시 식탁으로 돌아가서 채소를 골라서 먹고 물을 한 잔 더 마십니다. 여러분의 의지력을 총동원해서 탄수화물과 소고기나 돼지고기 같은 지방 많은 단백질을 한 번 더 먹지 않도록 노력하세요.

이 대목에서 좋은 소식 하나 알려드릴게요. 여러분은 이 요가 책을 구입하고 더 나은 식습관과 영양에 대한 내용을 읽으면서 이미 올바른 방향으로 가는 첫 걸음을 내디딘 것입니다. 그런데 더 좋은 소식이 있네요. 여러분이 세운 목표를 달성하기 위해 여러분의 삶 전체나 냉장고 속 내용물을 완전히 뒤바꿀 필요는 없답니다. 영양분이 적은 음식 대신 건강에 좋은 대체 식품으로 구성된 식단을 선택하는 등 작은 변화를 시작하는 것만으로도 일상생활에서 여러분의 모습과 기분이 향상될 수 있으니까요.

비타민과 보충제

가공되지 않은 식품에서 영양분을 섭취하는 것이 최상이라는 사실에는 변함이 없습니다. 다만 특정한 영양분이 풍부한 음식이 통 입에 맞지 않다거나 여러분이 거주하는 곳에서 구하기 어렵다면, 여러분에게 필요한 영양분의 하루 권장량(DV)을 100% 이상 함유하고 있는 멀티비타민을 섭취하는 것이 중요합니다. 성분 함량에 관한 정보는 보충제 포장지에 표시되어 있을 겁니다.

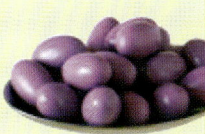

전신 근육 해부도

전면
주석 설명: *는 심부 근육을 나타냄.

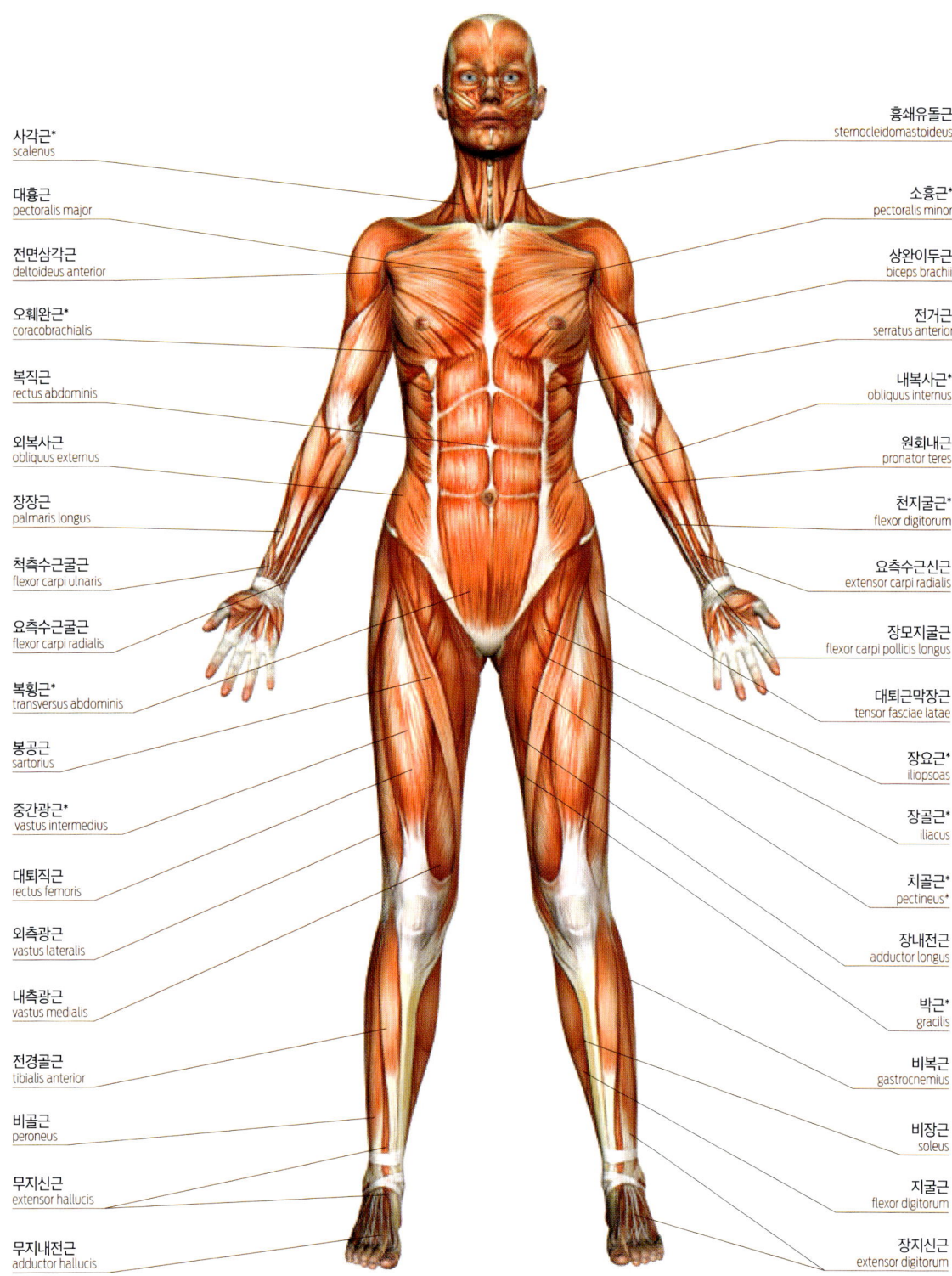

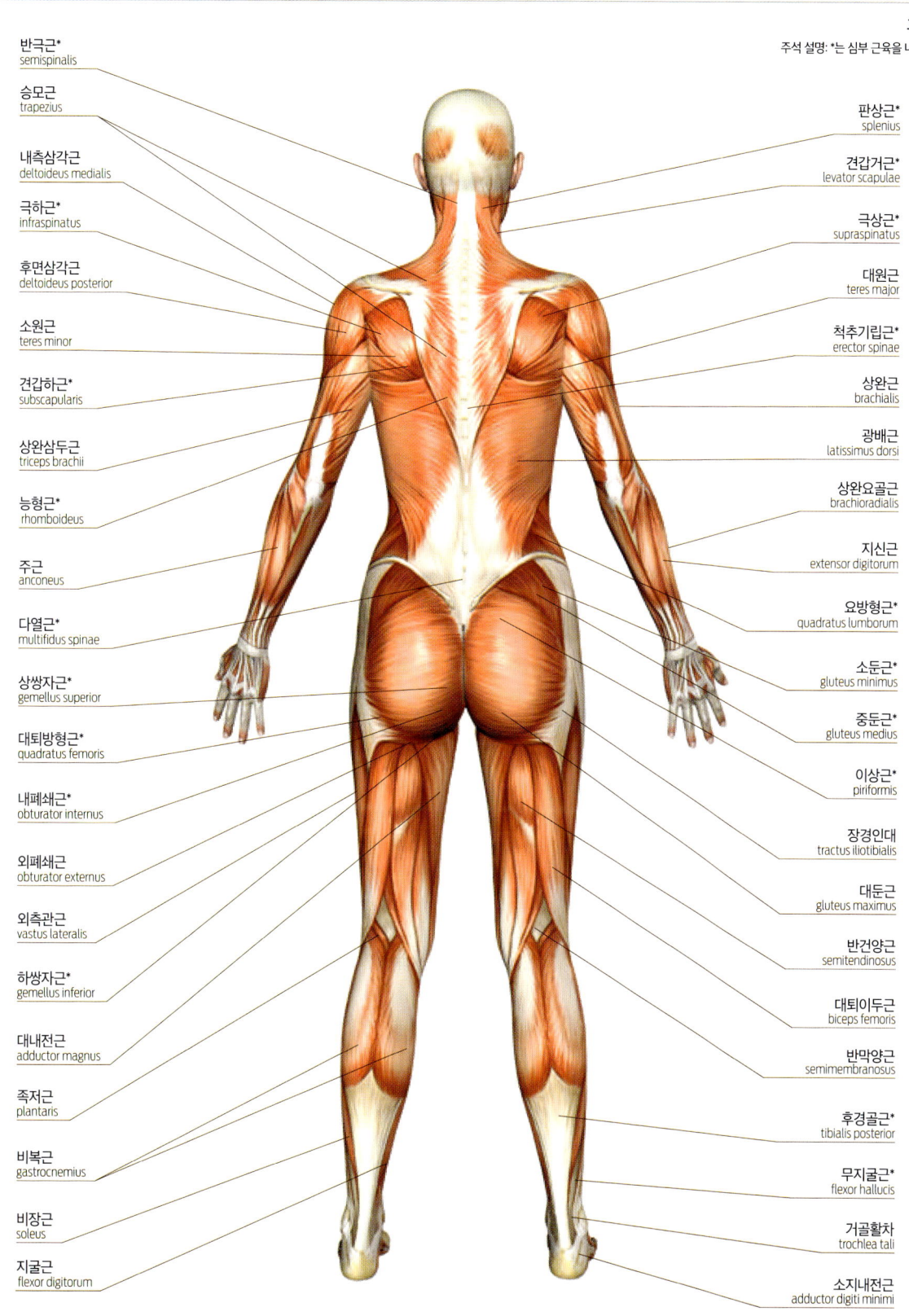

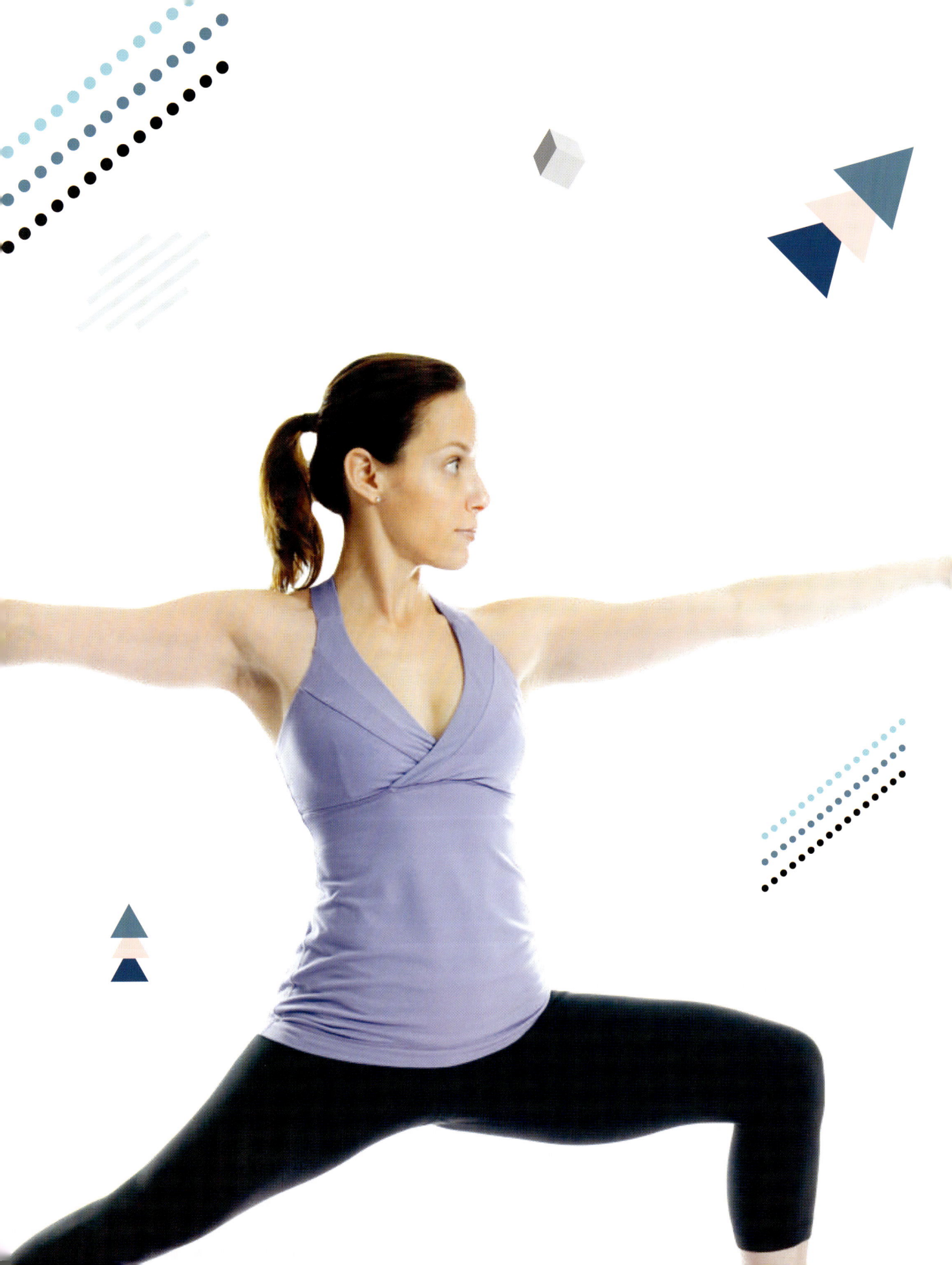

제1장

선 자세

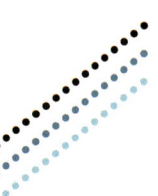
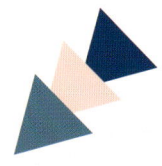
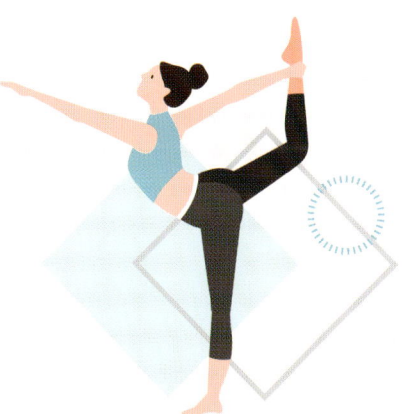

선 자세는 근력과 유연성을 길러줍니다. 모든 자세는 각기 고유한 장점이 있으며 각각 다른 근육에 작용합니다. 산 자세는 서서 하는 모든 자세의 기본이므로 모든 자세 안에 산 자세의 기준점이 내재되어 있는 것을 발견할 수 있지요. 처음 시작할 때는 편하게 할 수 있을 정도로만 자세를 유지합니다. 이후로 자세를 유지하는 시간을 점차 늘리면서 자세의 강도를 높일 수 있습니다.

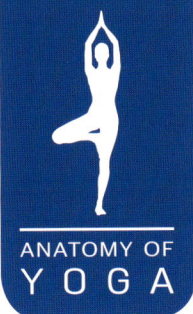

산 자세 타다아사나

산 자세는 서서 하는 많은 자세들의 출발점입니다. 이 자세는 단순해 보이기도 하지만, 실제로는 정확하게 정렬해서 자세를 취하기가 꽤 까다로울 수 있습니다.

1. 두 발을 가지런히 모으고 똑바로 섭니다. 두 팔을 양옆에 두면서 숨을 들이마시고 내쉽니다.

2. 이 자세를 유지하는 동안 5~10회 호흡합니다. 먼저 균형을 잡고 서서, 골반을 위로 올리면서 미추 끝은 발쪽을 향하게 아래로 끌어내림으로써 골반을 중립 위치로 유지하세요. 균형을 잡을 때 체중이 원형을 그리며 이동할 수 있습니다. 발이 바닥에 뿌리내리는 듯한 느낌이 들도록 단단히 딛고 서서, 에너지가 발바닥에서부터 시작해서 정수리로 올라와 퍼지는 모습을 머릿속에 그려봅니다.

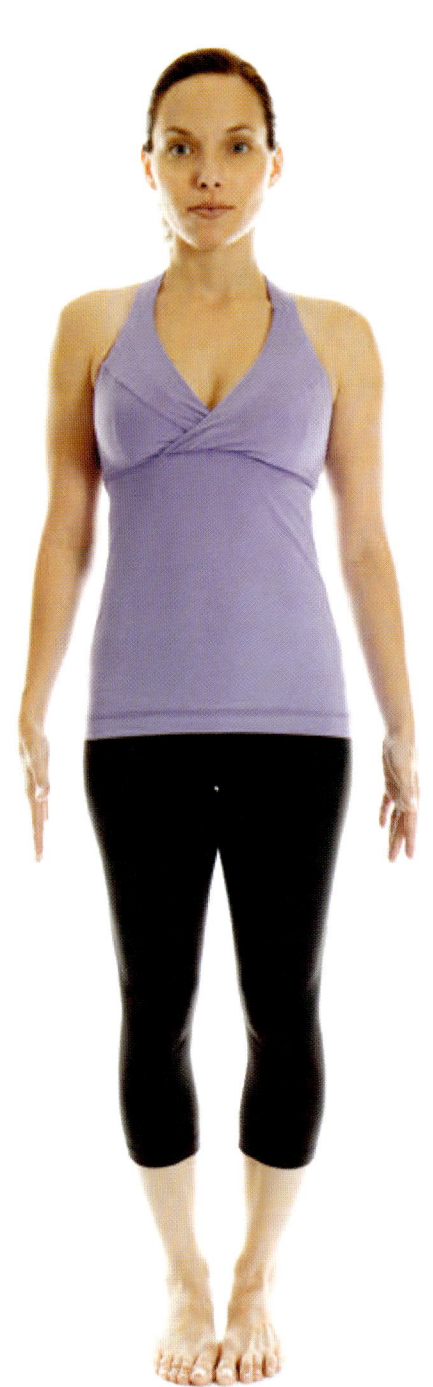

POINT

올바른 자세
- 얼굴 부근의 긴장을 모두 풀어주세요.
- 어깨, 엉덩이, 무릎, 발이 일직선을 이루도록 몸을 완전히 쭉 펴고 똑바로 서야 합니다.
- 머릿속으로 골반을 사발이라고 생각해 보세요. 아마 사발을 앞뒤로 흔들어서 내용물을 쏟고 싶지는 않을 거예요.
- 팔을 쭉 펴주고 에너지가 손가락 끝으로 뻗어나가는 느낌이 들게 합니다.
- 턱은 바닥과 평행을 유지하고 정수리는 위쪽으로 밀어 올리세요.

피해야 할 자세
- 허리 구부리기
- 갈비뼈 앞으로 밀기
- 골반을 과도하게 죄기
- 숨을 참기

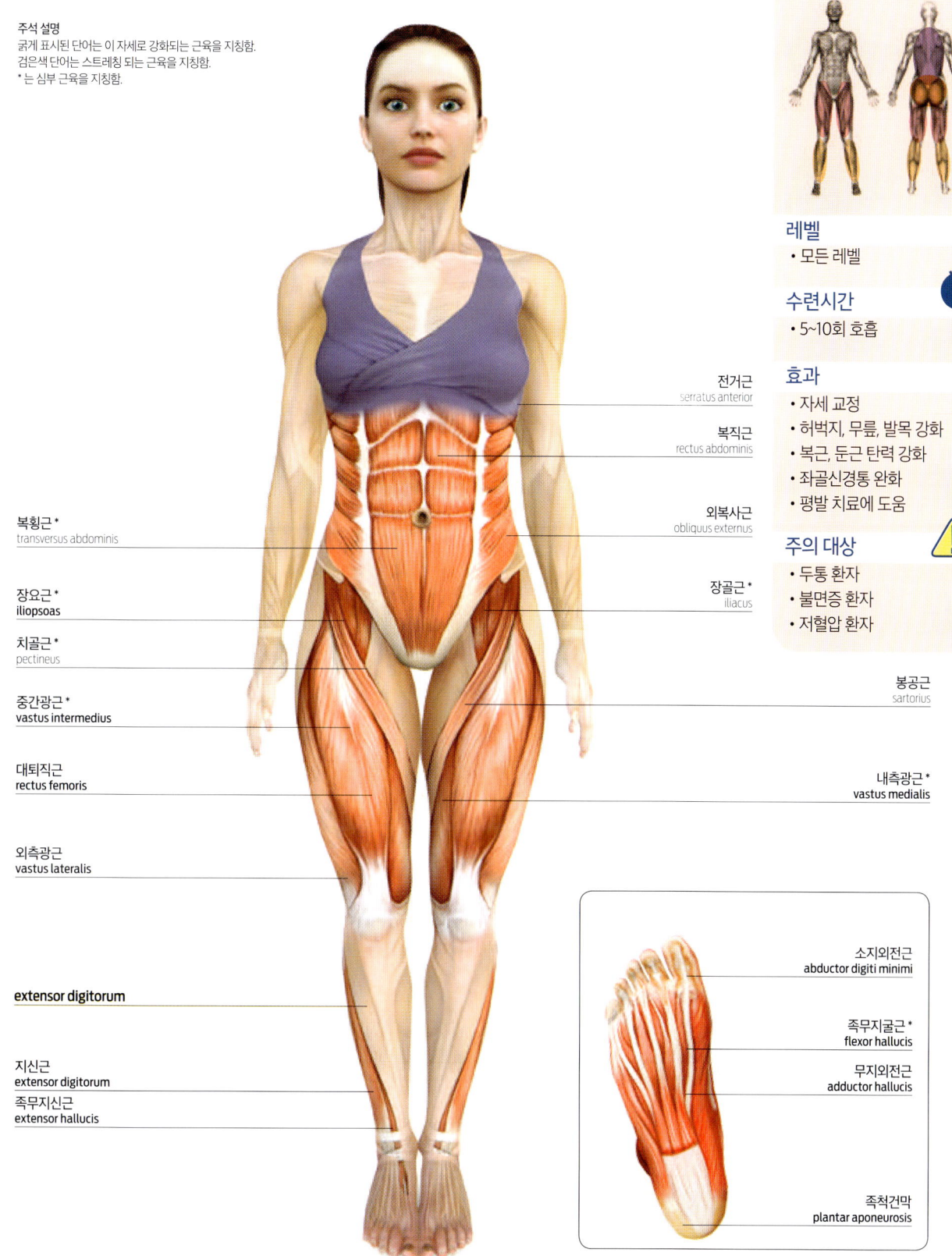

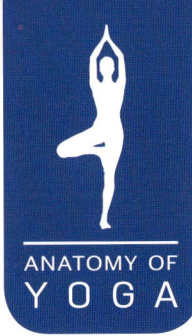

머리 위로 팔 뻗기 자세 우르드바 하스타아사나

머리 위로 팔 뻗기는 태양 경배 자세 A에 나오는 두 번째 자세입니다. 전통적으로는 두 팔을 붙이지 않는 자세를 취합니다. 하지만 여러분의 어깨가 많이 열린다면 두 팔을 쭉 뻗은 상태를 유지하면서 머리 위로 두 손을 모아줘도 됩니다.

1. 산 자세(36-37쪽 참조)에서 숨을 들이마시면서 양옆에 있던 두 팔을 뻗어 위로 들어 올립니다. 두 팔이 머리 위에 올 때까지 올리는데, 이때 두 손은 어깨 너비만큼 떨어져 있어야 합니다.

2. 들어올린 팔을 쭉 펴고 어깨를 외회전하여 열어줍니다. 이렇게 해서 손바닥이 서로 마주보면서 손가락 끝까지 쭉 뻗어나가게 합니다.

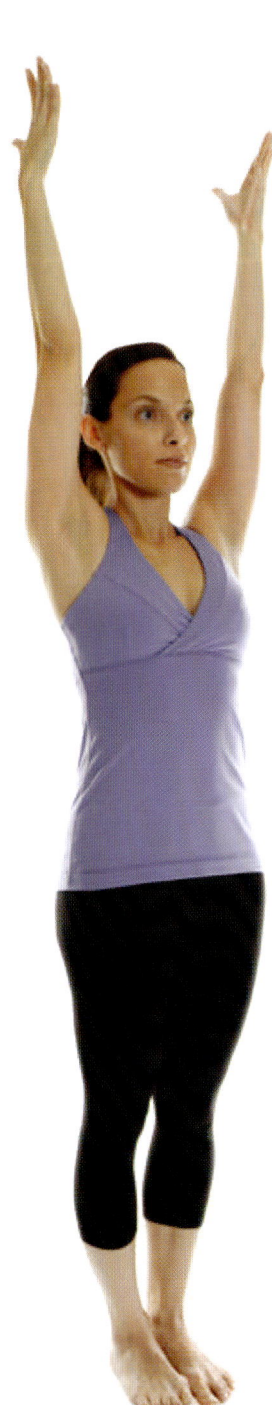

3. 정면을 바라보거나 머리를 살짝 뒤로 젖힌 상태에서 시선을 엄지에 둡니다. 이 상태로 1~5회 호흡을 하는 동안 자세를 유지합니다.

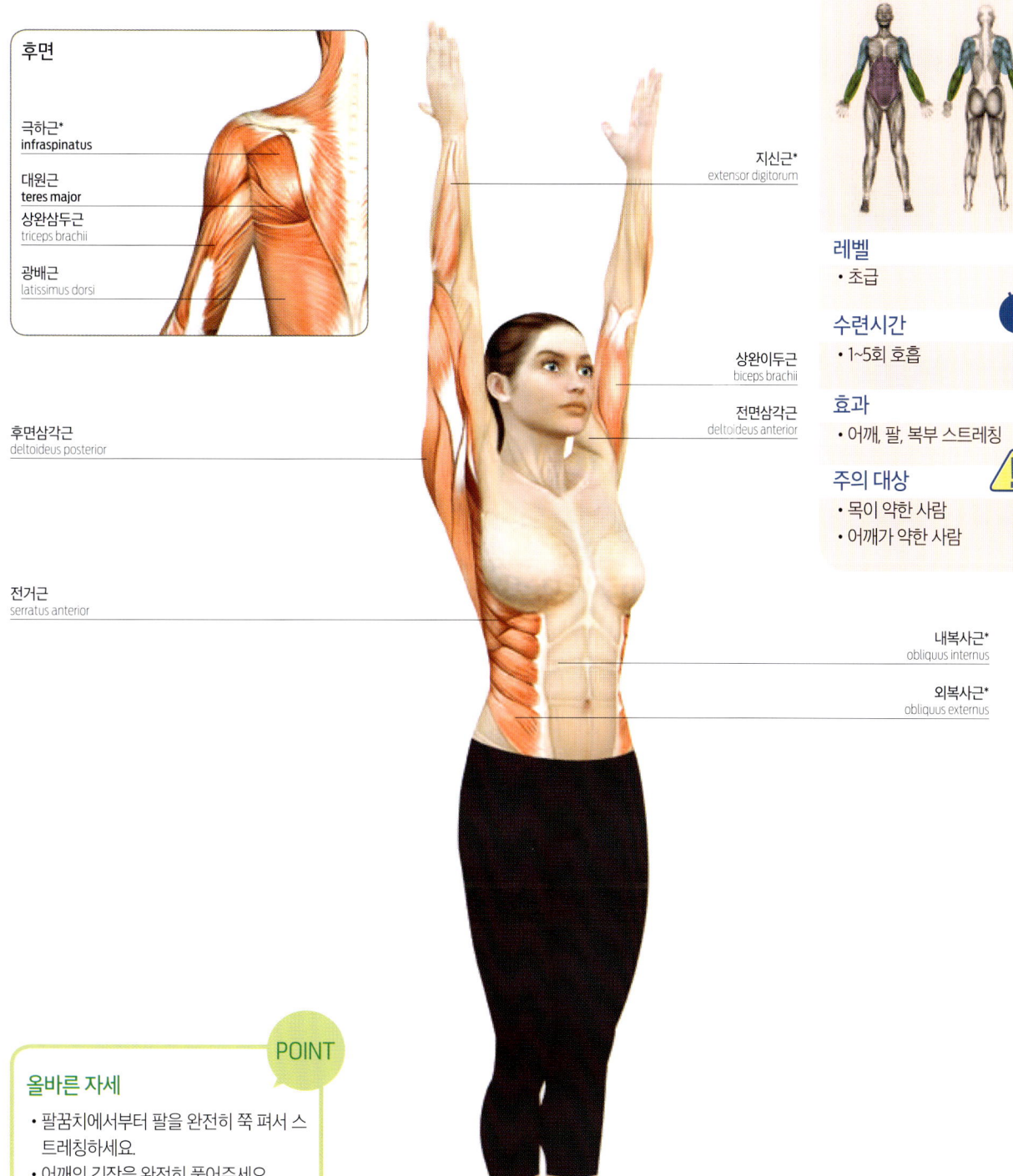

후면

- 극하근* infraspinatus
- 대원근 teres major
- 상완삼두근 triceps brachii
- 광배근 latissimus dorsi

- 후면삼각근 deltoideus posterior
- 전거근 serratus anterior

- 지신근* extensor digitorum
- 상완이두근 biceps brachii
- 전면삼각근 deltoideus anterior
- 내복사근* obliquus internus
- 외복사근* obliquus externus

레벨
- 초급

수련시간
- 1~5회 호흡

효과
- 어깨, 팔, 복부 스트레칭

주의 대상
- 목이 약한 사람
- 어깨가 약한 사람

POINT

올바른 자세
- 팔꿈치에서부터 팔을 완전히 쭉 펴서 스트레칭하세요.
- 어깨의 긴장을 완전히 풀어주세요.

피해야 할 자세
- 어깨를 귀 방향으로 위로 올리면서 긴장시키기
- 팔꿈치 굽히기

주석 설명
굵게 표시된 단어는 이 자세로 강화되는 근육을 지칭함.
검은색 단어는 스트레칭 되는 근육을 지칭함.
* 는 심부 근육을 지칭함.

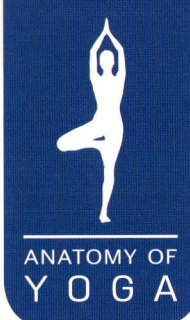

전사 자세 II 비라바드라아사나 II

이 자세는 요가에 있는 세 가지 전사 자세 중 하나입니다. 연속 동작을 할 때 전사 자세 II 가 전사 자세 I 보다 먼저 실시되는 경우가 많습니다. 전사 자세 II 를 마스터하면 전사의 용기와 정신력을 기르는 데 도움이 됩니다.

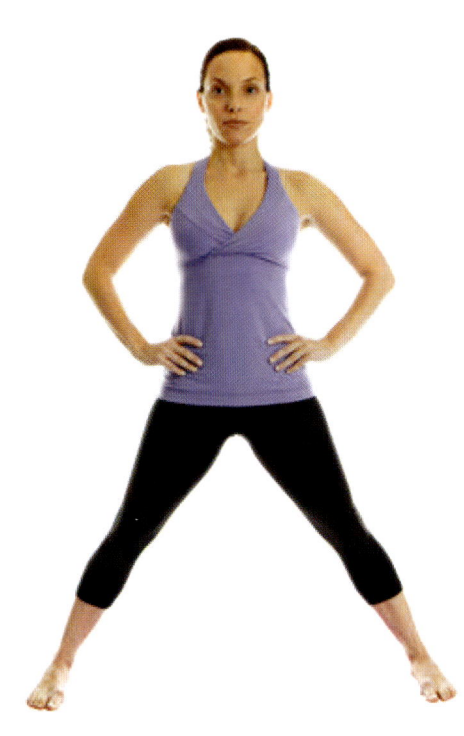

1. 산 자세(36-37쪽 참조)로 섭니다. 두 발은 발을 내디디거나 점프해서 약 서너 발자국 너비로 벌리고 섭니다. 왼발을 90도 바깥쪽으로 돌리고 오른발은 살짝 안쪽을 향하게 합니다.

2. 왼발을 오른쪽으로 10-20cm 정도 움직여서 왼발 뒤꿈치가 오른발 발바닥 아치와 일직선을 이루게 하세요.

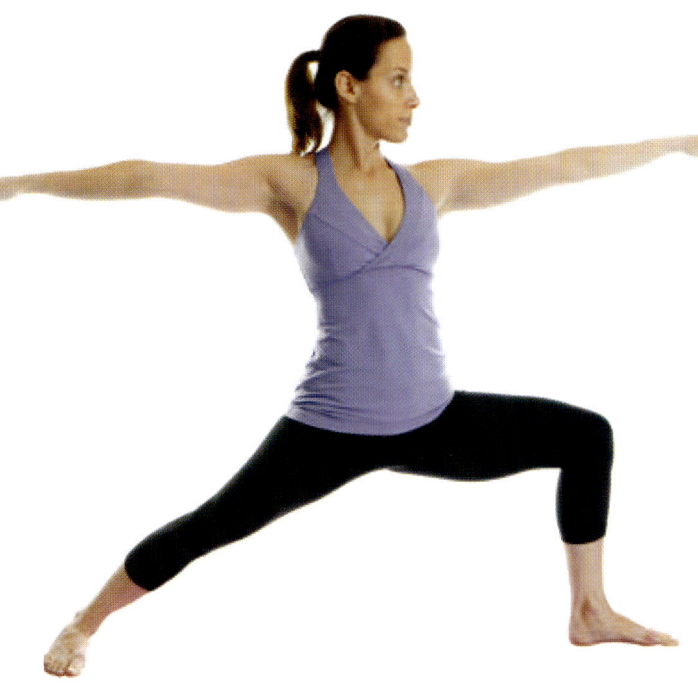

3. 왼쪽 무릎을 굽힌 상태에서 상체를 들어 어깨가 엉덩이와 같은 선상에 오게 합니다. 뒤쪽 다리를 살짝 내회전하여 다리가 중립 상태를 유지하게 합니다. 두 팔은 바닥과 평행하게 양 옆으로 뻗어주세요. 이때 손바닥은 아래를 향합니다. 왼쪽 무릎을 계속 굽히면서 왼쪽 고관절을 외회전하여 허벅지가 벌어지게 합니다. 골반은 중립 위치에 오게 하세요. 머리는 왼쪽으로 돌리고 손가락을 끝을 지나 먼 곳을 응시하세요.

4. 1~5회 호흡 합니다. 반대 방향으로 자세를 취하여 반복합니다.

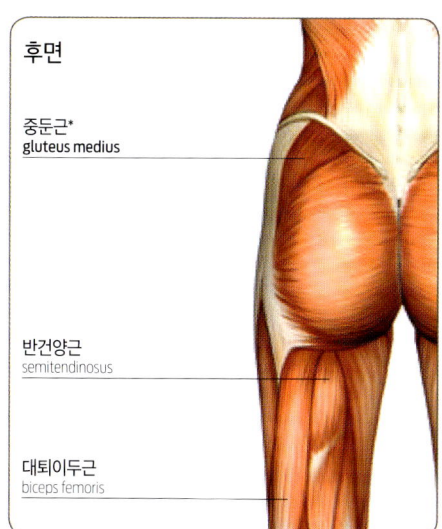

후면
- 중둔근*
  gluteus medius
- 반건양근
  semitendinosus
- 대퇴이두근
  biceps femoris

올바른 자세
- 안쪽 허벅지 근육을 사용하여 양발의 뒤꿈치로 바닥을 눌러주세요.
- 어깨와 엉덩이가 일직선을 이룬 상태를 유지하세요.
- 앞쪽으로 굽힌 무릎이 한쪽으로 쏠리지 않게 가운데 발가락과 일직선상에 오게 하세요.

피해야 할 자세
- 허리 굽히기
- 굽힌 다리 위로 몸을 기울이기

POINT

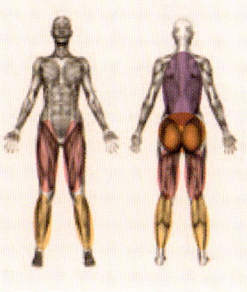

레벨
- 초급, 중급

수련시간
- 1~5회 호흡

효과
- 허벅지, 팔 강화
- 어깨, 가슴, 사타구니 스트레칭
- 체력 증진

주의 대상
- 무릎이 약한 사람

주석 설명
굵게 표시된 단어는 이 자세로 강화되는 근육을 지칭함.
검은색 단어는 스트레칭 되는 근육을 지칭함.
*는 심부 근육을 지칭함.

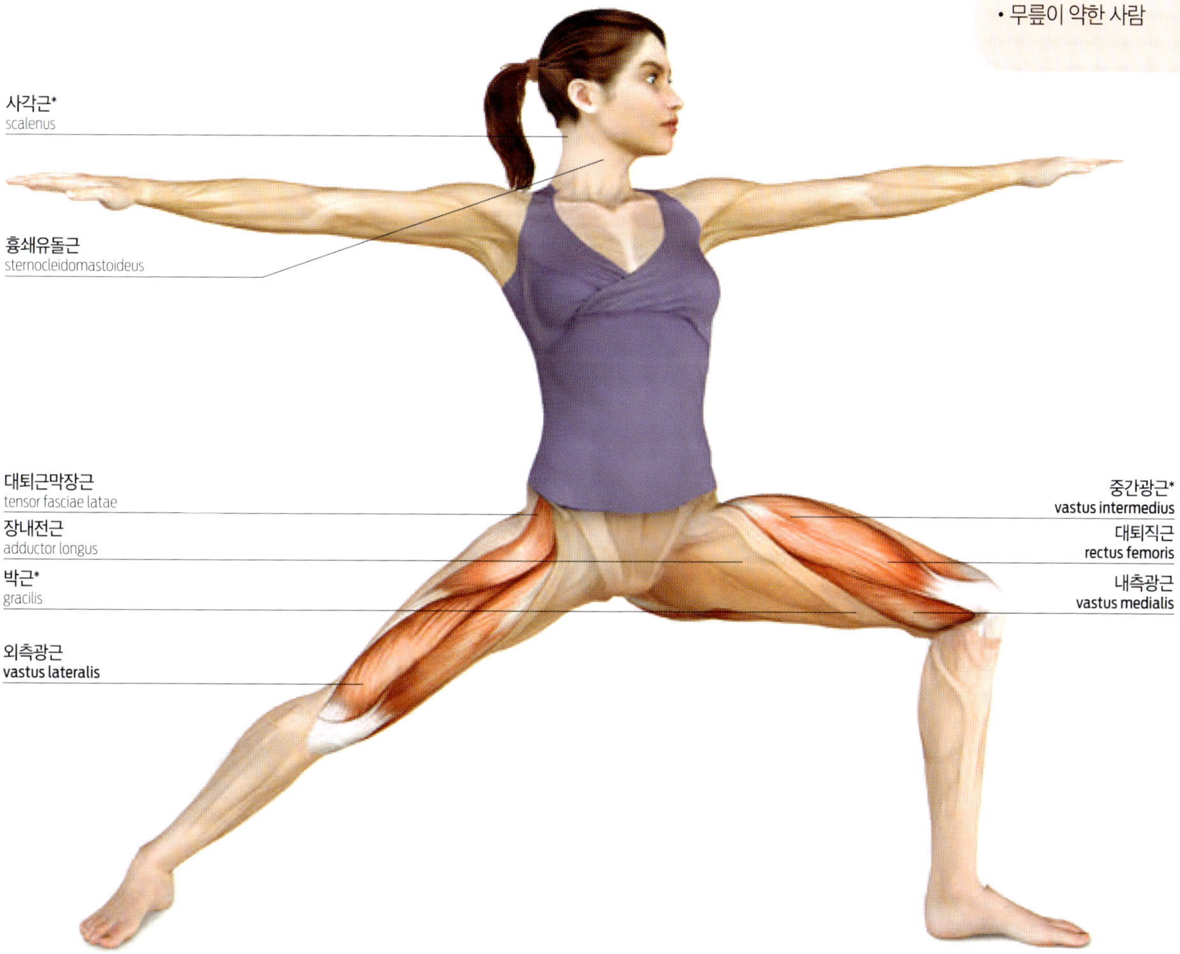

- 사각근*
  scalenus
- 흉쇄유돌근
  sternocleidomastoideus
- 대퇴근막장근
  tensor fasciae latae
- 장내전근
  adductor longus
- 박근*
  gracilis
- 외측광근
  vastus lateralis
- 중간광근*
  vastus intermedius
- 대퇴직근
  rectus femoris
- 내측광근
  vastus medialis

제1장 선 자세 | 41

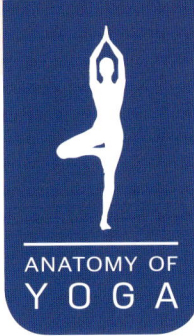

쭉 뻗은 삼각 자세 트리코나아사나

쭉 뻗은 삼각 자세는 온 몸을 사용하는 자세입니다. 이 자세 안에는 고관절을 늘여주는 힙 오프너 운동, 코어근육 강화 운동, 옆구리를 굽혀서 하는 옆구리 운동인 사이드 벤드, 비틀기 운동인 트위스트, 가슴을 펴주는 하트 오프너 운동이 다 들어 있습니다.

1. 산 자세(36-37쪽 참조)로 섭니다. 발을 내디디거나 점프해서 서너 발자국 너비로 두 발을 벌립니다. 왼발을 90도 바깥쪽으로 돌리고 오른발은 살짝 안쪽을 향하게 합니다.

2. 왼발을 오른쪽으로 10-20cm 정도 움직여서 왼발 뒤꿈치가 오른발 발바닥 아치와 일직선을 이루게 하세요.

3. 두 다리를 쭉 편 상태로 허벅지에 힘을 주고 두 팔은 바닥과 평행이 되게 옆으로 뻗어줍니다. 이 상태에서 숨을 내쉬면서 왼팔과 상체를 왼쪽으로 기울이고 골반을 오른쪽으로 이동시켜서 왼쪽 힙크리스(골반과 하체가 만나서 전면에 주름이 만들어지는 부분 -역자)가 깊이 접히게 합니다.

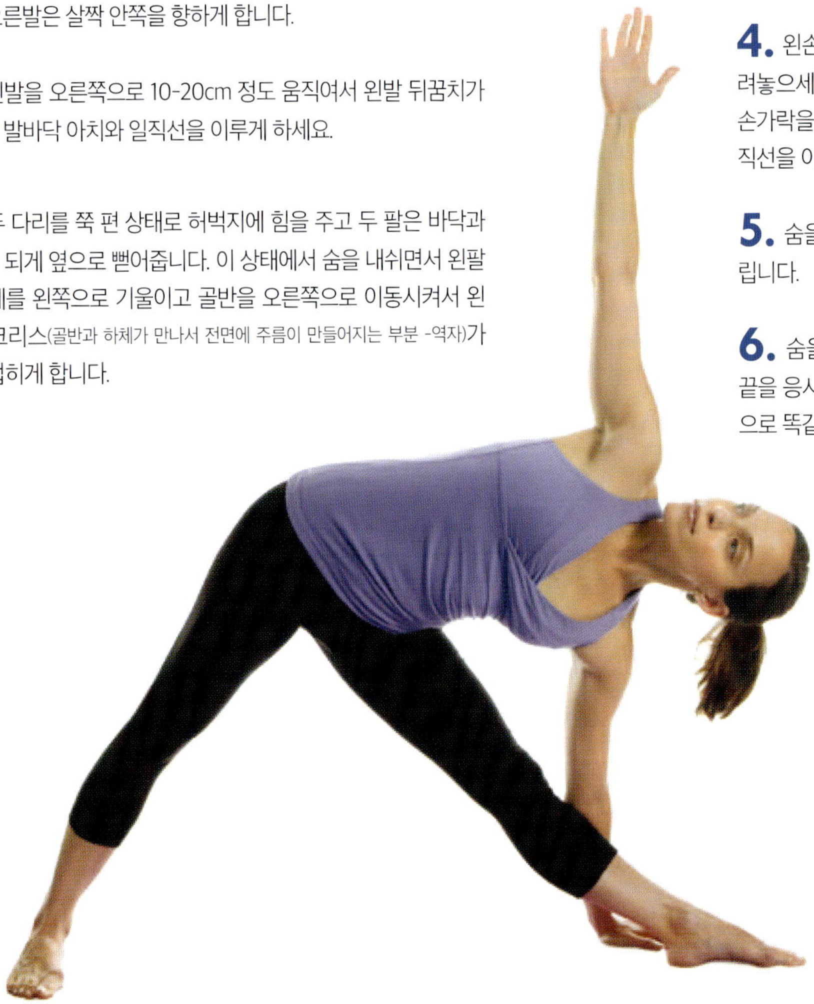

4. 왼손은 정강이 혹은 왼쪽 다리 바깥쪽 바닥에 올려놓으세요. 오른팔은 곧게 펴서 위로 올리는데 이때 손가락을 쭉 펴줍니다. 이렇게 뻗은 두 팔과 쇄골이 일직선을 이루면 숨을 들이마십니다.

5. 숨을 내쉬고 왼쪽 옆구리가 천장을 향하도록 돌립니다.

6. 숨을 들이마시면서 머리를 돌려 오른손 손가락 끝을 응시합니다. 이 상태로 1~5회 호흡합니다. 반대편으로 똑같이 반복합니다.

변형 자세

낮은 난이도: 바닥에 손이 잘 닿지 않는다면, 바닥 위에 블록을 하나 올려두고 그 위에 손이 닿게 합니다. 이렇게 블록을 이용하면 햄스트링이나 엉덩이에 가해지는 스트레스를 줄일 수 있답니다. 뿐만 아니라 상체를 기울일 때 등을 둥글게 굽히지 않고 몸통의 앞뒤양옆을 모두 펼 수 있게 해주지요.

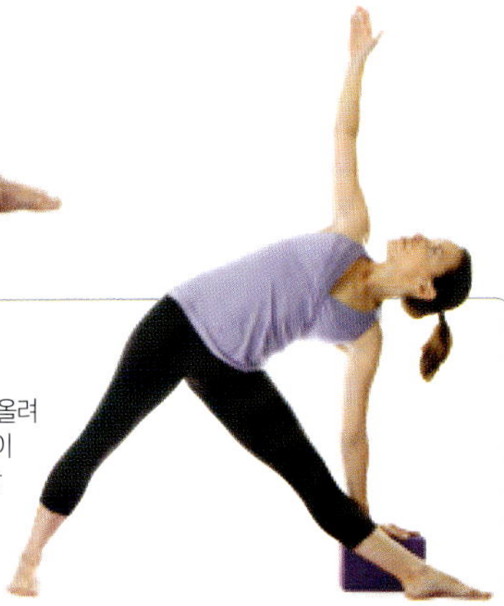

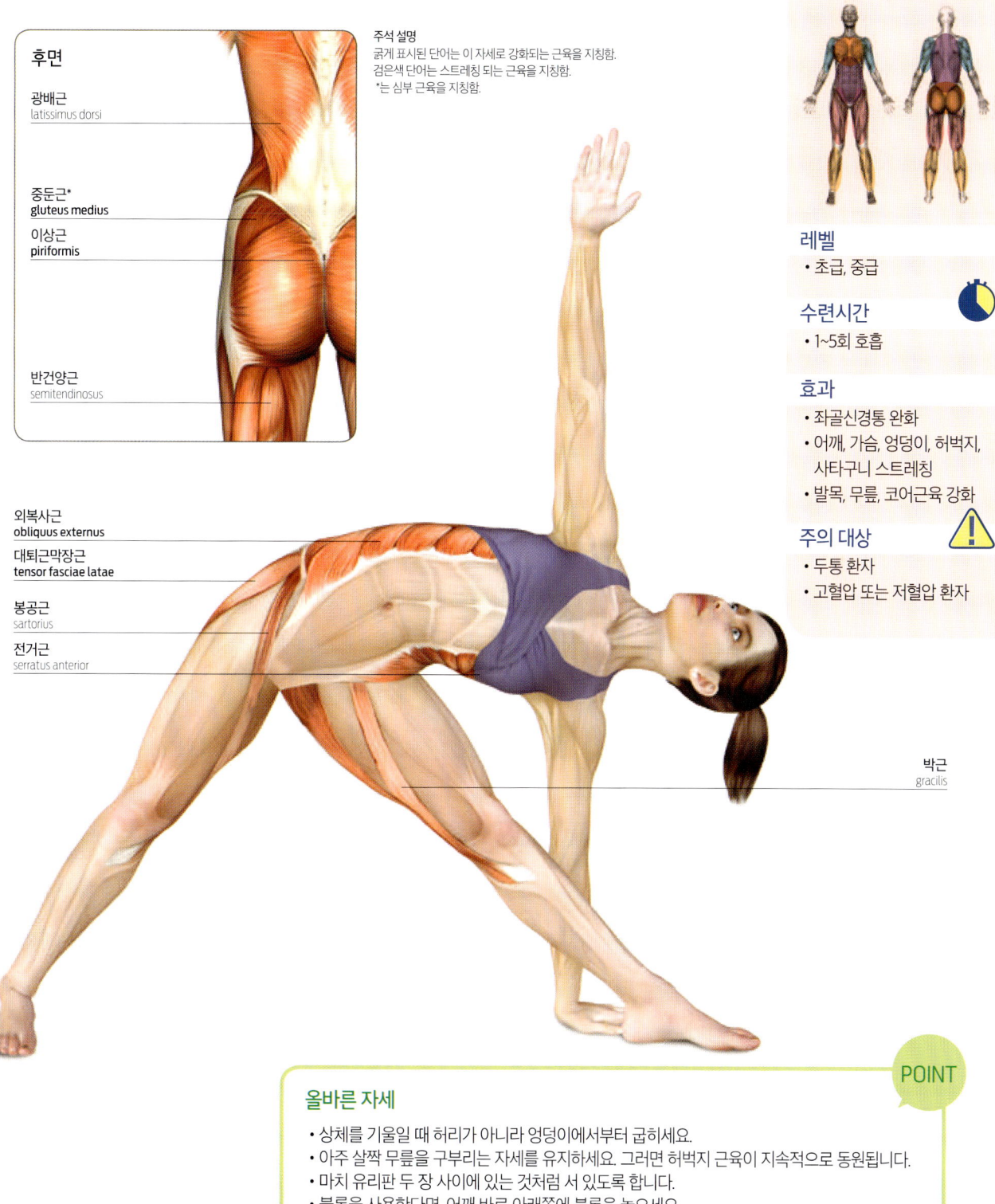

후면

- 광배근 latissimus dorsi
- 중둔근* gluteus medius
- 이상근 piriformis
- 반건양근 semitendinosus

주석 설명
굵게 표시된 단어는 이 자세로 강화되는 근육을 지칭함.
검은색 단어는 스트레칭 되는 근육을 지칭함.
*는 심부 근육을 지칭함.

- 외복사근 obliquus externus
- 대퇴근막장근 tensor fasciae latae
- 봉공근 sartorius
- 전거근 serratus anterior

- 박근 gracilis

레벨
- 초급, 중급

수련시간
- 1~5회 호흡

효과
- 좌골신경통 완화
- 어깨, 가슴, 엉덩이, 허벅지, 사타구니 스트레칭
- 발목, 무릎, 코어근육 강화

주의 대상
- 두통 환자
- 고혈압 또는 저혈압 환자

POINT

올바른 자세
- 상체를 기울일 때 허리가 아니라 엉덩이에서부터 굽히세요.
- 아주 살짝 무릎을 구부리는 자세를 유지하세요. 그러면 허벅지 근육이 지속적으로 동원됩니다.
- 마치 유리판 두 장 사이에 있는 것처럼 서 있도록 합니다.
- 블록을 사용한다면, 어깨 바로 아래쪽에 블록을 놓으세요.

피해야 할 자세
- 무릎 고정하기
- 몸이 앞으로 쏠리는 것
- 몸을 구부리고 있는 동안 옆구리 아래쪽을 으스러뜨리듯 누르기

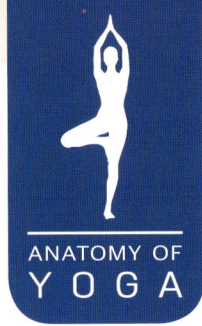

쭉 뻗은 측면 각 자세 파르스바코나아사나

쭉 뻗은 측면 각 자세는 옆구리 스트레칭에 효과적인 자세입니다. 위팔과 척추, 뒤쪽 다리가 하나로 이어지는 대각선이 되어야 제대로 된 자세입니다. 여러분의 기분에 따라서 이 자세를 다양하게 변형할 수 있답니다.

1. 산 자세(36-37쪽 참조)를 취합니다. 발을 내디디거나 점프해서 서너 발자국 너비로 두 발을 벌리고 섭니다. 왼발을 바깥쪽으로 90도 돌리고 오른발은 살짝 안으로 돌립니다.

2. 왼발을 오른쪽으로 10-20cm 정도 움직여서 왼발 뒤꿈치가 오른발 발바닥 아치와 일직선을 이루게 하세요. 두 팔은 바닥과 평행이 되게 옆으로 뻗어줍니다.

3. 오른쪽 다리는 곧게 편 상태를 유지하면서 허벅지를 살짝 안쪽으로 돌리세요. 오른발 새끼발가락 가장자리에 체중을 싣고 눌러줍니다. 숨을 내쉬면서 몸통을 왼쪽으로 쭉 뻗으세요. 왼손이 왼발 바깥쪽 바닥에 닿을 때까지 뻗어줍니다.

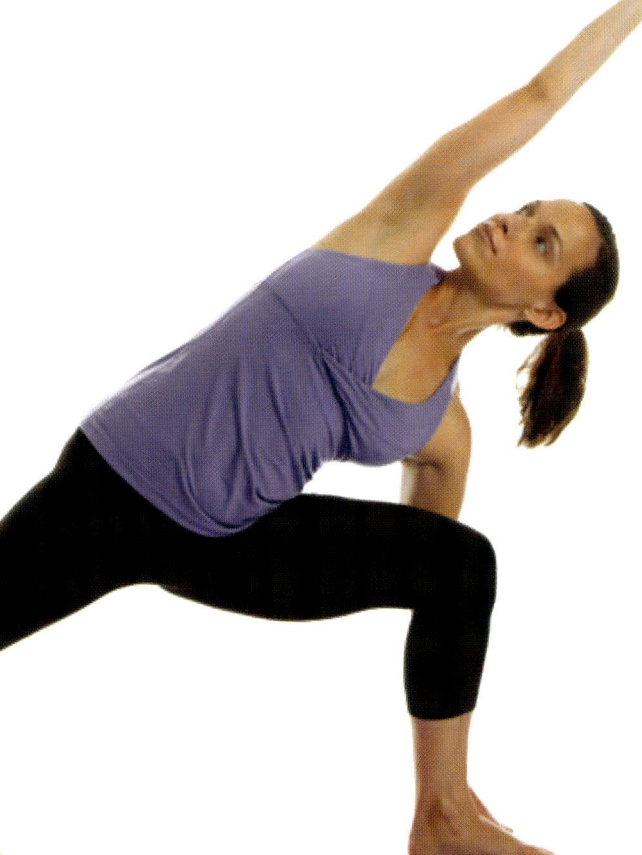

POINT

올바른 자세
- 아래팔로 아래 무릎을 누르세요. 이 저항력을 이용해서 오른쪽 골반을 열어주세요.
- 뒤쪽 발은 바닥에 밀착시키세요.
- 상완은 쭉 뻗어주고, 뒤쪽 다리는 곧게 펴세요.
- 굽힌 무릎이 앞쪽을 보면서 발가락과 일직선을 이루게 하세요.

피해야 할 자세
- 아래쪽 갈비뼈 부근을 으스러지듯 누르기
- 어깨를 앞으로 구부리기

4. 숨을 들이마시면서 오른팔을 천장을 향해 위로 곧게 뻗으세요. 오른손을 돌려서 바닥을 보게 하세요. 숨을 내쉬면서 팔을 귀 위로 뻗을 때 팔 전체를 바깥쪽으로 돌립니다.

5. 숨을 들이쉬면서 상체를 길게 늘여주세요. 숨을 내쉬면서 왼쪽 옆구리를 천장을 향해 시계방향으로 회전시킵니다.

6. 시선은 오른팔 아래에서 위로 돌려 천장을 응시합니다. 이 상태로 1~5회 호흡합니다. 반대쪽으로도 같은 동작을 반복합니다.

변형 자세

높은 난이도: 오른쪽 허벅지 아래를 아래팔로 감싸고 반대편 팔로 등 뒤를 감싸서 양손이 만나게 합니다.

낮은 난이도: 원래 자세에서 바닥에 손이 잘 닿지 않으면, 블록을 놓고 그 위에 손이 닿게 합니다. 상완을 허벅지 위에 올려두어도 됩니다.

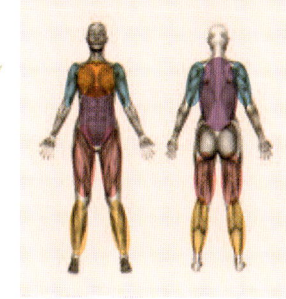

주석 설명
굵게 표시된 단어는 이 자세로 강화되는 근육을 지칭함.
검은색 단어는 스트레칭 되는 근육을 지칭함.
*는 심부 근육을 지칭함.

레벨
- 중급

수련시간
- 1~5회 호흡

효과
- 엉덩이, 사타구니, 옆구리, 척추 스트레칭
- 허벅지, 무릎, 발목 강화 및 스트레칭
- 코어근육 강화

주의 대상
- 무릎이 약한 사람
- 어깨가 약한 사람

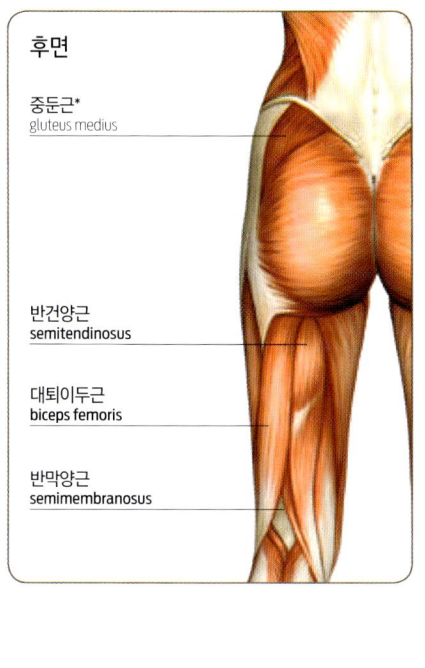

후면
- 중둔근* / gluteus medius
- 반건양근 / semitendinosus
- 대퇴이두근 / biceps femoris
- 반막양근 / semimembranosus

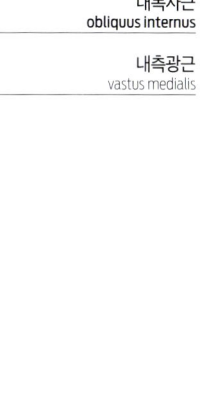

- 전거근 / serratus anterior
- 외복사근 / obliquus externus
- 중간광근 / vastus intermedius
- 대퇴직근 / rectus femoris
- 외측광근 / vastus lateralis
- 상완삼두근 / triceps brachii
- 내복사근 / obliquus internus
- 내측광근 / vastus medialis

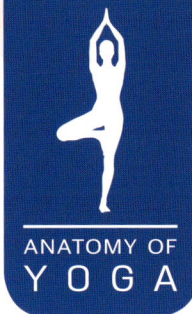

반달 자세 아르다 찬드라아사나

반달 자세는 힙 오프너 운동이자 균형을 잡아주는 자세입니다. 또한 코어근육 전체를 강화하는 작용도 합니다.

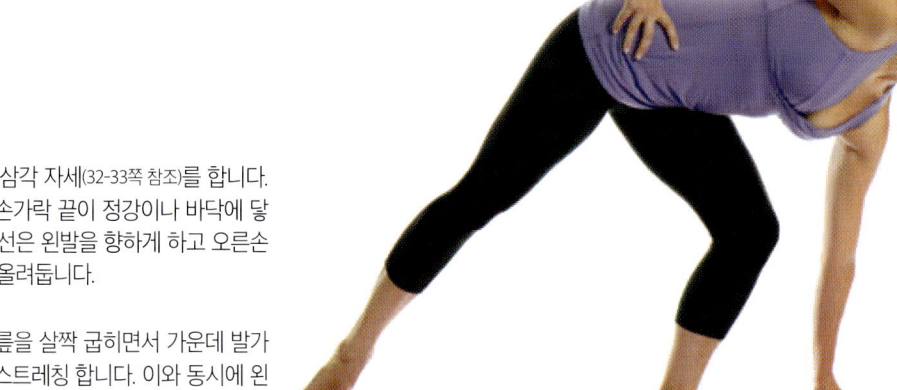

1. 쭉 뻗은 삼각 자세(32-33쪽 참조)를 합니다. 왼손 바닥이 손가락 끝이 정강이나 바닥에 닿게 합니다. 시선은 왼발을 향하게 하고 오른손은 골반 위에 올려둡니다.

2. 왼쪽 무릎을 살짝 굽히면서 가운데 발가락 위쪽으로 스트레칭 합니다. 이와 동시에 왼쪽 다리로 체중을 더 싣고 오른발은 안쪽으로 약 30cm 들어오게 합니다.

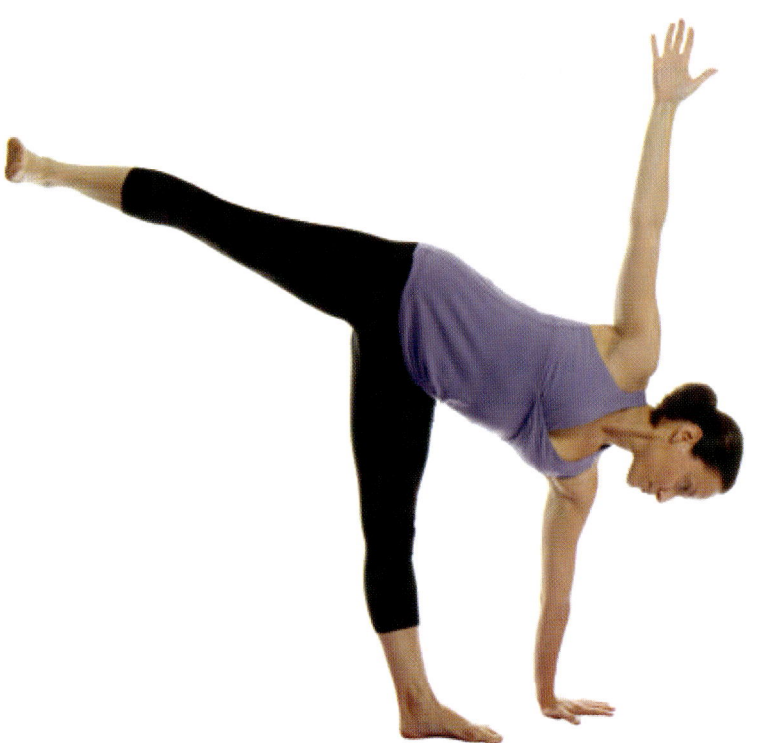

3. 굽혔던 왼쪽 다리를 곧게 펴고, 오른쪽 다리를 엉덩이 높이까지 뒤로 올리면서 허벅지를 열어줍니다. 오른쪽 다리는 직각을 이루며 안정적인 자세가 되도록 하고, 오른발 발끝을 앞으로 당겨 발목에 힘을 줍니다.

4. 이렇게 전체적으로 균형이 잡히면, 오른팔을 천장을 향해 위로 곧게 뻗어서 가슴 전면을 활짝 열어주세요. 이 상태로 1~5회 호흡합니다. 반대편도 같은 동작을 반복합니다.

POINT

올바른 자세
- 시선은 옆쪽 바닥을 향하거나 위로 올린 손을 향합니다.
- 뒤로 높이 든 발 뒤에 벽이 있어서 발로 벽을 누른다고 상상하세요.

피해야 할 자세
- 몸을 지탱하고 있는 발을 안쪽으로 돌리기
- 몸을 지탱하고 있는 발 위쪽 무릎이 뒤틀려 정렬에서 벗어나기

변형 자세

낮은 난이도: 원래 자세에서 몸을 지탱하는 다리를 곧게 펴기가 힘들다면, 바닥 위에 블록을 놓고 그 위에 손이 닿게 하세요. 여러분의 유연성 정도에 따라 블록을 세워 높여서 사용할 수도 있답니다.

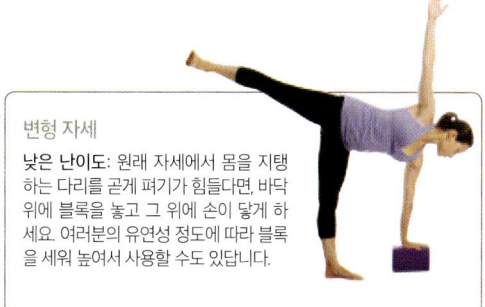

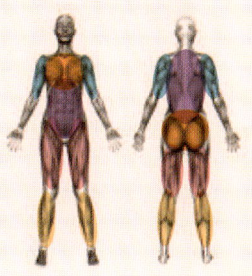

레벨
- 중급

수련시간
- 1~5회 호흡

효과
- 균형 감각 향상
- 골반 열기
- 허벅지, 종아리, 발목 강화

주의 대상
- 두통 환자
- 저혈압 환자

주석 설명
굵게 표시된 단어는 이 자세로 강화되는 근육을 지칭함.
검은색 단어는 스트레칭 되는 근육을 지칭함.
*는 심부 근육을 지칭함.

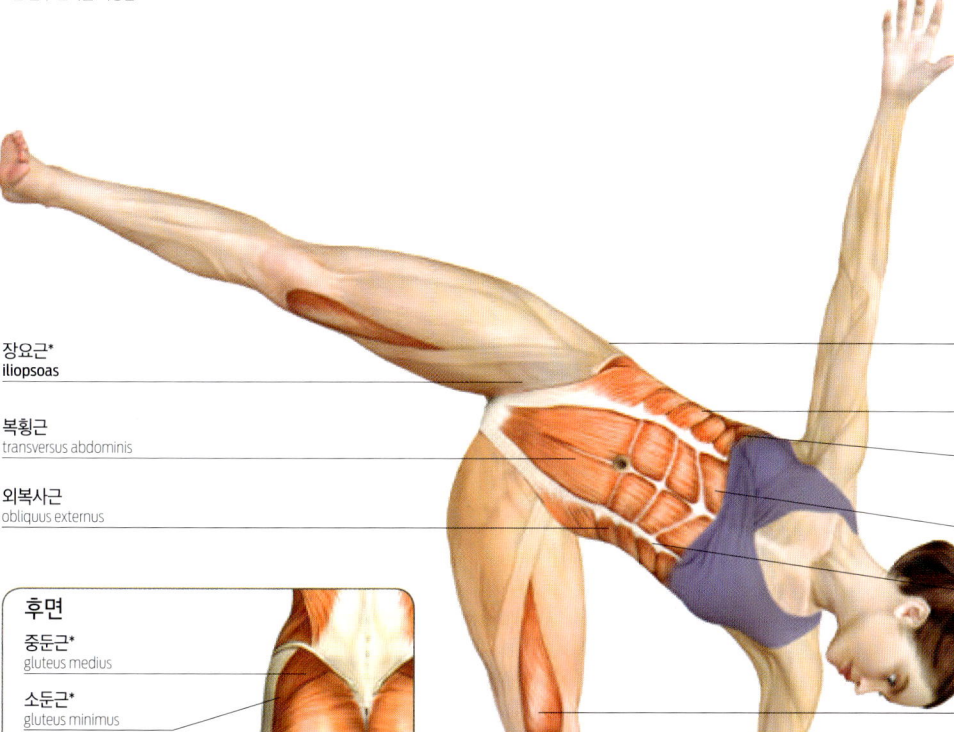

장요근*
iliopsoas

복횡근
transversus abdominis

외복사근
obliquus externus

대퇴근막장근
tensor fasciae latae

광배근
latissimus dorsi

전거근
serratus anterior

복직근
rectus abdominis

내복사근
obliquus internus

내측광근
vastus medialis

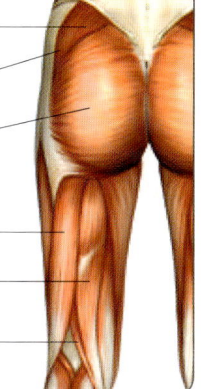

후면

중둔근*
gluteus medius

소둔근*
gluteus minimus

대둔근
gluteus maximus

대퇴이두근
biceps femoris

반건양근
semitendinosus

반막양근
semimembranosus

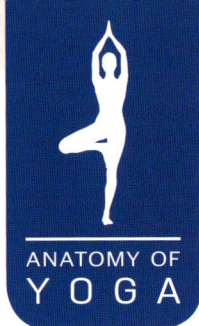

전사 자세 I 비라바드라아사나 I

전사 자세 I 은 불굴의 의지와 융통성을 모두 요하는 자세입니다. 이 자세를 수련하면 기운이 솟아나고 매트 위에서나 매트 밖에서나 자신감이 강해집니다.

1. 매트 가운데에서 산 자세(36-37쪽 참조)를 취하고 섭니다. 이때 두 손은 골반 위에 둡니다. 서너 발자국 너비로 두 발을 앞뒤로 벌리고 섭니다. 왼발 발가락이 매트 왼쪽 위 모서리를 향하도록 왼발을 약 45도 각도로 바깥쪽으로 돌리세요. 오른발을 오른쪽으로 10-20cm 정도 옮겨서 두 발의 뒤꿈치를 서로 일직선으로 정렬시킵니다.

2. 왼쪽 다리를 곧게 편 채, 오른쪽 무릎을 굽히면서 숨을 들이마십니다. 이때 몸통과 팔을 머리 위로 올려서 상체와 팔이 일직선을 이루게 하세요. 두 팔을 외회전하여 두 손바닥이 서로 마주보게 하고 손가락 끝으로 에너지를 끌어올리세요.

3. 이 상태로 1~5회 호흡합니다. 이때 어깨, 몸통, 엉덩이를 매트 앞부분과 맞춰줍니다. 굽힌 무릎은 가운데 발가락과 같은 선상에 놓여 있어야 하며, 앞쪽 허벅지는 바닥과 평행해야 합니다. 왼발 바깥쪽 가장자리를 누르고, 왼쪽 다리를 살짝 안으로 돌려서 왼쪽 허벅지를 탄탄하게 하세요. 반대편으로도 같은 동작을 반복합니다.

POINT

올바른 자세
- 두 팔은 위로 쭉 뻗고 두 발은 바닥에 밀착시키세요.
- 등 윗부분을 살짝 구부리세요.
- 어깨는 골반 바로 위에 오게 하세요.

피해야 할 자세
- 뒤쪽 무릎 뒤틀기

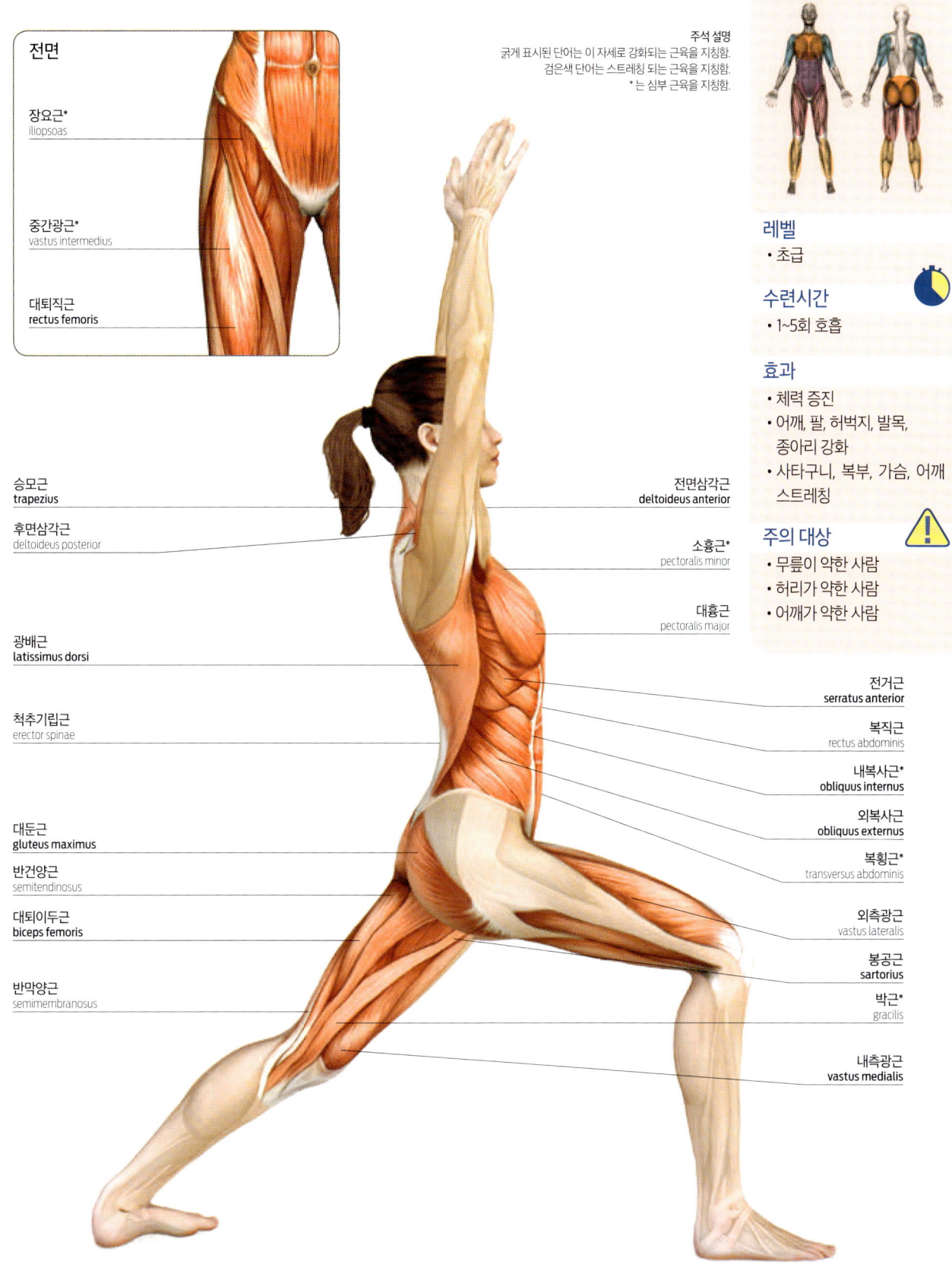

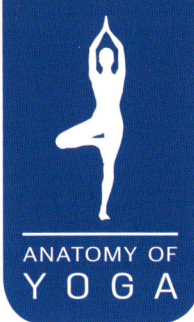

비튼 삼각 자세
파리브리타 트리코나아사나

비튼 삼각 자세는 햄스트링과 척추의 유연성뿐만 아니라 다리와 골반의 힘과 안정성을 요하기 때문에 매우 어려운 도전과제가 될 수 있습니다.

1. 매트 한가운데에 산 자세(36-37쪽 참조)로 섭니다. 두 손을 골반 위에 얹고 두 다리를 서너 발자국 정도 벌려주세요.

2. 오른쪽 발가락들이 매트 오른쪽 위 모퉁이를 향하도록 45도 정도 발끝을 돌립니다. 왼발은 왼쪽으로 10-20cm 정도 더 벌려서 두 발의 뒤꿈치가 일직선상에 오도록 합니다.

3. 두 팔을 머리 위로 들어올려 머리 위로 팔 뻗기 자세(38-39쪽 참조)를 취하면서 숨을 들이마십니다. 왼손을 왼쪽 골반에 얹으면서 숨을 내쉽니다.

4. 숨을 들이쉬면서 오른팔을 가능한 높이 쭉 늘여서 옆구리와 일직선을 이루게 합니다. 그런 다음 등을 편 채로 오른팔을 앞으로 내리면서 몸을 앞으로 기울여 왼쪽으로 비틉니다.

POINT

올바른 자세
- 자세를 취하는 동안 팔과 다리는 곧게 펴주세요.
- 척추를 길게 늘여줄 때 들숨을 쉬고, 몸을 비틀 때 날숨을 쉬세요.
- 만약 여러분의 햄스트링 근육이 딱딱하다면, 두 발을 더 넓게 벌려서 앞쪽 발을 매트 가장자리에 가깝게 하세요. 이때 줄타기 곡예사처럼 두 발이 일렬로 오지 않게 주의하세요.

피해야 할 자세
- 척추 둥글게 구부리기

5. 오른손으로 왼발 바깥쪽 바닥을 짚으세요. 왼팔은 쇄골을 넓게 벌려주면서 천장을 향해 위로 뻗어줍니다.

6. 숨을 내쉬면서 몸통의 오른쪽 옆구리를 왼쪽으로 비틀고, 시선은 위로 뻗은 손의 엄지를 응시합니다.

7. 이 상태로 1~5회 호흡합니다. 그러는 동안 골반은 수평을 유지하고, 한 번 호흡할 때마다 조금씩 깊게 몸을 비트세요. 반대 방향으로도 같은 동작을 반복합니다.

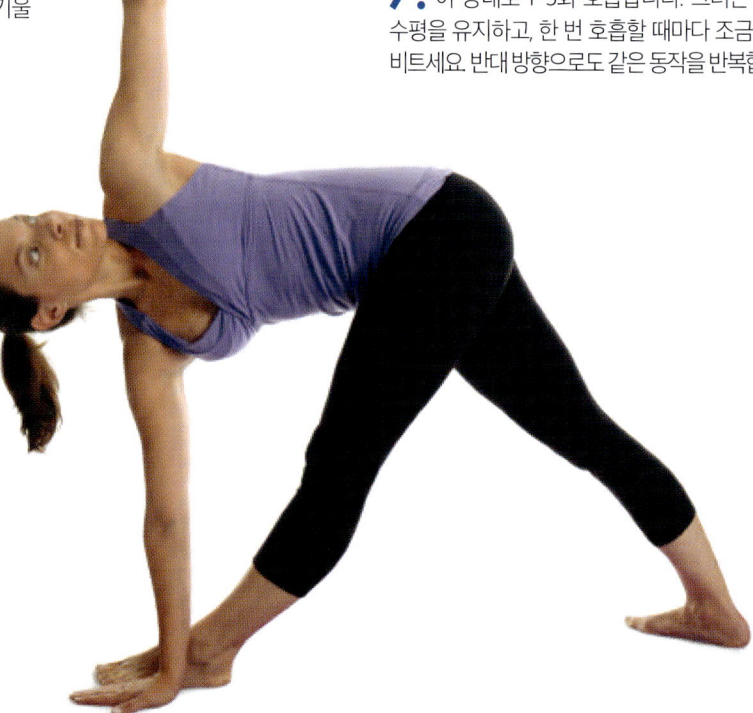

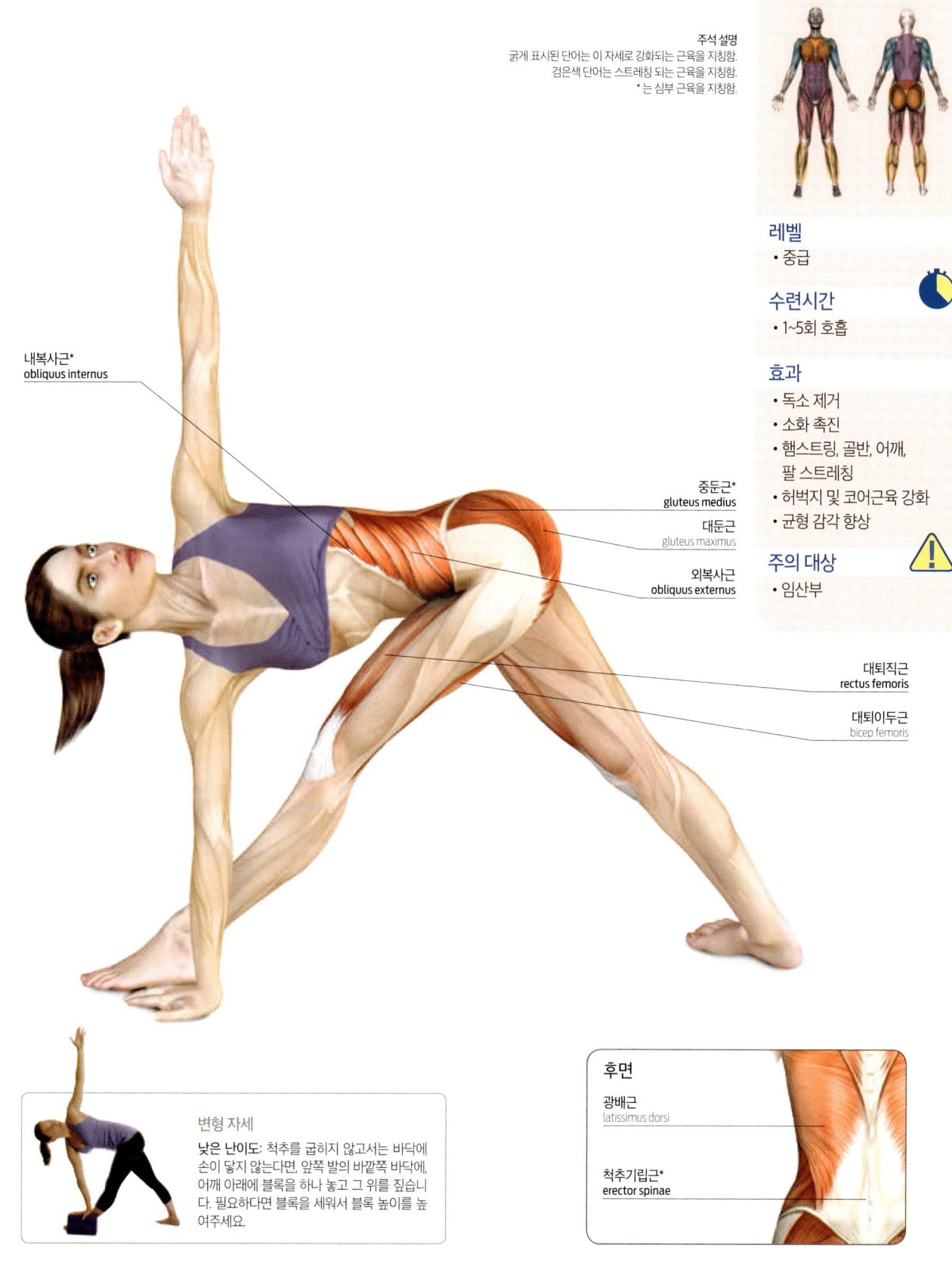

주석 설명
굵게 표시된 단어는 이 자세로 강화되는 근육을 지칭함.
검은색 단어는 스트레칭 되는 근육을 지칭함.
* 는 심부 근육을 지칭함.

레벨
- 중급

수련시간
- 1~5회 호흡

효과
- 독소 제거
- 소화 촉진
- 햄스트링, 골반, 어깨, 팔 스트레칭
- 허벅지 및 코어근육 강화
- 균형 감각 향상

주의 대상
- 임산부

변형 자세

낮은 난이도: 척추를 굽히지 않고서는 바닥에 손이 닿지 않는다면, 앞쪽 발의 바깥쪽 바닥에, 어깨 아래에 블록을 하나 놓고 그 위를 짚습니다. 필요하다면 블록을 세워서 블록 높이를 높여주세요.

제1장 선 자세 | 51

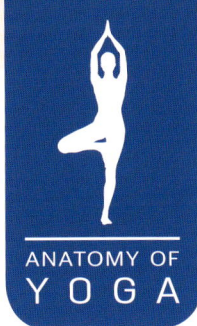

비튼 측각도 자세   파리브리타 파르스바코나아사나

이 자세를 완벽하게 다 소화하는 것은 무척 힘들 수 있어요. 비튼 측각도 자세가 처음에는 너무 어렵게 느껴진다면, 난이도를 낮춘 변형 자세로 먼저 시작해보세요.

1. 산 자세(36-37쪽 참조)를 취합니다. 두 손은 허리에 얹고, 숨을 내쉬면서 두 발을 서너 발자국 너비로 벌리고 섭니다.

2. 왼발 앞쪽을 45도 안쪽으로 돌립니다. 오른발은 오른쪽으로 몇 걸음 옮겨줍니다. 두 발 뒤꿈치가 일직선이 되도록 정렬해주세요.

3. 두 손은 가슴 앞으로 합장합니다. 오른쪽 허벅지가 바닥과 평행이 될 때까지 무릎을 굽히세요. 왼쪽 다리는 허벅지가 탄탄하게 죄는 느낌이 들도록 다리를 곧게 편 상태를 유지합니다.

4. 몸통을 오른쪽으로 비틀어서 왼쪽 팔꿈치가 오른쪽 허벅지 바깥쪽에 닿게 합니다. 오른쪽 힙크리스(골반과 하체가 만나서 전면에 주름이 만들어지는 부분 -옮긴이)를 뒤로 끌면서 골반을 바르게 펴서 수평을 유지합니다.

5. 시선은 오른쪽 뒤편 위를 향하게 합니다. 이 상태로 1~5회 호흡합니다. 이때 숨을 들이마실 때에는 척추를 늘여주고 내쉴 때에는 몸을 더 깊게 비틀어줍니다. 반대쪽도 마찬가지 방법으로 반복합니다.

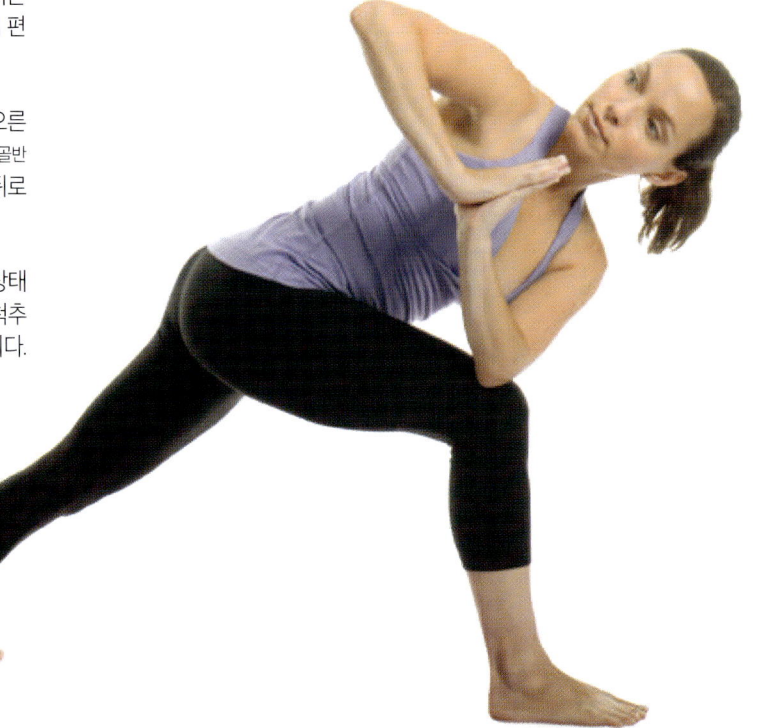

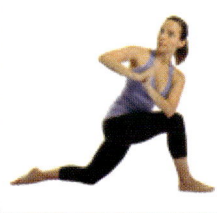

변형 자세

낮은 난이도: 뒤쪽 다리를 곧게 펴는 대신 굽혀서 무릎과 정강이를 바닥에 대면 균형 잡기가 수월해진답니다.

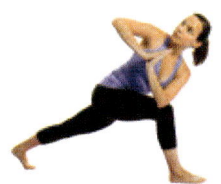

낮은 난이도: 뒤쪽 발을 바닥에 완전히 밀착시키는 대신 뒤꿈치를 들어주세요. 이렇게 하면 골반의 수평을 유지하기가 편해집니다.

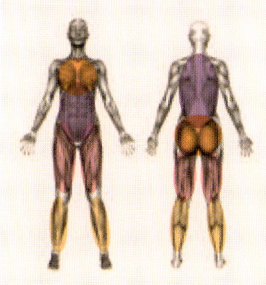

올바른 자세 **POINT**

- 몸을 비틀 때 손과 팔은 합장 자세를 유지하세요.
- 앞으로 뻗은 발은 매트 앞면과 90도 직각을 이루어야 해요.
- 앞으로 뻗은 쪽 무릎은 정면을 향하고 가운데 발가락과 일직선상에 있어야 해요.
- 뒤쪽 발 새끼발가락 가장자리로 바닥을 단단히 눌러주세요. 이렇게 뒤쪽 다리를 바닥에 밀착시키면 몸을 비트는데 도움이 됩니다.
- 허벅지 위에 놓인 팔꿈치를 밀어서 몸통을 더 깊이 비틀어주세요.

피해야 할 자세

- 엉덩이 비틀기. 골반은 매트 앞면을 향해 안정적으로 수평을 유지해야 해요. 그래야 제대로 척추를 축으로 몸을 비틀 수 있답니다.

주석 설명
굵게 표시된 단어는 이 자세로 강화되는 근육을 지칭함.
검은색 단어는 스트레칭 되는 근육을 지칭함.
* 는 심부 근육을 지칭함.

레벨
- 중급, 상급

수련시간
- 1~5회 호흡

효과
- 엉덩이, 사타구니, 몸통, 팔, 척추 스트레칭
- 허벅지와 발목 강화
- 독소 제거 효과. 소화와 배설에 도움
- 균형 감각 향상

주의 대상
- 임산부

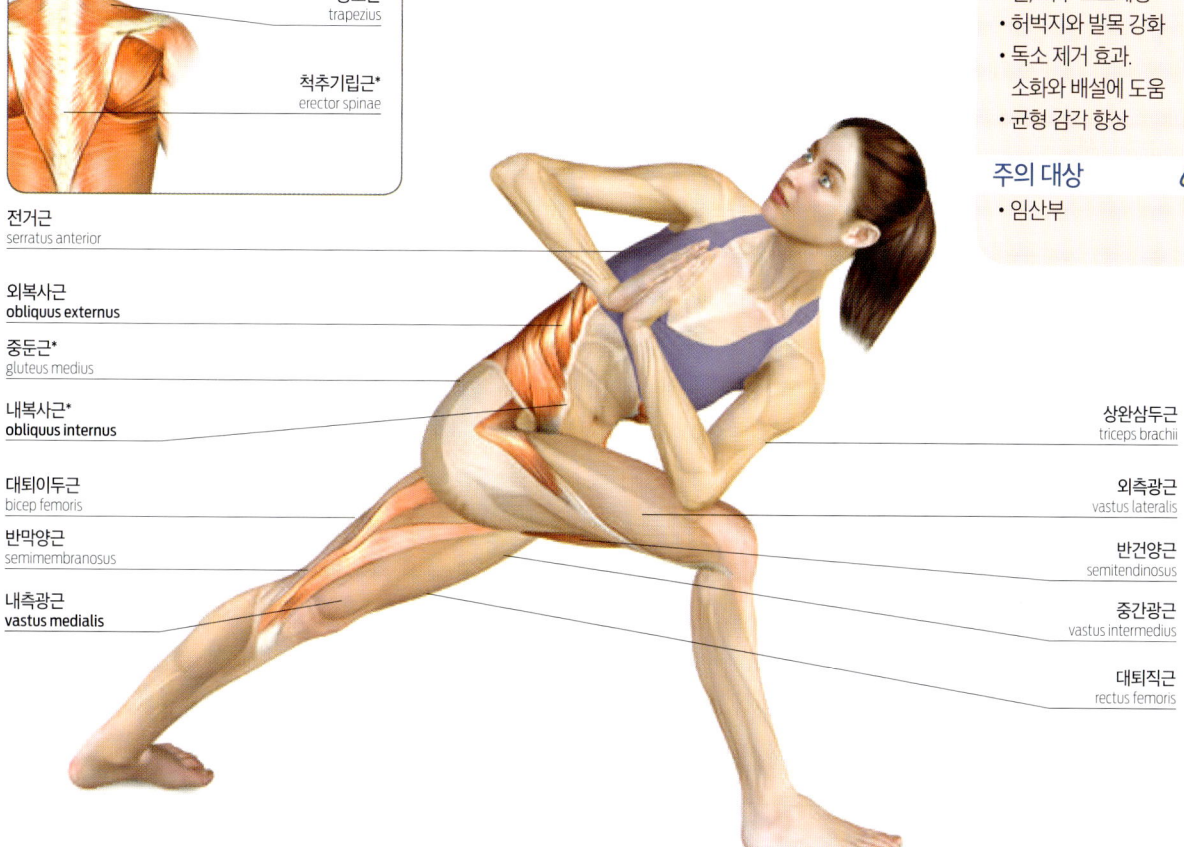

후면
- 승모근 trapezius
- 척추기립근* erector spinae
- 전거근 serratus anterior
- 외복사근 obliquus externus
- 중둔근* gluteus medius
- 내복사근* obliquus internus
- 대퇴이두근 bicep femoris
- 반막양근 semimembranosus
- 내측광근 vastus medialis
- 상완삼두근 triceps brachii
- 외측광근 vastus lateralis
- 반건양근 semitendinosus
- 중간광근 vastus intermedius
- 대퇴직근 rectus femoris

변형 자세

높은 난이도: 앞으로 내디뎌 굽힌 다리 아래로 양손을 마주잡으세요.

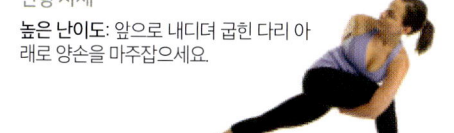

동일한 난이도: 손과 팔을 합장하는 대신, 앞으로 내디뎌 굽힌 다리의 반대편 팔을 아래로 내려서 손으로 바닥을 짚으세요. 이와 반대편 팔은 몸과 일직선을 이루도록 위로 쭉 뻗어주세요. 옆구리를 따라 스트레칭 되는 느낌이 들 거예요.

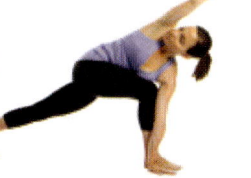

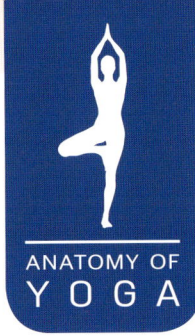

ANATOMY OF YOGA

전사 자세 III   비라바드라아사나III

전사 자세 III을 취하는 방법에는 여러 가지가 있습니다. 여기서 제시하듯, 전사 자세 I 과 하이 런지 자세에서 변형 동작을 취하는 대신, 산 자세에서 시작해서 발을 앞으로 내디딘 다음 균형을 잡는 자세를 취할 수도 있답니다.

1. 산 자세(36-37쪽 참조)로 섭니다. 오른발을 약 30cm 앞으로 내디딥니다.

2. 머리 위로 두 팔을 서로 평행하게 뻗어주세요. 왼발 뒤꿈치를 위로 올리면서 체중을 오른발 앞꿈치에 둡니다.

3. 왼쪽 다리를 곧게 뻗은 상태를 유지합니다. 이때 왼쪽 허벅지는 햄스트링이 있는 위쪽으로 힘을 가해서 다리를 올리는 데 필요한 에너지를 전달하세요. 골반은 매트 앞면과 수평을 유지하도록 오른쪽 골반은 뒤로, 왼쪽 골반은 앞으로 밉니다. 두 팔은 머리 위로 쭉 뻗은 상태를 유지한 채, 상체를 오른쪽 허벅지 위로 앞으로 숙여주세요.

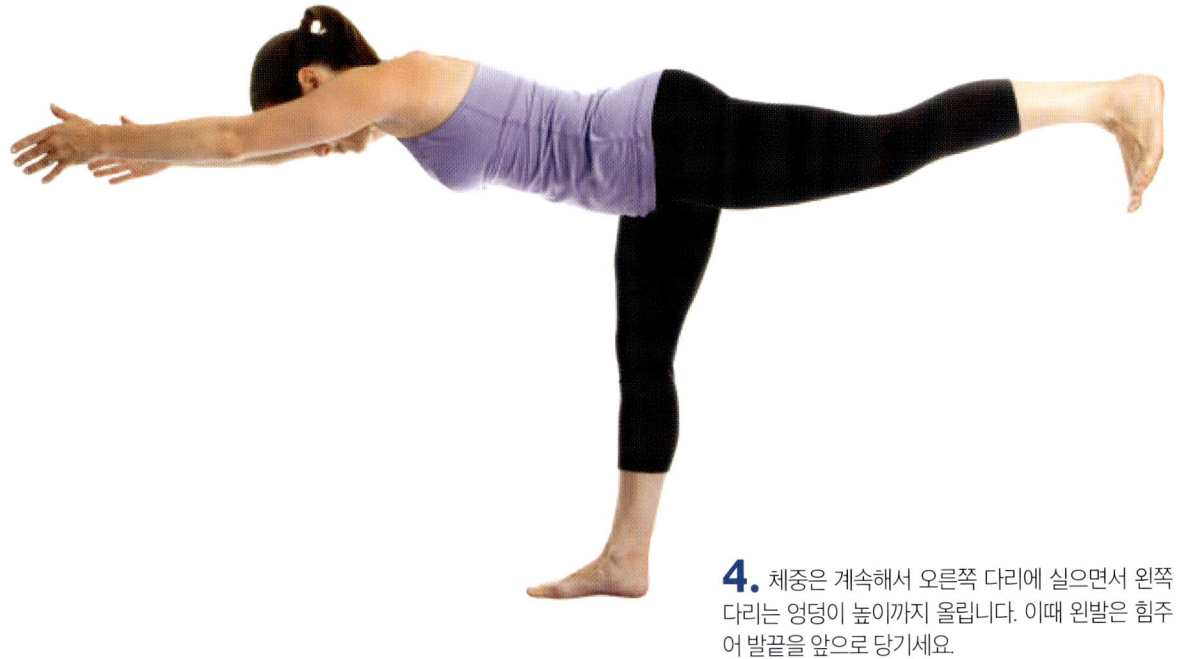

4. 체중은 계속해서 오른쪽 다리에 실으면서 왼쪽 다리는 엉덩이 높이까지 올립니다. 이때 왼발은 힘주어 발끝을 앞으로 당기세요.

5. 이 상태로 골반의 수평을 유지한 채 1~5회 호흡합니다. 오른쪽 대퇴골은 뒤로 누르면서 미추는 왼쪽 뒤꿈치 방향으로 아래로 끌어당깁니다. 반대쪽으로도 반복합니다.

POINT

올바른 자세
- 골반은 수평을 유지하세요.
- 손가락 끝에서부터 시작해서 뒤로 들어올린 발뒤꿈치까지 몸을 쭉 뻗으면서 척추를 길게 늘여주세요.
- 몸 전체의 균형을 유지하는 데 도움이 되도록 뒤로 들어올린 다리에 힘을 주세요.
- 몸을 지탱하고 있는 다리의 발뒤꿈치를 바닥에 단단히 밀착시키세요.

피해야 할 자세
- 뒤로 들어올린 다리를 아무렇게나 굽히거나 늘어뜨리기

주석 설명
굵게 표시된 단어는 이 자세로 강화되는 근육을 지칭함.
검은색 단어는 스트레칭 되는 근육을 지칭함.
* 는 심부 근육을 지칭함.

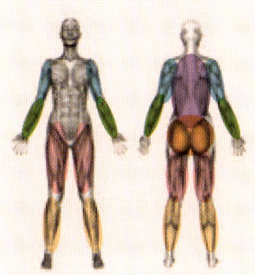

레벨
- 중급, 상급

수련시간
- 1~5회 호흡

효과
- 균형 감각 향상
- 발목, 종아리, 허벅지, 척추, 코어근육, 어깨 강화
- 허벅지 스트레칭

주의 대상
- 요통 환자

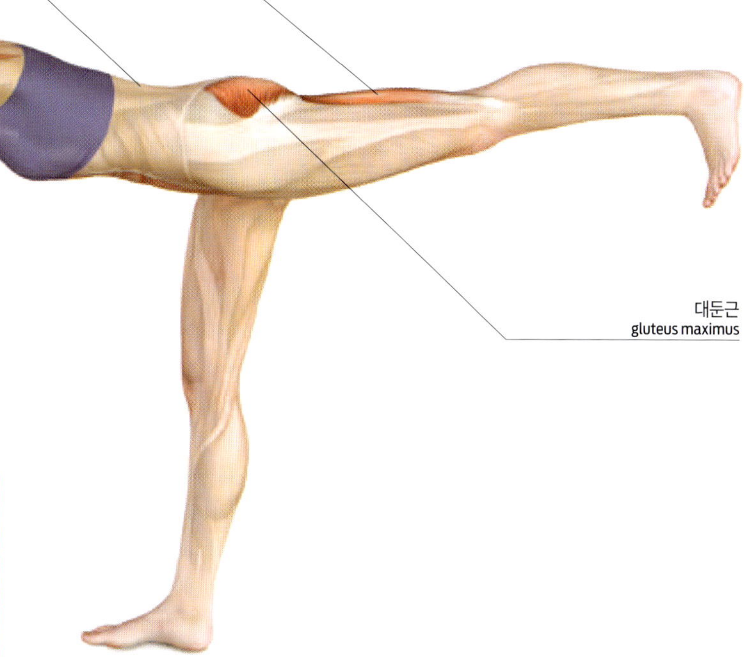

대퇴이두근
bicep femoris

척추기립근*
erector spinae

후면삼각근
deltoideus posterior

대둔근
gluteus maximus

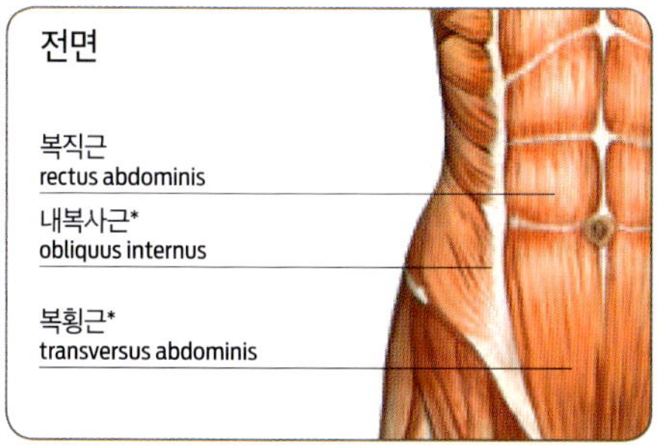

전면

복직근
rectus abdominis

내복사근*
obliquus internus

복횡근*
transversus abdominis

제1장 선 자세 | 55

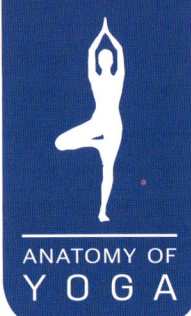

비튼 반달 자세 <small>파리브리타 아르다 찬드라아사나</small>

반달 자세에 대치되는 비튼 반달 자세는 비트는 동작인 동시에 균형을 잡는 자세이기도 합니다. 이 자세를 유지하려면 코어근육의 힘이 상당히 강해야 한답니다.

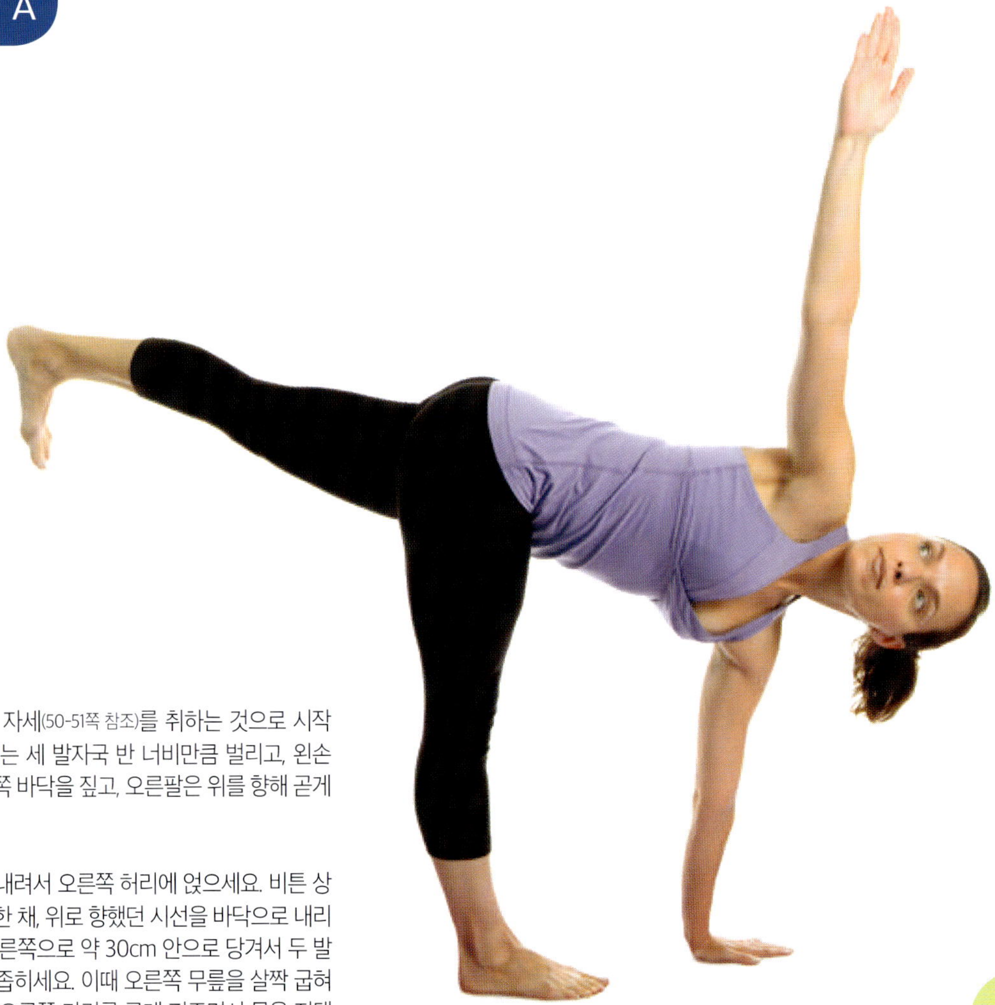

1. 비튼 삼각 자세(50-51쪽 참조)를 취하는 것으로 시작합니다. 두 다리는 세 발자국 반 너비만큼 벌리고, 왼손은 오른발 바깥쪽 바닥을 짚고, 오른팔은 위를 향해 곧게 뻗으세요.

2. 오른손을 내려서 오른쪽 허리에 얹으세요. 비튼 상태는 계속 유지한 채, 위로 향했던 시선을 바닥으로 내리세요. 왼발을 오른쪽으로 약 30cm 안으로 당겨서 두 발 사이의 간격을 좁히세요. 이때 오른쪽 무릎을 살짝 굽혀주세요. 굽혔던 오른쪽 다리를 곧게 펴주면서 몸을 지탱시키고 이와 동시에 왼쪽 다리를 골반 높이까지 뒤로 들어올리세요.

3. 왼쪽 갈비뼈를 오른쪽으로 비트는 동안 골반은 바닥과 수평 상태를 유지합니다. 일단 균형이 잡히면, 허리에 얹고 있던 오른팔을 천장을 향해 위로 쭉 뻗으세요. 팔을 바깥쪽으로 회전시키고 손가락 끝까지 위로 쭉 뻗으세요.

4. 이 상태로 1~5회 호흡합니다. 오른쪽 힙크리스를 뒤로 당기고 왼쪽 힙크리스는 바닥을 향해 아래로 당기면서 골반의 수평을 계속 유지합니다. 반대쪽도 같은 방법으로 반복합니다.

POINT

올바른 자세
- 몸 전체의 균형을 잘 잡을 수 있도록 위로 올린 다리에 힘을 주어 뻗으세요. 위로 올린 발을 벽에 붙여서 강하게 민다고 상상해보세요.
- 자세를 유지하는 동안, 바닥이나 옆쪽에 편안하게 시선을 둘 만한 곳을 찾아서 보고 있다가 시선을 위로 돌려서 위로 뻗은 손 엄지를 응시하세요.

피해야 할 자세
- 위로 올린 다리 쪽 골반을 바닥을 향해 아래로 떨어뜨리기

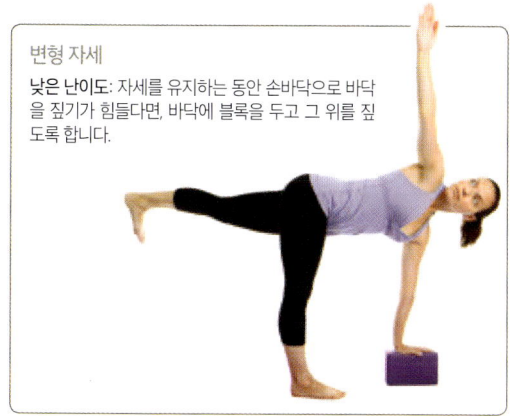

변형 자세
낮은 난이도: 자세를 유지하는 동안 손바닥으로 바닥을 짚기가 힘들다면, 바닥에 블록을 두고 그 위를 짚도록 합니다.

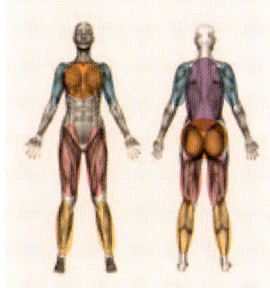

주석 설명
굵게 표시된 단어는 이 자세로 강화되는 근육을 지칭함.
검은색 단어는 스트레칭 되는 근육을 지칭함.
* 는 심부 근육을 지칭함.

레벨
• 중급, 상급

수련시간
• 1~5회 호흡

효과
• 발목, 허벅지, 척추 강화
• 균형 감각 향상
• 독소 제거
• 어깨, 척추, 햄스트링 강화

주의 대상
• 두통 환자
• 저혈압 환자

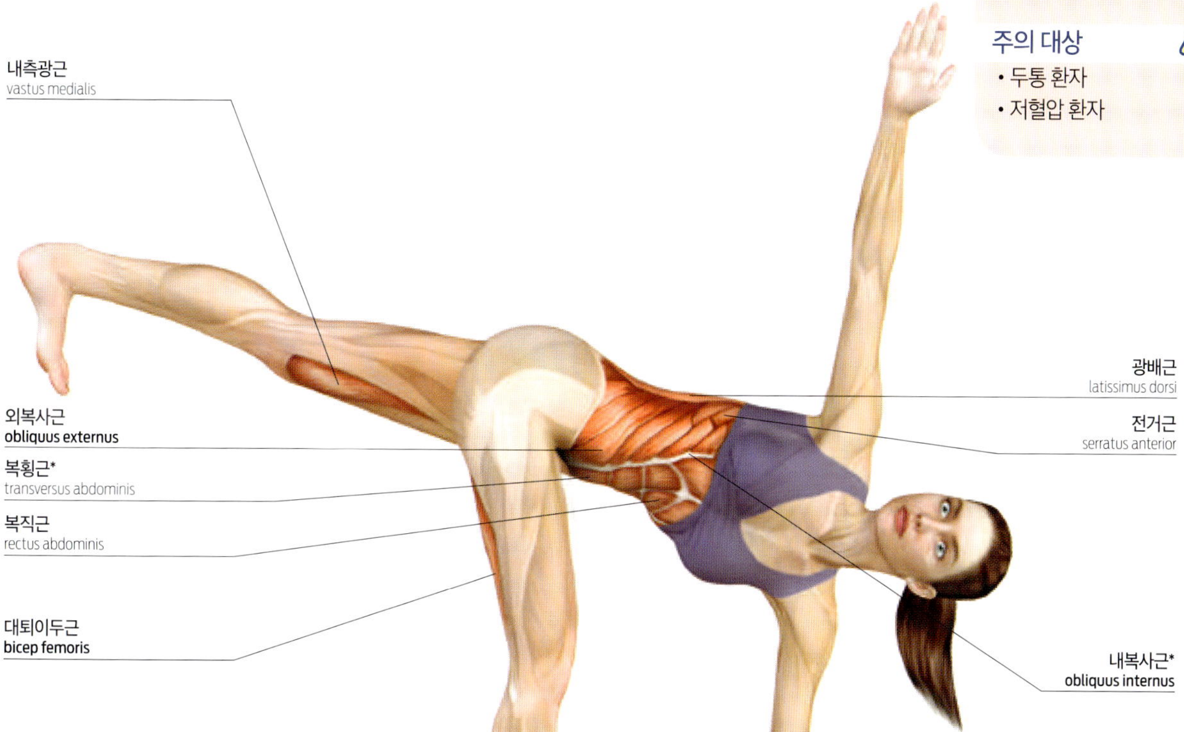

내측광근 — vastus medialis
외복사근 — obliquus externus
복횡근* — transversus abdominis
복직근 — rectus abdominis
대퇴이두근 — bicep femoris

후면
승모근 — trapezius
척추기립근* — erector spinae

광배근 — latissimus dorsi
전거근 — serratus anterior
내복사근* — obliquus internus

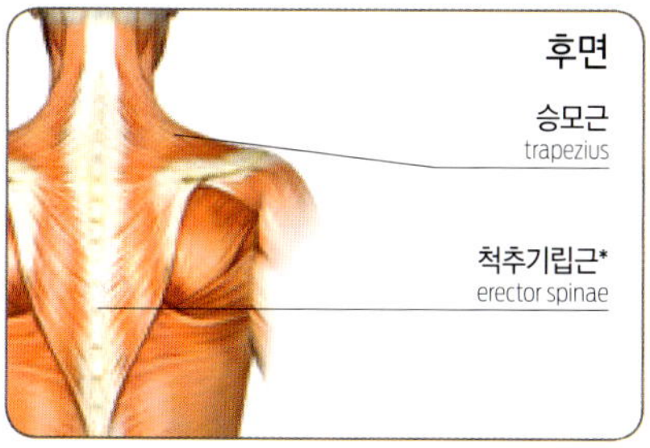

제1장 선 자세 | 57

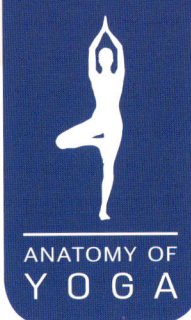

화환 자세 말라아사나

화환 자세는 골반과 허벅지 안쪽을 열어주는 매우 훌륭한 자세입니다. 혹시 지금 임신 중이시라면 특히 유익한 자세이기 때문에 임신기간 내내 수련하시면 좋습니다.

1. 매트의 너비가 좁은 쪽 가장자리를 바라보면서 산 자세(36-37쪽 참조)로 섭니다.

2. 가능한 최대한 무릎을 깊이 굽혀서 제자리에 앉아주세요. 이때 두 발은 발끝이 바깥쪽으로 열리게 돌려주고, 골반이 무릎 높이보다 낮아질 때까지 쭈그려 앉아야 합니다.

3. 두 손은 가슴 앞에서 합장 자세로 모아줍니다. 이 상태로 1~10회 호흡합니다.

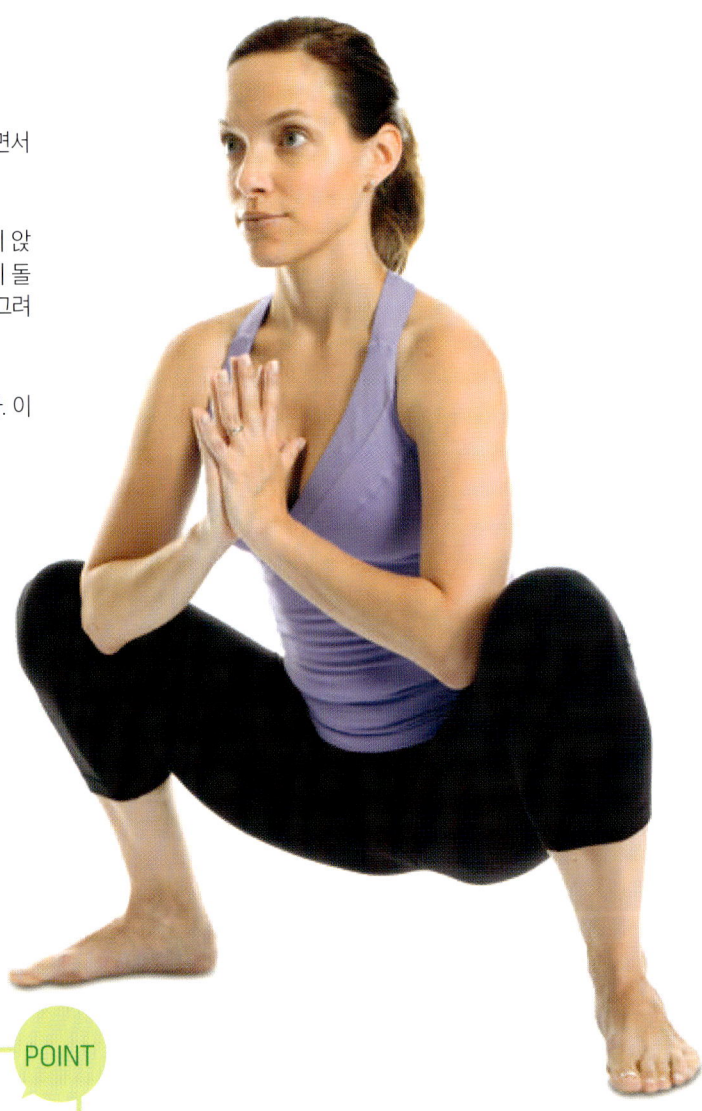

POINT

올바른 자세
- 팔꿈치로 무릎을 부드럽게 밀어서 더 넓게 벌어지게 하고 허벅지 안쪽도 더 많이 스트레칭 되게 하세요.
- 무릎으로는 팔꿈치의 힘을 버티세요.
- 원한다면 발뒤꿈치 밑에 담요를 접어 넣어도 좋아요.
- 쇄골을 넓게 활짝 펴주세요.

피해야 할 자세
- 어깨를 앞으로 구부리기

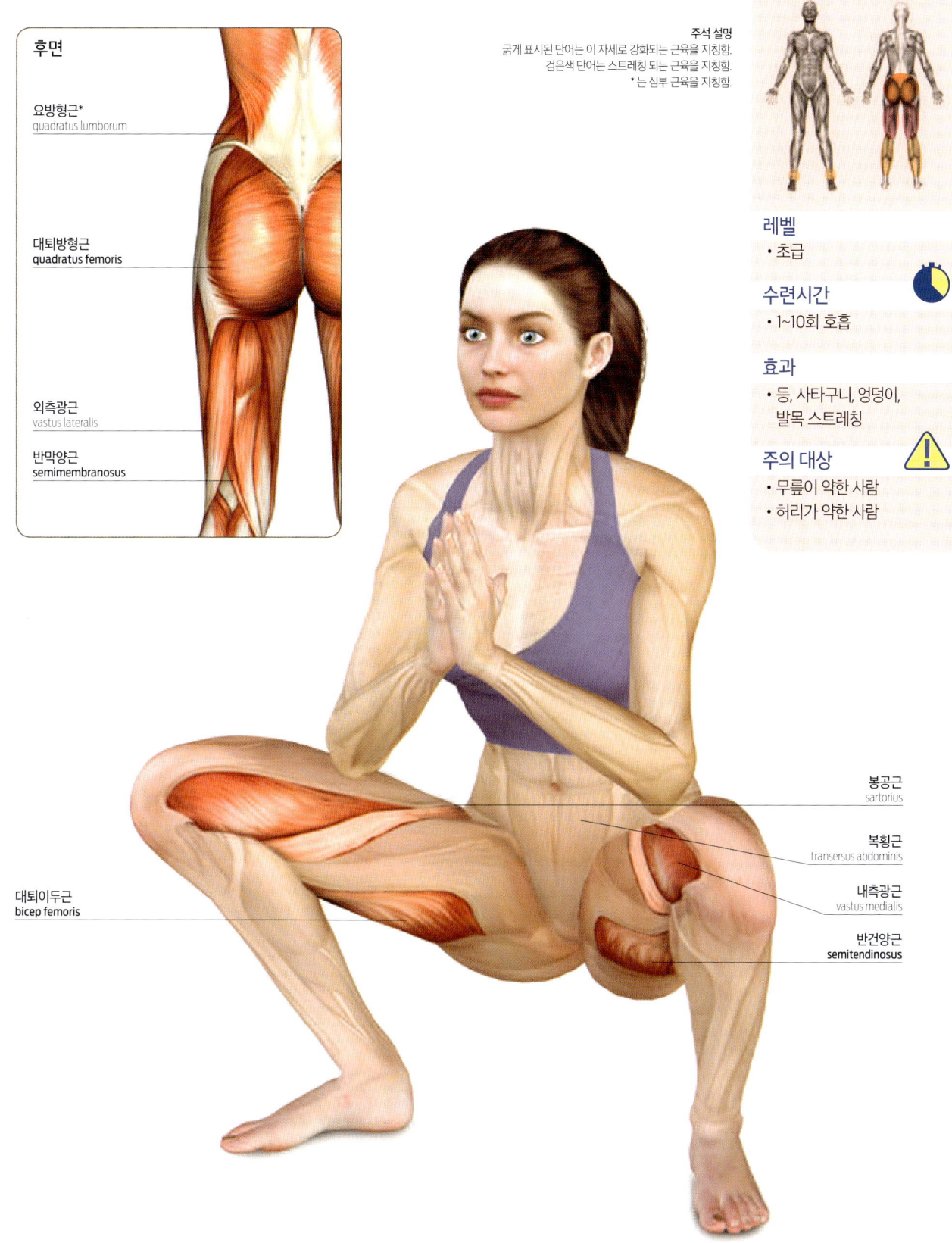

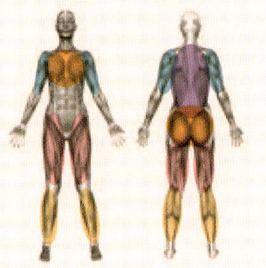

의자 자세 웃카타아사나

의자 자세의 강도는 쉽게 조절할 수 있습니다. 겨우 10-20cm 정도만 무릎을 굽힐 수도 있고 골반 높이가 무릎과 일직선상에 올 때까지 굽힐 수도 있지요. 의자 자세는 연속 동작으로 이루어진 태양 경배 자세 B에 속하는 자세입니다.

레벨
- 초급

수련시간
- 1~5회 호흡

효과
- 허벅지, 발목, 척추, 팔 강화
- 어깨와 가슴 스트레칭

주의 대상
- 무릎이 약한 사람

주석 설명
굵게 표시된 단어는 이 자세로 강화되는 근육을 지칭함.
검은색 단어는 스트레칭 되는 근육을 지칭함.
* 는 심부 근육을 지칭함.

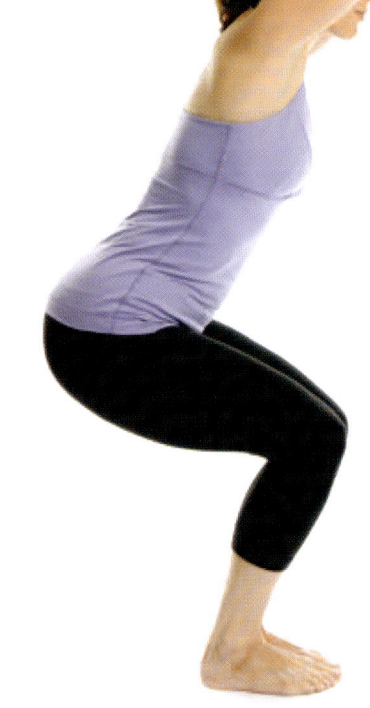

1. 산 자세(36-37쪽 참조)로 시작합니다. 두 발은 가지런히 모으고 두 팔은 양옆에 두세요. 숨을 들이마시면서 두 팔을 위로 올려 머리 위로 팔 뻗기 자세를 취합니다. 이때 두 팔은 서로 평행하게 하세요. 상완 바깥쪽을 안으로 회전시킨 후 손가락 끝까지 팔을 쭉 늘여줍니다.

2. 숨을 내쉬면서 무릎을 굽히세요. 양쪽 발목, 허벅지 안쪽, 무릎은 서로 맞닿아야 합니다. 체중은 발뒤꿈치에 싣고 엉덩이는 뒤로 밉니다. 무릎은 발목 바로 위쪽에 와야 합니다. 이 자세로 1~5회 호흡합니다.

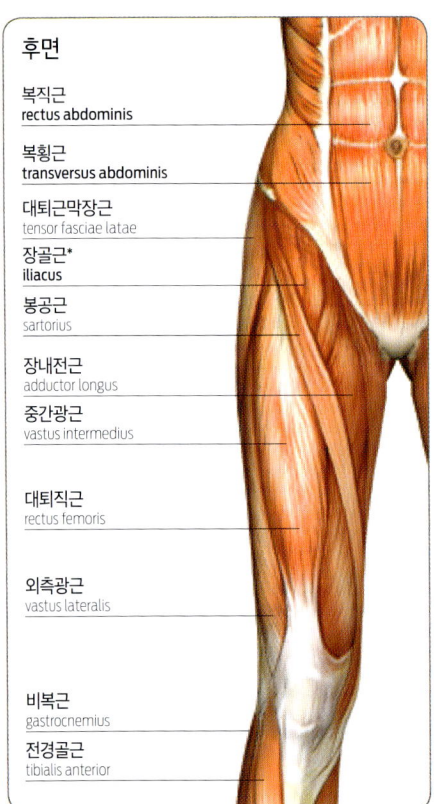

후면
- 복직근 rectus abdominis
- 복횡근 transversus abdominis
- 대퇴근막장근 tensor fasciae latae
- 장골근* iliacus
- 봉공근 sartorius
- 장내전근 adductor longus
- 중간광근 vastus intermedius
- 대퇴직근 rectus femoris
- 외측광근 vastus lateralis
- 비복근 gastrocnemius
- 전경골근 tibialis anterior

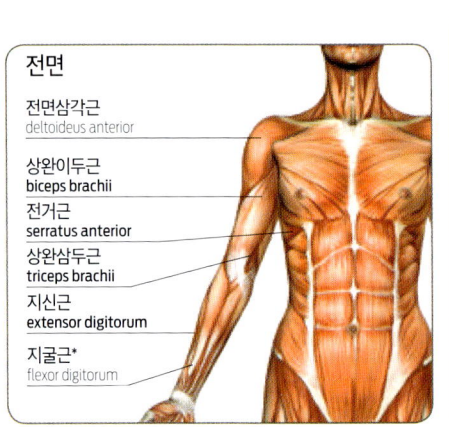

전면
- 전면삼각근 deltoideus anterior
- 상완이두근 biceps brachii
- 전거근 serratus anterior
- 상완삼두근 triceps brachii
- 지신근 extensor digitorum
- 지굴근* flexor digitorum

POINT

올바른 자세
- 허벅지 안쪽 부위를 바닥 쪽으로 돌리면서 동시에 미추를 아래로 끌어내려서 중립적인 자세를 잡으세요.

피해야 할 자세
- 과도하게 골반 밀어 넣기
- 과도하게 허리를 아치형으로 만들기
- 두 발을 서로 벌어지게 하거나 두 무릎이 안쪽으로 서로 부딪히게 하기
- 뒤꿈치 들기

비튼 의자 자세 파리브리타 웃카타아사나

비튼 의자 자세는 소화와 배설 기능을 향상시키기에 좋은 자세입니다. 호흡을 할 때마다 조금씩 더 몸을 비틀면서 마치 스펀지를 짜듯 위를 짜낸다고 상상해보세요.

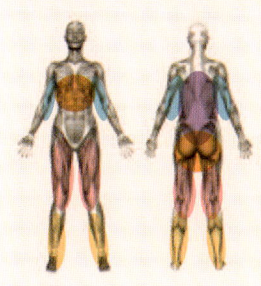

1. 의자 자세(왼쪽 페이지 참조)에서 시작합니다. 두 팔을 머리 위로 올려 서로 평행하게 하고 무릎은 깊게 굽혀주세요.

2. 숨을 들이마시면서 척추를 길게 늘여줍니다. 두 손은 가슴 앞에서 합장합니다.

3. 숨을 내쉬면서 골반의 수평을 유지한 채 오른쪽으로 몸을 비틀어 왼쪽 팔꿈치가 오른쪽 허벅지 바깥쪽에 오게 하세요. 왼쪽 팔꿈치와 오른쪽 무릎이 서로 밀어내면서 힘의 균형을 유지하게 하세요.

4. 숨을 들이마시면서 척추를 길게 늘어서 복부가 바깥쪽으로 이동하게 합니다. 그런 다음 숨을 내쉬면서 몸을 비틀어 척추 쪽으로 배꼽을 세게 끌어당깁니다. 이 자세로 1~5회 호흡합니다.

5. 숨을 들이마시면서 상체를 다시 가운데로 오게 하고 두 팔을 위로 뻗어주세요. 숨을 내쉬면서 이번에는 왼쪽 방향으로 몸을 비트세요. 이때에는 오른쪽 팔꿈치가 왼쪽 허벅지 바깥쪽에 오도록 합니다. 마찬가지 방법으로 반복합니다.

레벨
- 중급

수련시간
- 1~5회 호흡

효과
- 독소 제거
- 허벅지, 발목, 척추, 팔 강화
- 척추 스트레칭
- 복부 탄력 강화
- 소화 기능 향상

주의 대상
- 무릎이 약한 사람
- 임산부

주석 설명
굵게 표시된 단어는 이 자세로 강화되는 근육을 지칭함.
검은색 단어는 스트레칭 되는 근육을 지칭함.
* 는 심부 근육을 지칭함.

POINT

올바른 자세
- 몸을 비틀 때 합장한 손이 한쪽 어깨 방향으로 쏠리려 하더라도 두 손은 가슴 한가운데에서 합장 자세를 유지하세요.
- 쇄골을 넓게 펴줄 때 등 위쪽에 작은 굴곡이 생기게 하세요.
- 몸을 비틀 때에는 상체를 비틀고 골반은 수평을 유지하세요. 이런 식으로 제대로 몸을 비틀면 두 무릎은 일직선상에 있게 됩니다.

피해야 할 자세
- 몸을 비틀 때 어깨 구부리기
- 엉덩이로 몸 비틀기
- 오른쪽으로 비틀 때 왼쪽 무릎이 앞으로 튀어나오고, 왼쪽으로 비틀 때 오른쪽 무릎이 튀어나오기

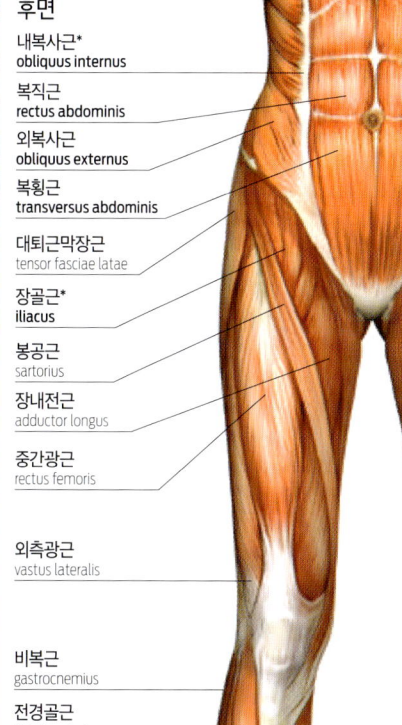

후면
- 내복사근* obliquus internus
- 복직근 rectus abdominis
- 외복사근 obliquus externus
- 복횡근 transversus abdominis
- 대퇴근막장근 tensor fasciae latae
- 장골근* iliacus
- 봉공근 sartorius
- 장내전근 adductor longus
- 중간광근 rectus femoris
- 외측광근 vastus lateralis
- 비복근 gastrocnemius
- 전경골근 tibialis anterior

제1장 선 자세 | 61

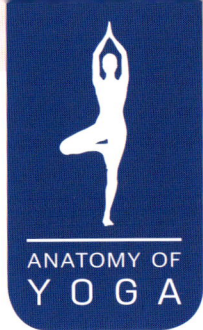

로우 런지 안자네야아사나

로우 런지를 하면 하체의 통증을 완화하는 데 도움이 됩니다. 이 자세를 취하는 방법은, 여기 제시되어 있는 것처럼 얼굴 아래로 향한 개 자세에서 발을 앞으로 내디디거나, 서서 하는 반 전굴 자세에서 한쪽 다리를 뒤로 내디디는 것입니다.

1. 얼굴 아래로 향한 개 자세(126-127쪽 참조)에서 시작합니다. 숨을 내쉬면서 오른발을 앞으로 내디뎌서 두 손 사이에 오게 합니다.

2. 왼쪽 무릎을 아래로 떨어뜨리고 정강이를 바닥에 닿게 합니다. 발가락은 뒤로 바닥 위로 뻗으세요. 왼쪽 허벅지와 사타구니 앞부분을 더 스트레칭하려면 왼쪽 무릎을 뒤로 10-20cm 정도 옮겨야 합니다. 앞쪽 골반을 위로 올리면서 뒤쪽 미추를 아래로 당겨서 골반 전체가 중립을 이루게 합니다.

3. 턱을 가슴 쪽으로 살짝 당겨서 목 뒷부분을 길게 늘여주세요. 이 자세로 1~5회 호흡합니다. 반대쪽도 마찬가지 방법으로 반복합니다.

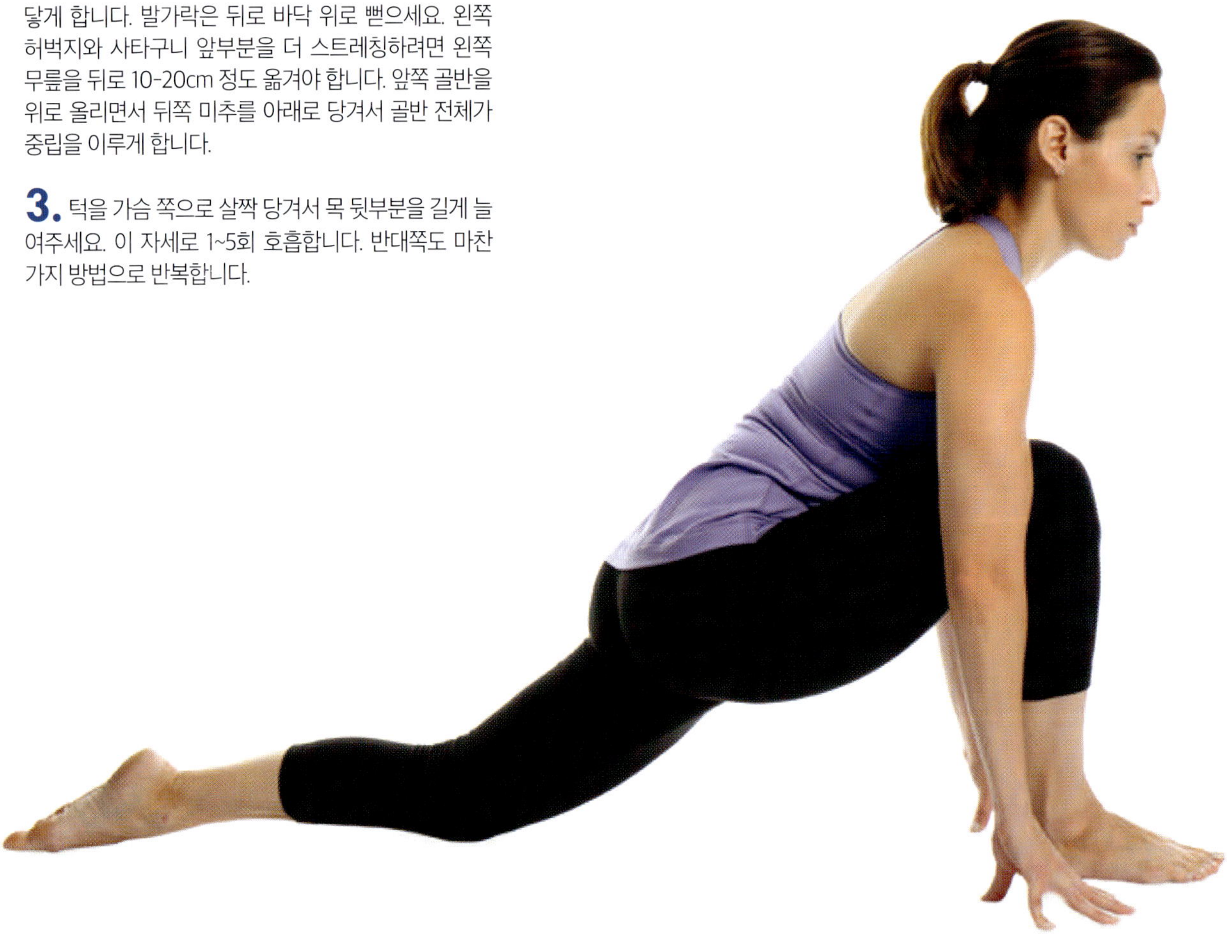

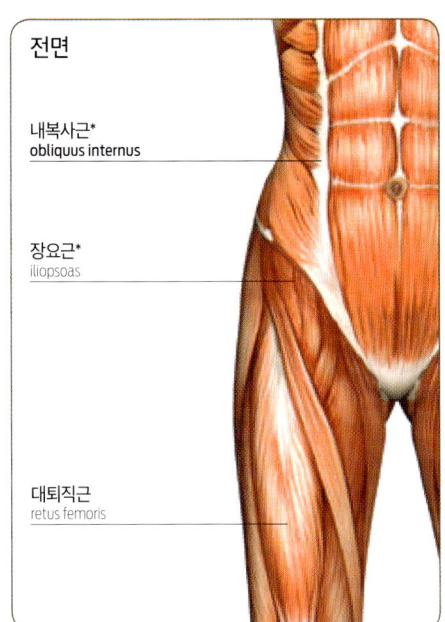

전면

- 내복사근*
  obliquus internus
- 장요근*
  iliopsoas
- 대퇴직근
  retus femoris

올바른 자세

- 앞으로 내디딘 다리의 무릎과 정강이는 발목 바로 위에 오게 하세요. 특히 무릎 중앙 부분이 가운데 발가락과 일직선을 이루게 하세요.
- 스트레칭을 많이 하려면 골반을 앞으로 움직이세요.
- 무릎이 예민하다면 무릎 아래에 담요를 깔아주세요.

피해야 할 자세

- 허리로 몸이 내려앉기
- 앞쪽 갈비뼈를 앞으로 돌출시키기

POINT

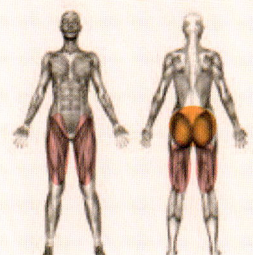

레벨
- 초급

수련시간
- 1~5회 호흡

효과
- 허벅지, 엉덩이, 어깨, 가슴, 팔, 복부 스트레칭
- 허벅지 강화
- 엉덩이 외전근 탄력 강화

주의 대상
- 무릎이 약한 사람
- 허리가 약한 사람

주석 설명
굵게 표시된 단어는 이 자세로 강화되는 근육을 지칭함.
검은색 단어는 스트레칭 되는 근육을 지칭함.
* 는 심부 근육을 지칭함.

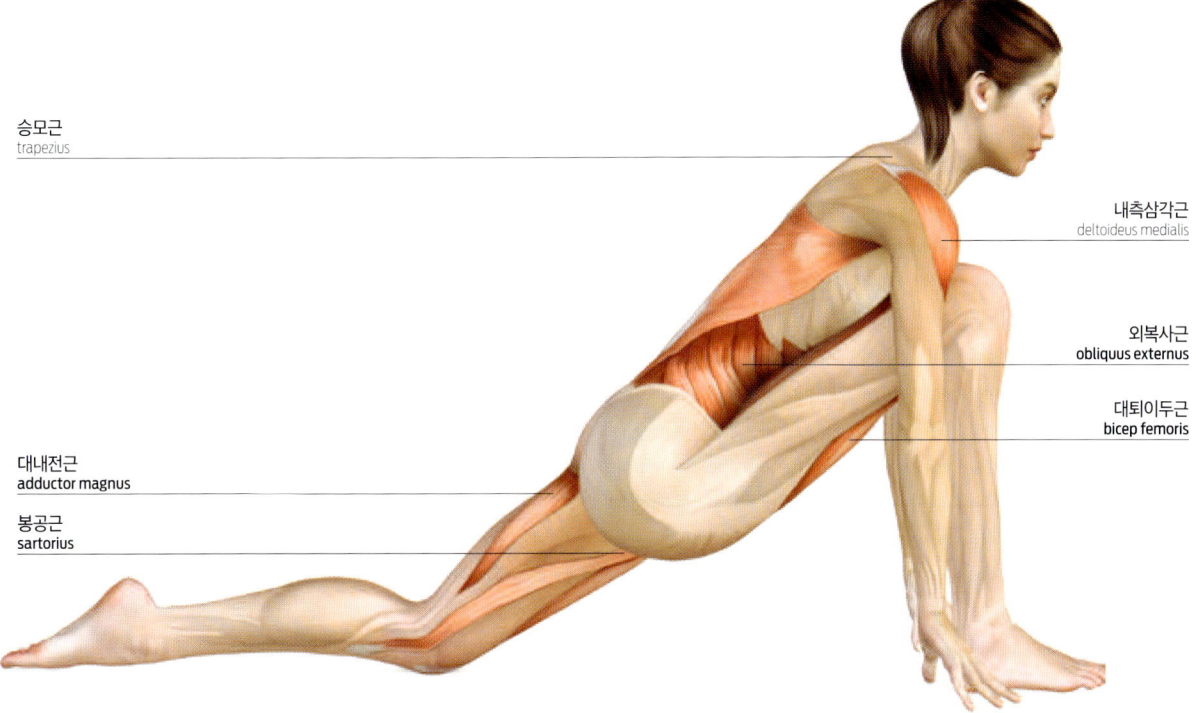

- 승모근
  trapezius
- 대내전근
  adductor magnus
- 봉공근
  sartorius
- 내측삼각근
  deltoideus medialis
- 외복사근
  obliquus externus
- 대퇴이두근
  bicep femoris

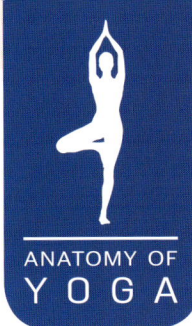

하이 런지 프라사리타 파도타나아사나

하이 런지는 여러 가지 요가 연속 동작에 등장합니다. 주로 얼굴 아래로 향한 개 자세로 자세를 바꿀 때 뒤로 발을 내디디는 동작으로 사용되거나, 서서 하는 전굴 자세를 취하기 위해 발을 앞으로 내디디는 동작으로 사용되지요. 이와 달리 하이 런지를 단독으로 수련하면, 허벅지를 효과적으로 강화하는 데 효과가 있습니다.

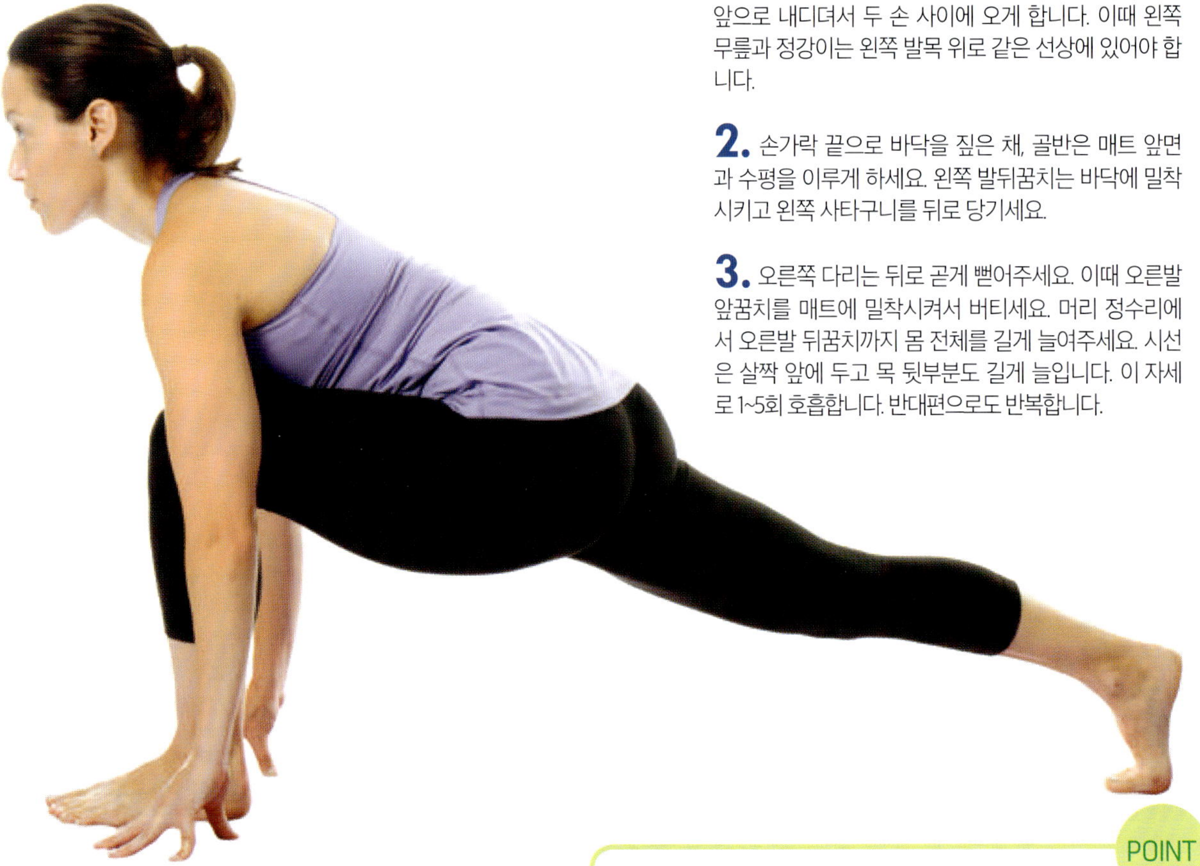

1. 얼굴 아래로 향한 개 자세(116-117쪽 참조)에서 왼발을 앞으로 내디뎌서 두 손 사이에 오게 합니다. 이때 왼쪽 무릎과 정강이는 왼쪽 발목 위로 같은 선상에 있어야 합니다.

2. 손가락 끝으로 바닥을 짚은 채, 골반은 매트 앞면과 수평을 이루게 하세요. 왼쪽 발뒤꿈치는 바닥에 밀착시키고 왼쪽 사타구니를 뒤로 당기세요.

3. 오른쪽 다리는 뒤로 곧게 뻗어주세요. 이때 오른발 앞꿈치를 매트에 밀착시켜서 버티세요. 머리 정수리에서 오른발 뒤꿈치까지 몸 전체를 길게 늘여주세요. 시선은 살짝 앞에 두고 목 뒷부분도 길게 늘입니다. 이 자세로 1~5회 호흡합니다. 반대편으로도 반복합니다.

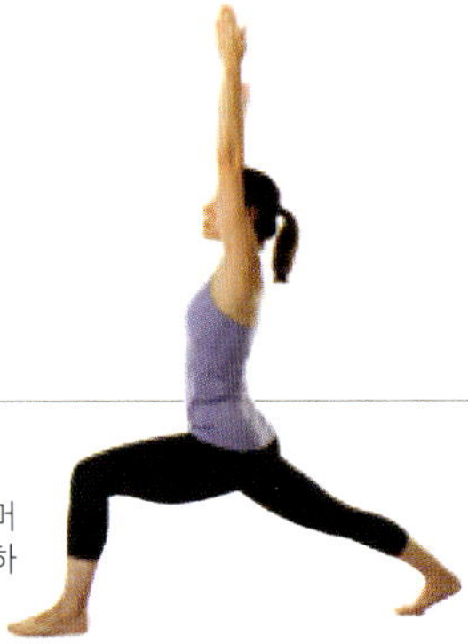

POINT

올바른 자세
- 복부를 안으로 당겨서 허벅지와 떨어지게 하세요.
- 스트레칭 할 때 엉덩이가 흔들리지 않게 안정된 자세를 유지하세요.
- 곧게 뻗은 다리의 허벅지 안쪽 부분을 천장을 향해 돌리며 내회전하세요.
- 손가락 끝이 바닥에 닿을 때 등이 구부러지기 시작한다면, 바닥 위에 블록을 놓고 그 위를 손으로 짚으세요. 이렇게 하면 척추를 길게 늘이는 데 도움이 됩니다.

피해야 할 자세
- 배가 아래로 처지도록 내버려두는 것.
- 굽힌 무릎이 발목을 지나 발가락 위쪽에 오게 하기. 이렇게 하면 무릎 관절에 스트레스가 가해질 수 있답니다.

변형 자세
높은 난이도: 위의 자세에서 두 팔을 머리 위로 올리고 서로 평행하게 유지하세요.

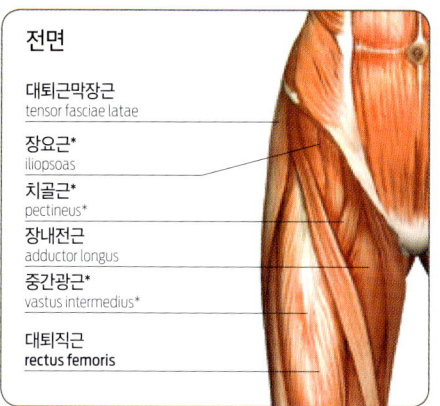

전면
- 대퇴근막장근 / tensor fasciae latae
- 장요근* / iliopsoas
- 치골근* / pectineus*
- 장내전근 / adductor longus
- 중간광근* / vastus intermedius*
- 대퇴직근 / rectus femoris

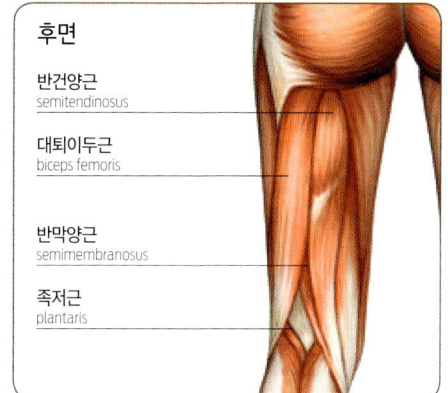

후면
- 반건양근 / semitendinosus
- 대퇴이두근 / biceps femoris
- 반막양근 / semimembranosus
- 족저근 / plantaris

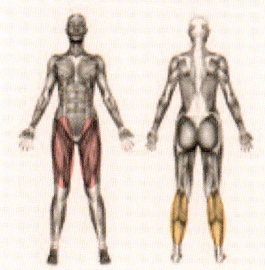

레벨
- 초급

수련시간
- 1~5회 호흡

효과
- 허벅지 강화
- 엉덩이 굴근, 어깨, 가슴 스트레칭
- 두 팔을 들고 할 경우, 균형 감각 향상

주의 대상
- 무릎이 약한 사람

주석 설명
굵게 표시된 단어는 이 자세로 강화되는 근육을 지칭함.
검은색 단어는 스트레칭 되는 근육을 지칭함.
* 는 심부 근육을 지칭함.

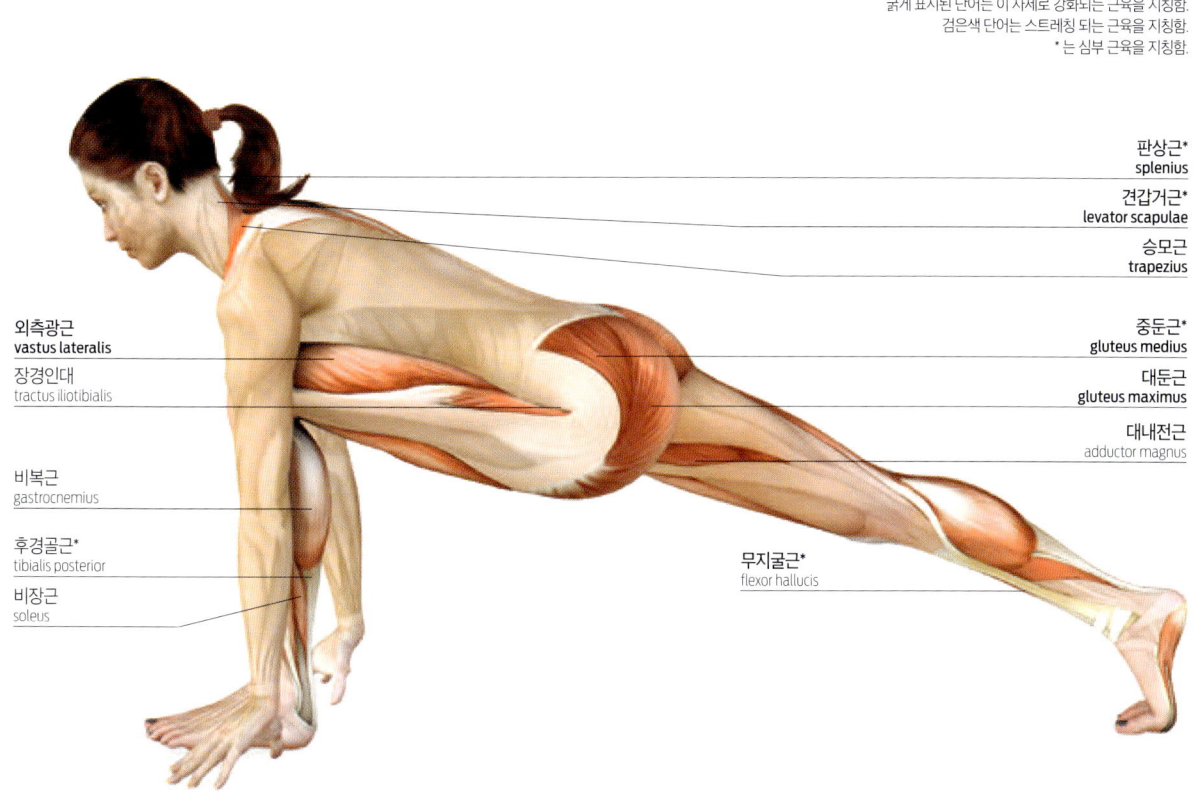

- 외측광근 / vastus lateralis
- 장경인대 / tractus iliotibialis
- 비복근 / gastrocnemius
- 후경골근* / tibialis posterior
- 비장근 / soleus
- 판상근* / splenius
- 견갑거근* / levator scapulae
- 승모근 / trapezius
- 중둔근* / gluteus medius
- 대둔근 / gluteus maximus
- 대내전근 / adductor magnus
- 무지굴근* / flexor hallucis

제1장 선 자세 | **65**

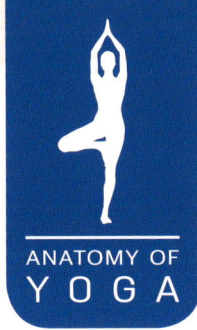

서서 다리 찢기 자세 우르드바 프라사리타 에카 파다사나

진지하게 무용을 배운 적 있었던 사람이 아니라면, 서 있는 자세에서 다리 찢기를 해본 사람은 아마 없을 거예요! 하지만 너무 겁먹지는 마세요. 이 자세를 수련하는 목적은 다리를 스트레칭하는 데 있는 것이지 다리를 180도 각도로 찢는 것은 아니니까요.

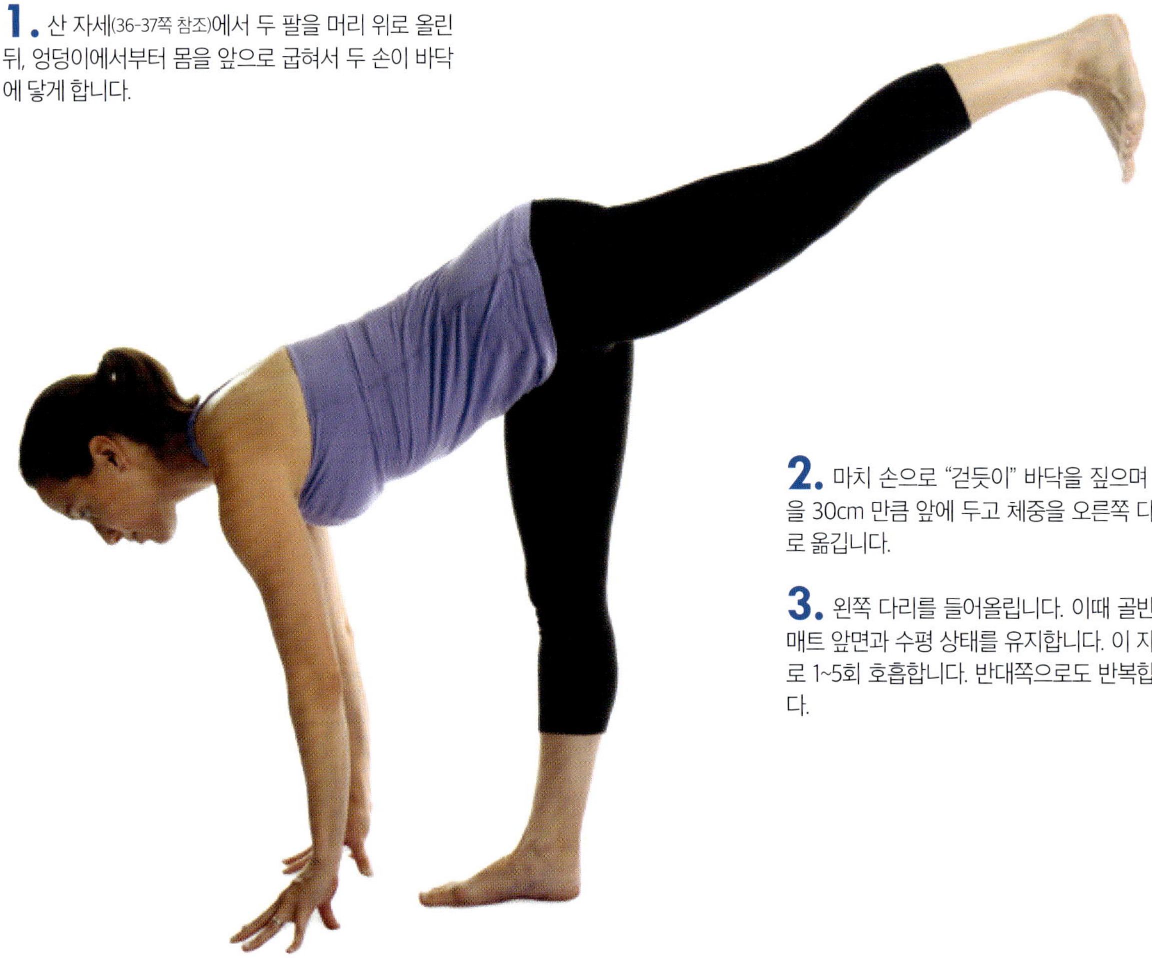

1. 산 자세(36-37쪽 참조)에서 두 팔을 머리 위로 올린 뒤, 엉덩이에서부터 몸을 앞으로 굽혀서 두 손이 바닥에 닿게 합니다.

2. 마치 손으로 "걷듯이" 바닥을 짚으며 손을 30cm 만큼 앞에 두고 체중을 오른쪽 다리로 옮깁니다.

3. 왼쪽 다리를 들어올립니다. 이때 골반은 매트 앞면과 수평 상태를 유지합니다. 이 자세로 1~5회 호흡합니다. 반대쪽으로도 반복합니다.

변형 자세

높은 난이도: 몸을 지탱하는 다리의 발목을 손으로 잡으면서 균형을 잡아보세요. 들어올린 다리 쪽 엉덩이가 외회전하게 하세요.

주석 설명
굵게 표시된 단어는 이 자세로 강화되는 근육을 지칭함.
검은색 단어는 스트레칭 되는 근육을 지칭함.
*는 심부 근육을 지칭함.

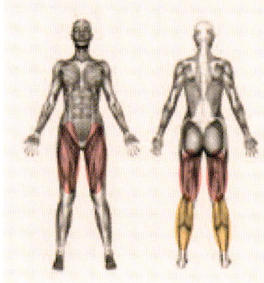

레벨
- 중급

수련시간
- 1~5회 호흡

효과
- 허벅지, 사타구니, 햄스트링 스트레칭
- 허벅지, 종아리, 발목, 무릎 강화
- 균형 감각 향상

주의 대상
- 발목이 약한 사람
- 무릎이 약한 사람
- 허리가 약한 사람

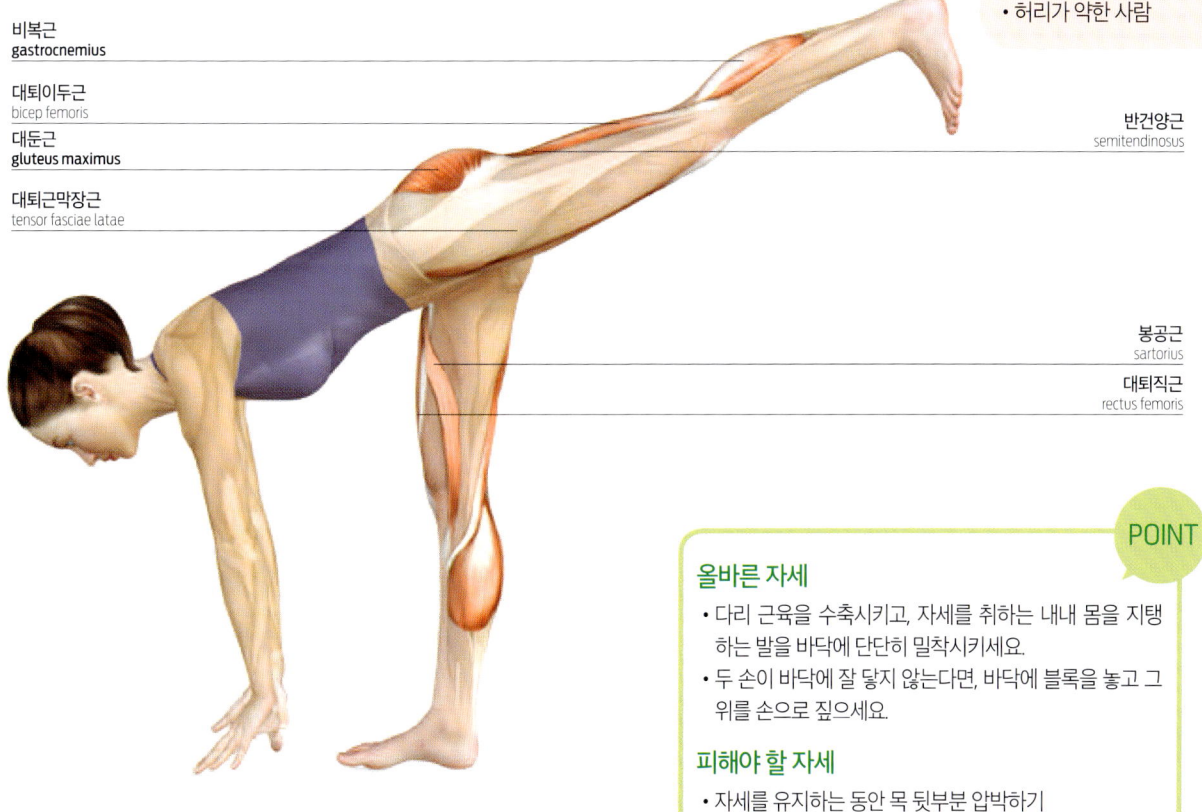

비복근 / gastrocnemius
대퇴이두근 / bicep femoris
대둔근 / gluteus maximus
대퇴근막장근 / tensor fasciae latae
반건양근 / semitendinosus
봉공근 / sartorius
대퇴직근 / rectus femoris

POINT

올바른 자세
- 다리 근육을 수축시키고, 자세를 취하는 내내 몸을 지탱하는 발을 바닥에 단단히 밀착시키세요.
- 두 손이 바닥에 잘 닿지 않는다면, 바닥에 블록을 놓고 그 위를 손으로 짚으세요.

피해야 할 자세
- 자세를 유지하는 동안 목 뒷부분 압박하기

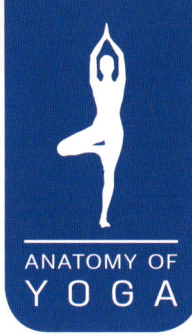

ANATOMY OF YOGA

나무 자세 <small>브르크사사나</small>

나무 자세에서는 몸을 지탱하는 발이 마치 뿌리를 내리듯 바닥에 강하게 밀착되어 있고 머리의 정수리가 천장을 향해 위로 뻗어 있습니다. 이 자세를 유지하는 동안 여러분은 몸 속의 에너지가 위아래로 동시에 이동하는 것을 느끼게 됩니다.

1. 산 자세(36-37쪽 참조)에서 오른쪽 무릎을 굽혀서 오른발을 왼쪽 허벅지 안쪽에 붙입니다. 이때 오른쪽 발가락은 바닥을 향하게 합니다.

2. 오른쪽 허벅지를 외회전시켜서 오른쪽 무릎 끝이 오른쪽을 가리키게 하고 골반은 평평한 상태로 유지하세요.

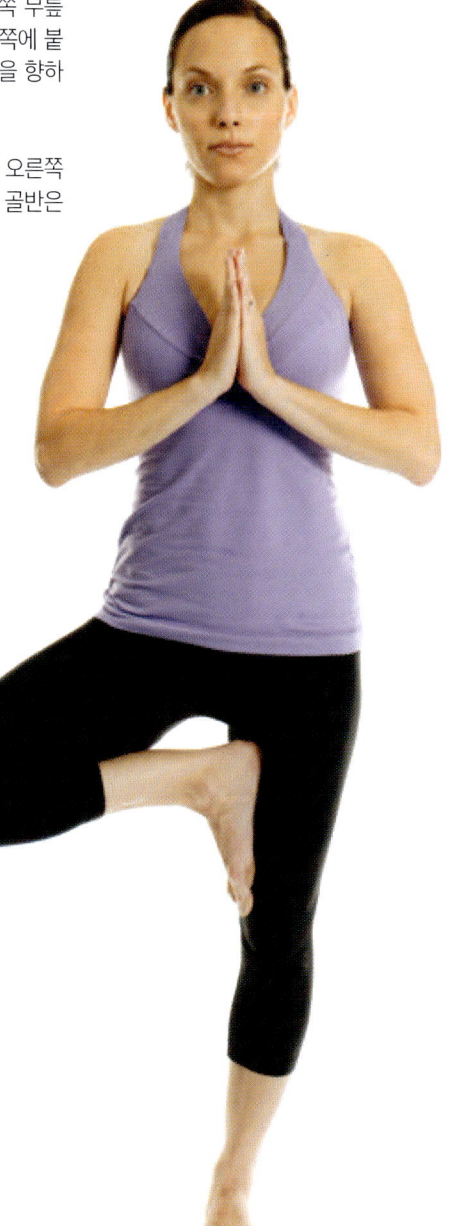

3. 오른쪽 골반을 계속 열어주세요. 허벅지 안쪽을 시계방향으로 회전시키면서 미추를 왼쪽 발뒤꿈치 방향으로 아래로 끌어당겨서 골반이 중립이 되게 합니다. 왼쪽 골반 바깥쪽을 안으로 끌어당길 때 오른발로 왼쪽 허벅지 안쪽을 눌러서 안정감 있게 합니다.

4. 몸 전체의 균형을 잡은 다음, 두 손은 가슴 앞에 합장하세요. 이 자세로 1~5회 호흡합니다. 반대쪽 다리로도 반복합니다.

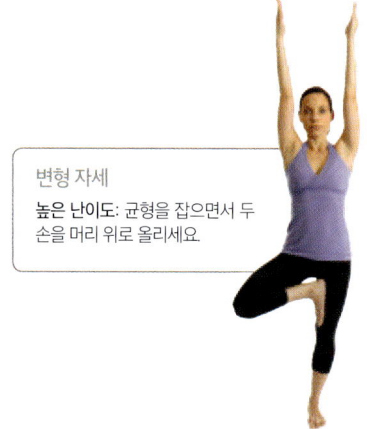

변형 자세

높은 난이도: 균형을 잡으면서 두 손을 머리 위로 올리세요.

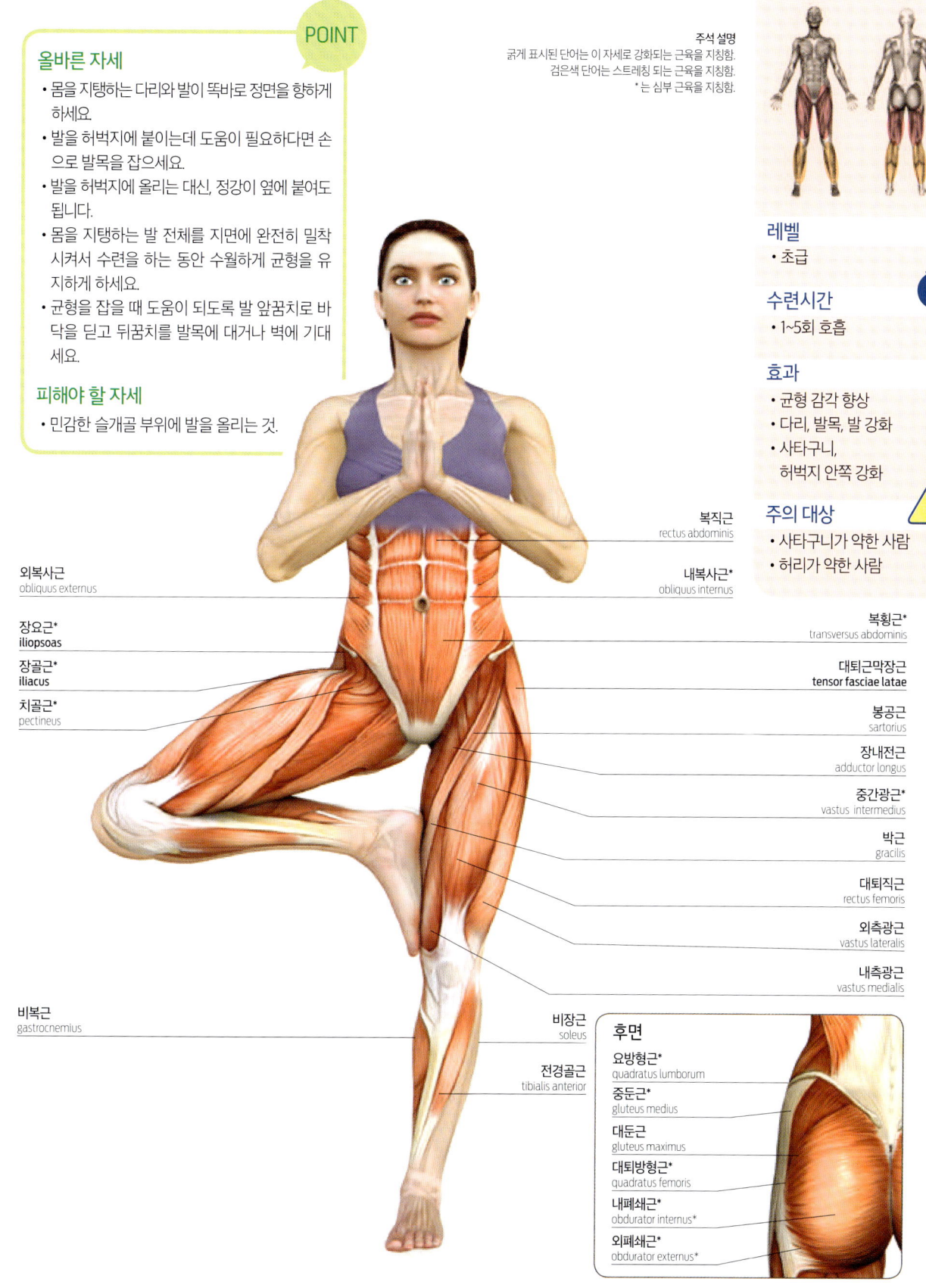

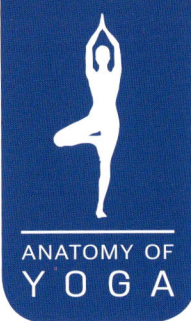

독수리 자세 가루다아사나

독수리 자세는 체력과 지구력을 향상시켜 줍니다. 또한 관절을 부드럽게 해주는 데 있어 효과가 탁월한 자세이기도 합니다.

1. 산 자세(36-37쪽 참조)로 선 다음, 무릎을 굽혀 의자 자세(60쪽 참조)를 취합니다. 두 팔은 양옆으로 쭉 뻗어주세요.

2. 오른쪽 무릎은 계속해서 의자 자세로 굽힌 채, 체중을 오른쪽 발뒤꿈치에 싣습니다. 왼쪽 무릎을 가슴 쪽으로 들어올려서 왼쪽 허벅지로 오른쪽 허벅지를 감쌉니다. 가능하다면 왼쪽 발가락으로 오른쪽 종아리도 감싸세요.

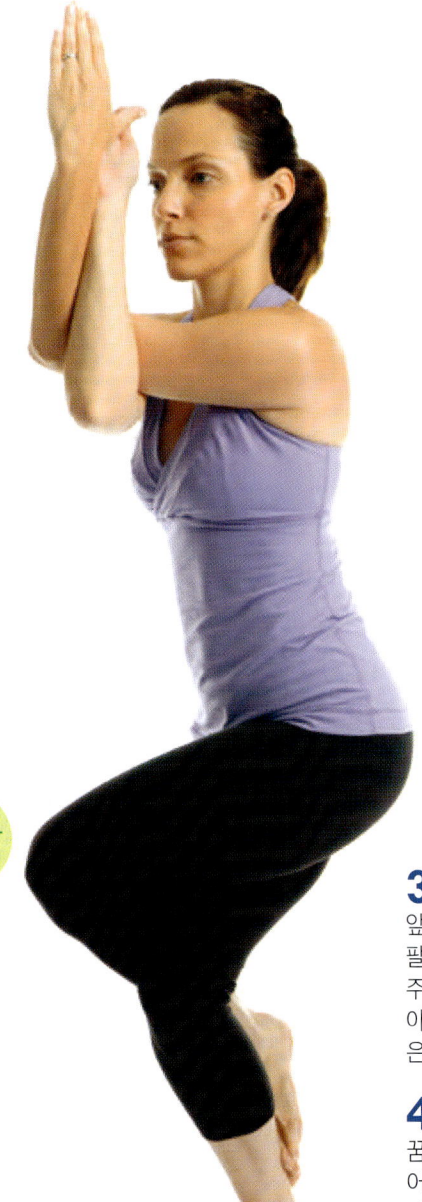

POINT

올바른 자세
- 허벅지 안쪽을 서로 조여주면서 미추는 바닥을 향해 아래로 끌어당기고 앞쪽 골반은 위로 올려주세요
- 만약 균형을 잡기가 어렵다면, 위로 올린 다리쪽 발로 몸을 지탱하고 있는 다리의 종아리를 감지 말고, 아래로 내려서 발 바깥쪽 바닥을 디디세요.
- 시선을 둘 만한 적당한 지점을 찾아 부드럽게 응시하세요.

피해야 할 자세
- 한쪽으로 엉덩이가 비틀어지게 내버려두기

3. 손바닥을 위로 한 채 두 팔을 가슴 앞으로 가져와서 팔꿈치를 접고 오른쪽 팔꿈치를 왼쪽 팔꿈치 밑으로 넣어 걸어주세요. 오른쪽 팔뚝으로 왼쪽 팔뚝을 감아 양 손바닥이 맞닿게 합니다. 손가락 끝은 천장을 향하게 하세요.

4. 이렇게 감은 두 팔을 꽉 조인 뒤, 팔꿈치를 위로 올리면서 손을 얼굴에서 멀어지게 하고 등 윗부분을 펴주세요. 이 자세로 1~5회 호흡합니다. 반대쪽도 같은 방법으로 반복합니다.

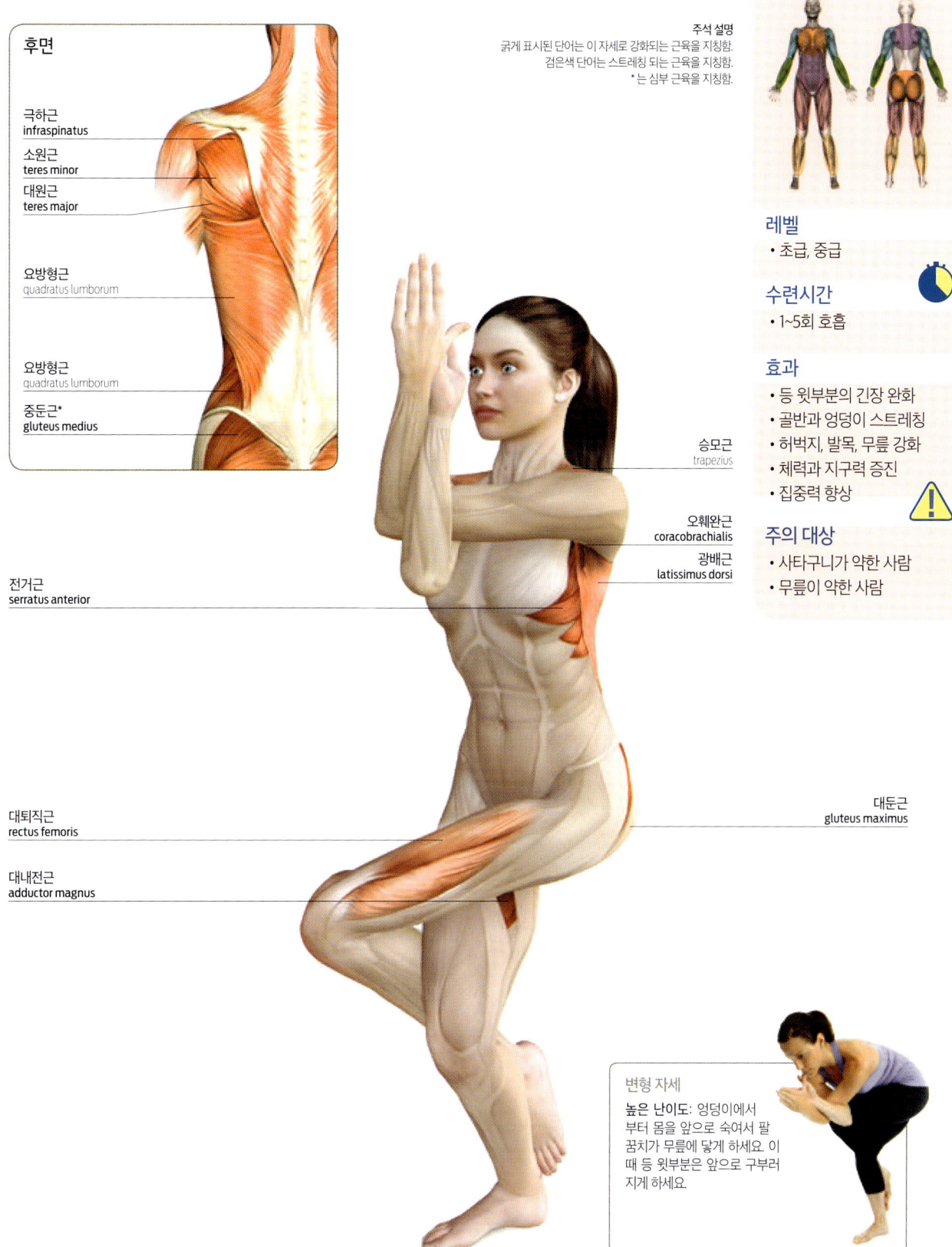

후면

- 극하근 infraspinatus
- 소원근 teres minor
- 대원근 teres major
- 요방형근 quadratus lumborum
- 요방형근 quadratus lumborum
- 중둔근* gluteus medius

주석 설명
굵게 표시된 단어는 이 자세로 강화되는 근육을 지칭함.
검은색 단어는 스트레칭 되는 근육을 지칭함.
*는 심부 근육을 지칭함.

레벨
- 초급, 중급

수련시간
- 1~5회 호흡

효과
- 등 윗부분의 긴장 완화
- 골반과 엉덩이 스트레칭
- 허벅지, 발목, 무릎 강화
- 체력과 지구력 증진
- 집중력 향상

주의 대상
- 사타구니가 약한 사람
- 무릎이 약한 사람

- 승모근 trapezius
- 오훼완근 coracobrachialis
- 광배근 latissimus dorsi
- 전거근 serratus anterior
- 대퇴직근 rectus femoris
- 대내전근 adductor magnus
- 대둔근 gluteus maximus

변형 자세
높은 난이도: 엉덩이에서 부터 몸을 앞으로 숙여서 팔꿈치가 무릎에 닿게 하세요. 이때 등 윗부분은 앞으로 구부러지게 하세요.

제1장 선 자세 | 71

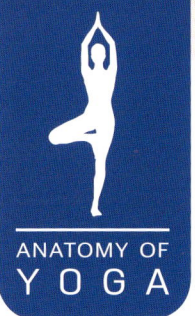

발 잡고 서기 자세 우티타 하스타 파당구스타사나

이 자세를 취할 때에는 몸을 지탱하는 다리에 집중해야 합니다. 이 다리를 곧게 편 상태로 유지한 채 척추를 길게 늘여준 다음에 반대쪽 다리를 쭉 뻗어주세요. 충분히 시간을 가지고 균형 감각을 잡으세요. 계속 연습을 하다보면 예전보다 균형 잡기가 수월하다고 느끼게 될 날이 올 거예요.

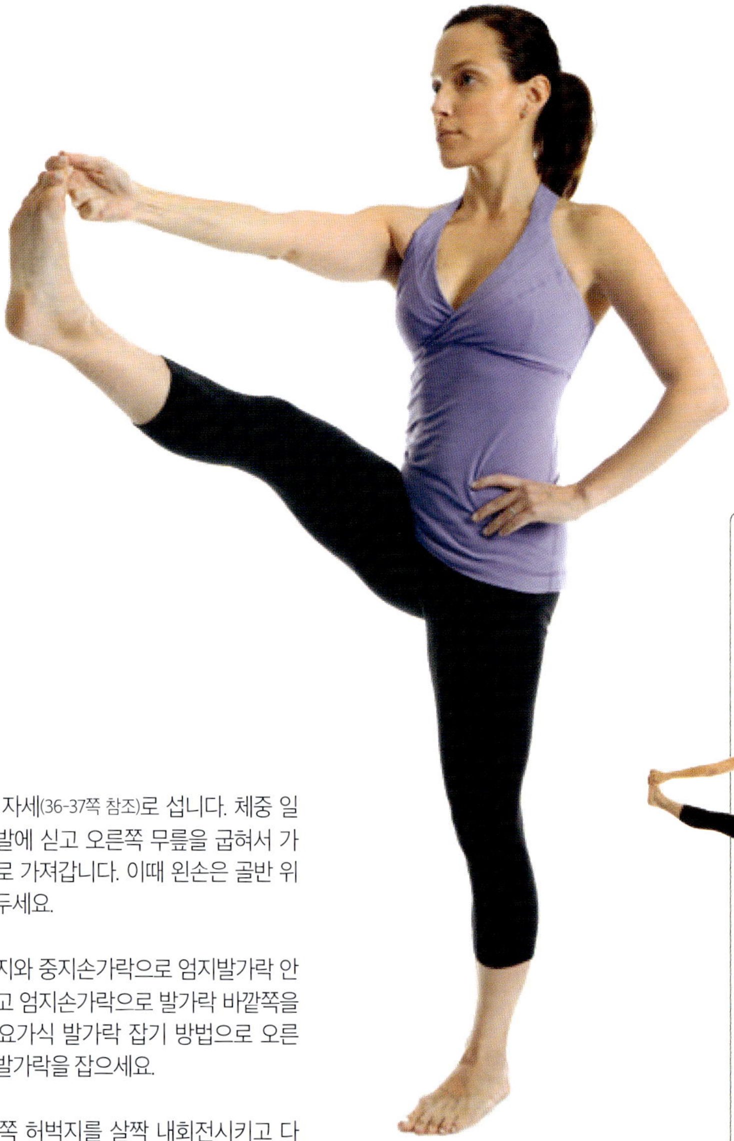

1. 산 자세(36-37쪽 참조)로 섭니다. 체중 일부를 왼발에 싣고 오른쪽 무릎을 굽혀서 가슴 쪽으로 가져갑니다. 이때 왼손은 골반 위에 올려두세요.

2. 검지와 중지손가락으로 엄지발가락 안쪽을 감고 엄지손가락으로 발가락 바깥쪽을 감싸는 요가식 발가락 잡기 방법으로 오른쪽 엄지발가락을 잡으세요.

3. 왼쪽 허벅지를 살짝 내회전시키고 다리 전체가 탄탄해지게 힘을 줍니다. 숨을 내쉬면서 오른쪽 다리를 곧게 편다는 생각으로 앞으로 쭉 뻗으세요. 이 자세로 1~5회 호흡을 합니다. 반대쪽으로도 반복합니다.

변형 자세

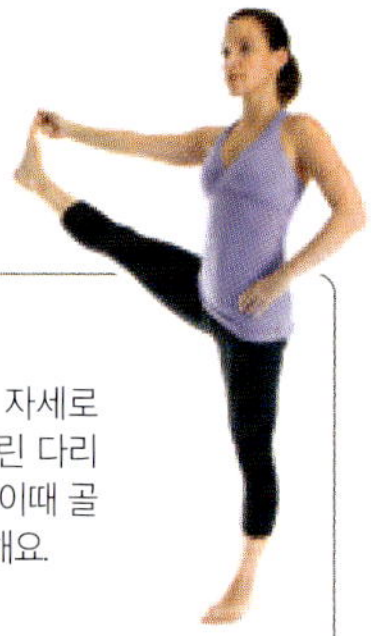

높은 난이도: 일단 이 자세로 균형을 잡으면, 들어올린 다리를 옆으로 뻗어보세요. 이때 골반은 수평을 유지해야 해요.

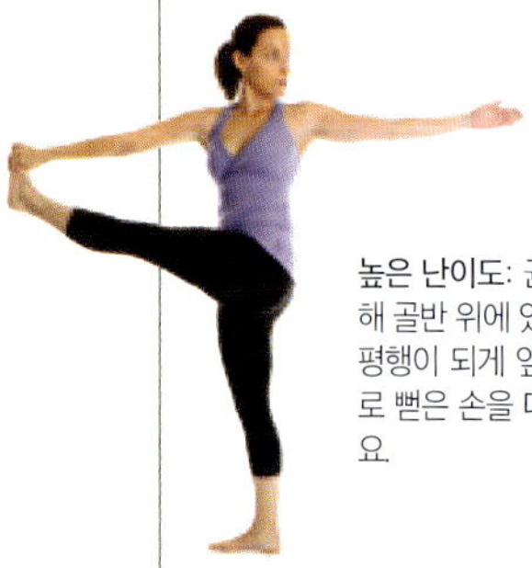

높은 난이도: 균형감각을 키우기 위해 골반 위에 있던 손을 떼서 바닥과 평행이 되게 옆으로 뻗으세요. 옆으로 뻗은 손을 따라 시선을 옮겨주세요.

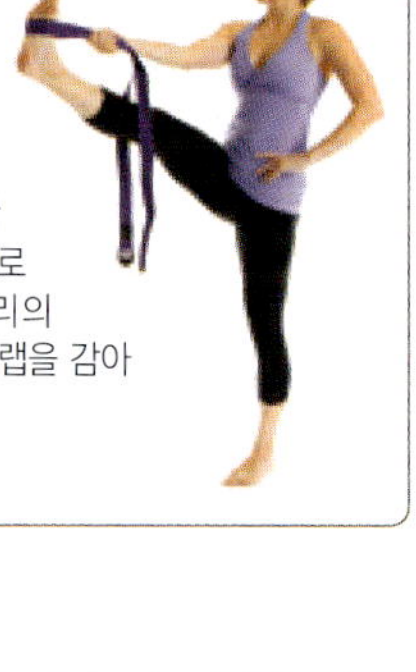

낮은 난이도: 손으로 엄지발가락을 잡는 대신, 위로 올려서 뻗은 다리의 발 앞꿈치에 스트랩을 감아서 해보세요.

POINT

올바른 자세
- 이 자세를 취할 때 앞으로 뻗어 올린 다리를 곧게 펴느라 상체가 앞으로 기울어지고 등이 굽는다면, 다리를 쭉 펴지 말고 구부러진 상태로 자세를 잡으세요. 여기서는 다리를 스트레칭하는 것보다는 척추를 길게늘여주는 것이 더 중요한 포인트랍니다.
- 들어올린 다리 쪽 힙크리스를 뒤로 끌어당겨서 골반이 수평을 유지하게 하세요.
- 척추를 똑바로 펴서 어깨가 골반과 일직선을 이루게 하세요.
- 균형을 유지하기 위해 몸을 지탱하는 발의 뒤꿈치를 바닥에 밀착시키세요.
- 천천히 여유를 가지고 균형을 잡으세요.
- 몸을 지탱하는 다리는 곧게 편 상태를 유지하세요.

피해야 할 자세
- 다리를 올리느라 엉덩이도 위로 올리기
- 몸을 지탱하는 다리의 무릎을 고정시키기
- 손으로 엄지발가락을 잡을 때 어깨를 앞으로 내밀기
- 골반을 비틀기

주석 설명
굵게 표시된 단어는 이 자세로 강화되는 근육을 지칭함.
검은색 단어는 스트레칭 되는 근육을 지칭함.
* 는 심부 근육을 지칭함.

레벨
- 중급

수련시간
- 1~5회 호흡

효과
- 척추, 다리, 발목 강화
- 햄스트링, 어깨 스트레칭
- 균형감각 향상

주의 대상
- 발목이 약한 사람
- 발이 약한 사람
- 허리가 약한 사람

장장근
palmaris longus

반막양근
semimembranosus

대퇴이두근
bicep femoris

반건양근
semitendinosus

외측광근
vastus lateralis

전경골근
tibialis anterior

요측수근굴근
flexor carpi radialis

원회내근
pronator teres

내측광근
vastus medialis

박근*
gracilis

대퇴직근
rectus femoris

후면

요방형근
quadratus lumborum

이상근
piriformis

상쌍자근*
gemellus superior

대둔근
gluteus maximus

하쌍자근*
gemellus inferior

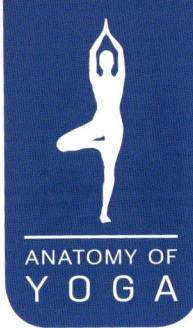

선 활 자세 / 춤의 신 자세 나타라자아사나

선 활 자세는 강도 높은 균형 잡기 자세입니다. 나타라자는 춤의 신 시바의 또 다른 이름입니다. 시바 신은 세상의 창조와 파괴를 관할하지요.

1. 산 자세(36-37쪽 참조)로 시작합니다. 양 무릎을 붙인 상태에서 왼쪽 무릎을 접어서 뒤꿈치를 엉덩이 쪽으로 끌어올립니다. 왼손으로 발바닥을 잡아주세요.

2. 오른팔은 천장을 향해 위로 쭉 뻗어서 상완을 귀 바로 옆에 붙입니다. 왼쪽 무릎을 뒤로 올리기 시작합니다. 이때 골반을 수평을 유지하세요.

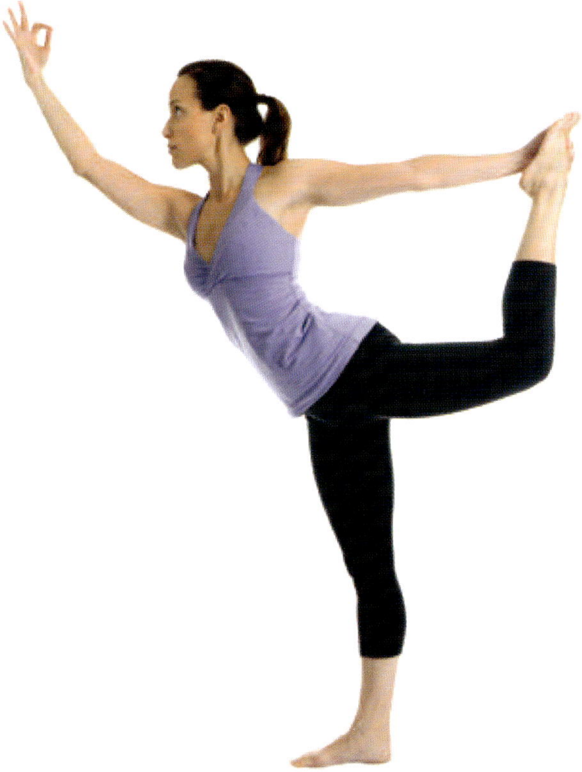

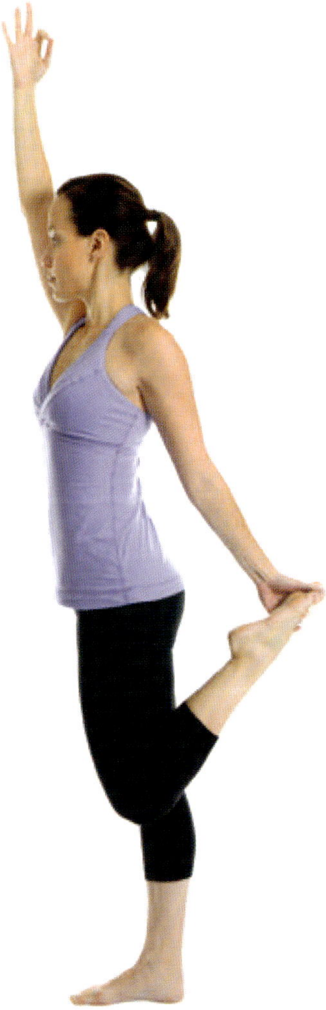

3. 오른팔을 살짝 앞으로 내밀고 왼쪽 다리를 더 높이 들어올립니다. 이때 왼발과 왼손은 서로 밀고 당겨줍니다.

4. 균형을 잡으면서 시선은 다섯 발자국 정도 전방이나 바닥, 또는 지평선에 둡니다. 이 자세로 1~5회 호흡합니다. 반대쪽도 마찬가지 방법으로 반복합니다.

주석 설명
굵게 표시된 단어는 이 자세로 강화되는 근육을 지칭함.
검은색 단어는 스트레칭 되는 근육을 지칭함.
*는 심부 근육을 지칭함.

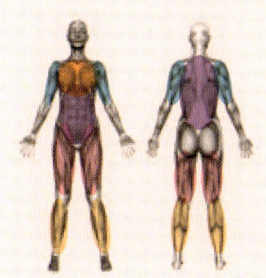

레벨
- 중급

수련시간
- 1~5회 호흡

효과
- 가슴, 복부, 어깨, 허벅지, 골반, 사타구니, 발목 스트레칭
- 다리와 발목 강화
- 균형 감각 향상

주의 대상
- 발목이 약한 사람
- 발이 약한 사람
- 허리가 약한 사람

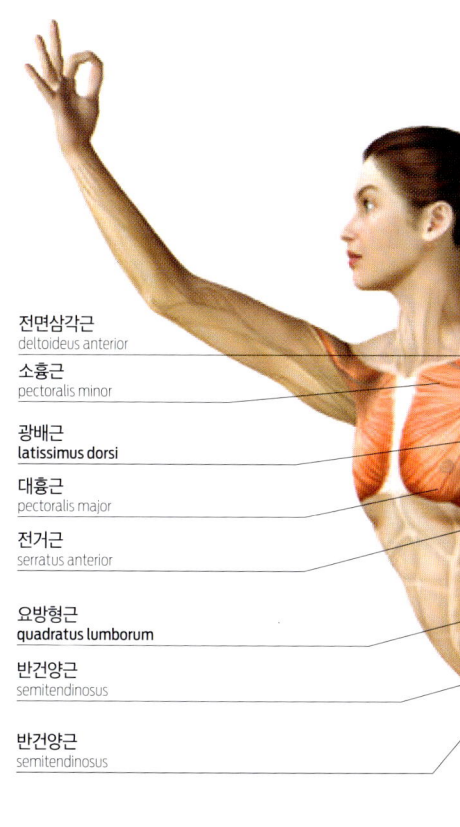

전면삼각근
deltoideus anterior

소흉근
pectoralis minor

광배근
latissimus dorsi

대흉근
pectoralis major

전거근
serratus anterior

요방형근
quadratus lumborum

반건양근
semitendinosus

반건양근
semitendinosus

대퇴이두근
bicep femoris

POINT

올바른 자세
- 천천히 여유를 가지고 균형을 잡으세요.
- 위로 뻗어 올린 팔의 에너지를 사용해서 팔이 있는 쪽 몸전체를 길게늘여주고 척추를 최대한 똑바로 펴세요.
- 등 윗부분에서부터 몸을 휘어주세요.

피해야 할 자세
- 다리를 올릴 때 상체를 너무 앞으로 숙이기

제1장 선 자세 | 75

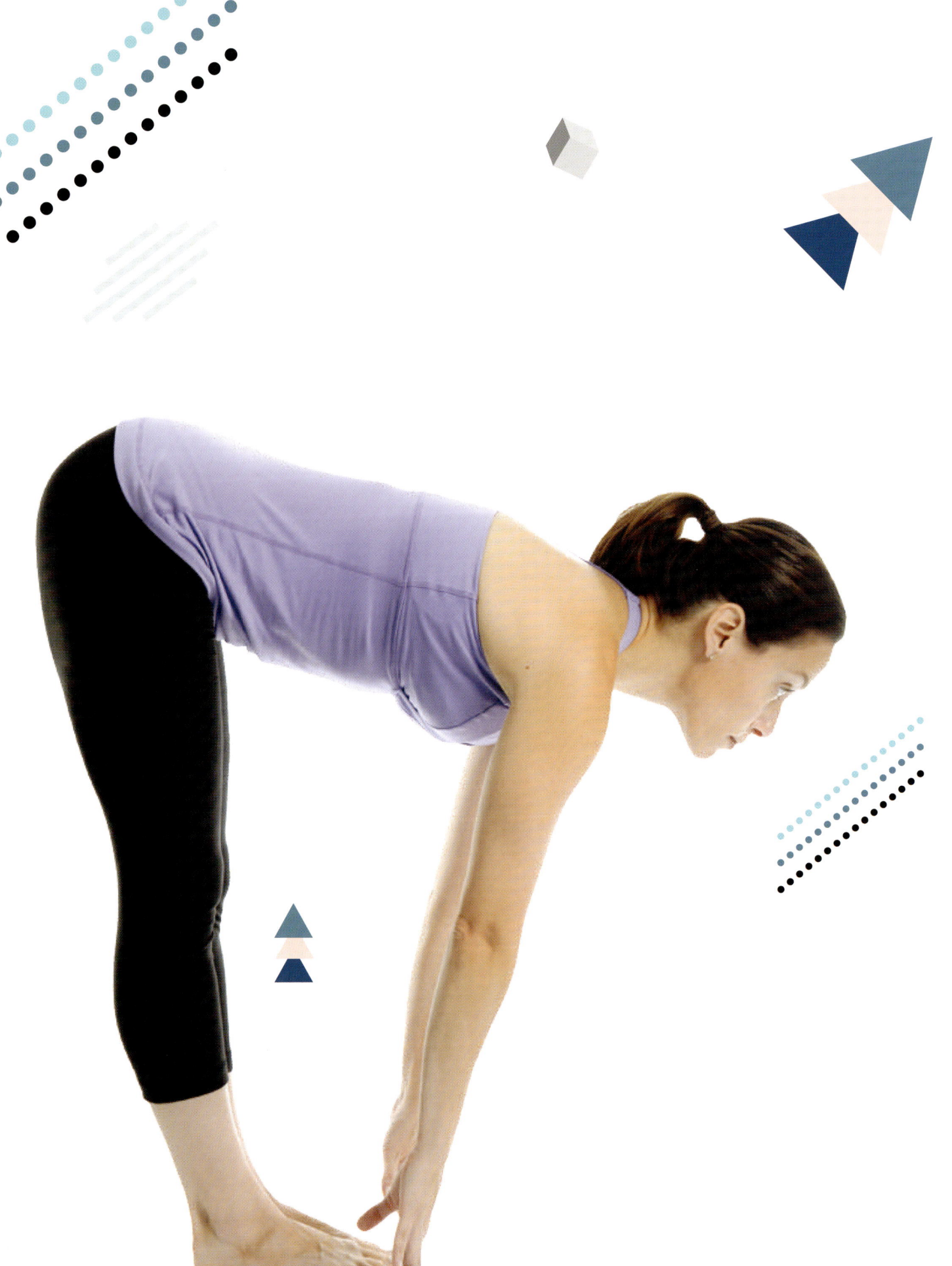

제 2장

서서 하는 전굴 자세

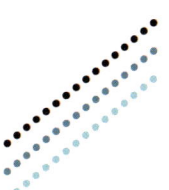
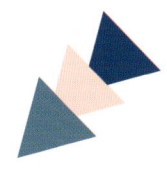
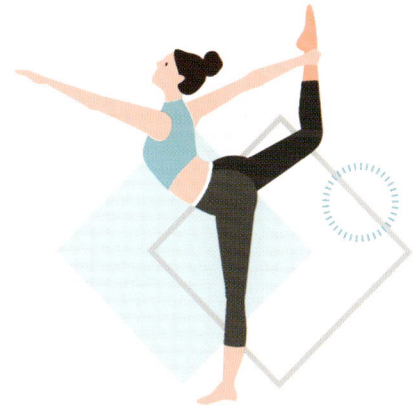

서서 하는 전굴 자세에 속하는 여러 자세들은 유익한 효과를 크게 내는 운동들입니다. 중앙신경계를 진정시키는 효과가 있다고 추정될 뿐만 아니라, 약한 우울증 증상을 완화해주며, 두통을 치료해주기도 합니다. 또한 햄스트링, 종아리, 발목, 골반, 허리도 확실히 스트레칭을 할 수 있습니다. 뿐만 아니라 이 자세들에는 체중이 실리기 때문에 다리 근육 강화와 골반 안정화에도 도움이 되지요. 또한 머리를 아래로 내려주기 때문에 등 윗부분과 어깨, 목의 긴장이 사라지고 척추가 스트레칭 됩니다. 앉아서 하는 전굴 자세는 흔히 요가 시간을 마무리할 때 마지막 순서에 배치되지만, 서서 하는 전굴 자세는 순서에 관계없이 편하게 배치해서 수련하는 편입니다.

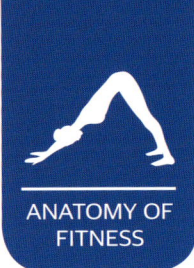

ANATOMY OF FITNESS

고양이 자세 마르자리아사나

고양이 자세와 소 자세(88-89쪽 참조)는 하나의 시퀀스 안에서 호흡과 몸을 연결하기 좋은 연속 동작으로 물 흐르듯이 이어서 행해지는 경우가 많습니다. 숨을 들이쉬면서 척추를 늘여주어 소 자세를 취한 후 숨을 내쉬면서 척추를 둥글게 구부려서 고양이 자세를 취하세요.

3. 머리를 아래로 떨어뜨리면서 등 윗부분을 둥글게 구부리고 배를 척추 쪽으로 끌어당깁니다. 시선은 아래쪽 바닥이나 배꼽에 고정하세요. 1~5회 호흡합니다.

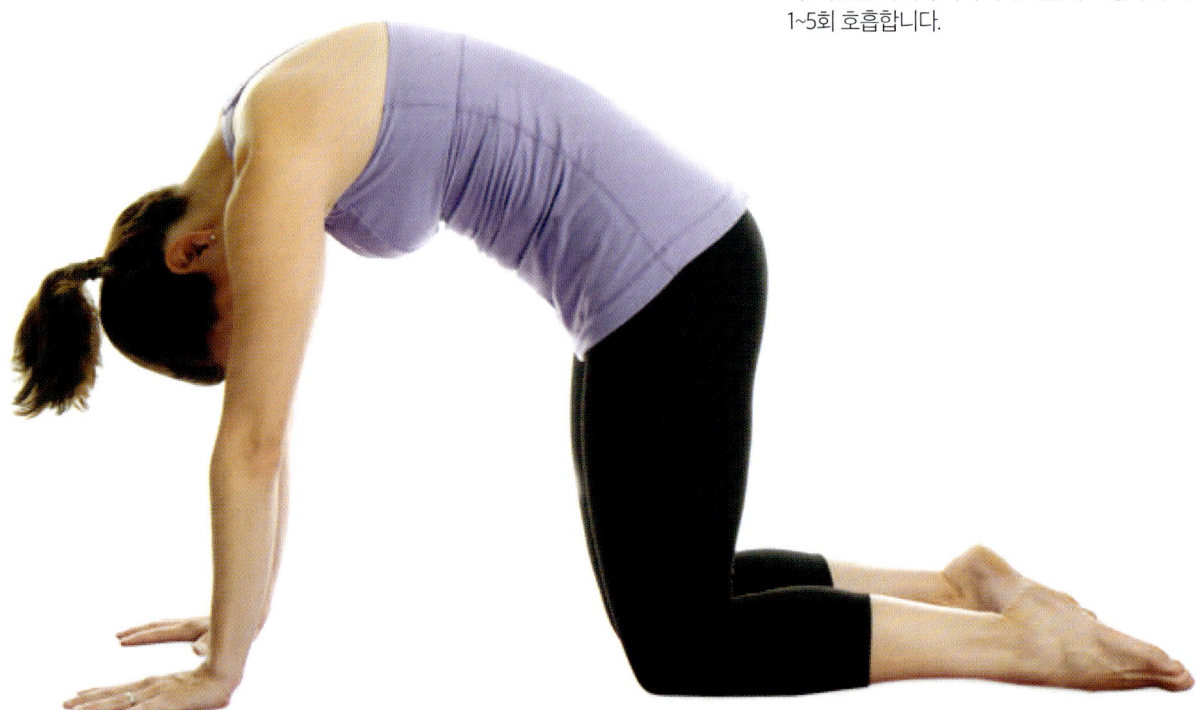

1. 두 손은 어깨너비로, 두 무릎은 골반 너비로 벌려서 손과 무릎으로 바닥을 짚고 발등은 바닥에 눕힌 자세로 시작합니다. 손목은 어깨 바로 아래에, 무릎은 골반 바로 아래에 위치하게 정렬하세요. 골반을 밀거나 허리를 구부리지 말고, 골반을 앞뒤로 쏠리지 않은 중립 위치에 오게 하세요.

2. 바닥을 짚은 손가락을 넓게 벌려서 엄지와 검지를 바닥에 단단히 밀착시킵니다. 오른쪽 상완은 시계방향으로, 왼쪽 상완은 시계 반대방향으로 연다고 생각하면서 두 팔을 외회전시킵니다.

POINT

올바른 자세
- 견갑골을 벌려서 척추 윗부분에 더 많은 공간이 생기게 하세요.
- 등을 둥글게 구부릴 때 어깨가 손목 바로 위 위치를 벗어나지 않게 하세요.

피해야 할 자세
- 척추를 둥글게 구부릴 때 체중을 뒤쪽 무릎 방향으로 옮기기

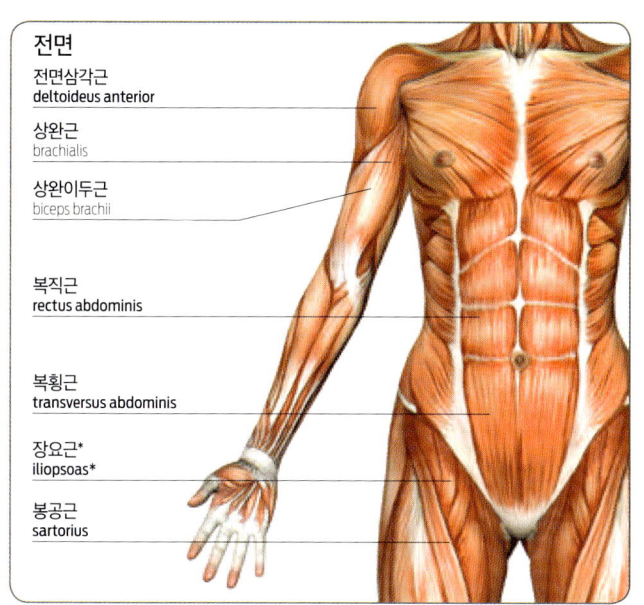

전면
- 전면삼각근 deltoideus anterior
- 상완근 brachialis
- 상완이두근 biceps brachii
- 복직근 rectus abdominis
- 복횡근 transversus abdominis
- 장요근* iliopsoas*
- 봉공근 sartorius

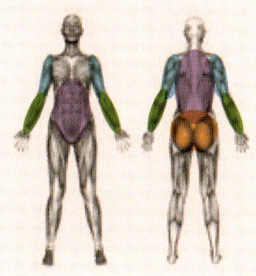

레벨
- 초급

수련시간
- 1~5회 호흡

효과
- 목과 척추 스트레칭
- 복부와 팔 강화

주의 대상
- 무릎이 약한 사람

주석 설명
굵게 표시된 단어는 이 자세로 강화되는 근육을 지칭함.
검은색 단어는 스트레칭 되는 근육을 지칭함.
* 는 심부 근육을 지칭함.

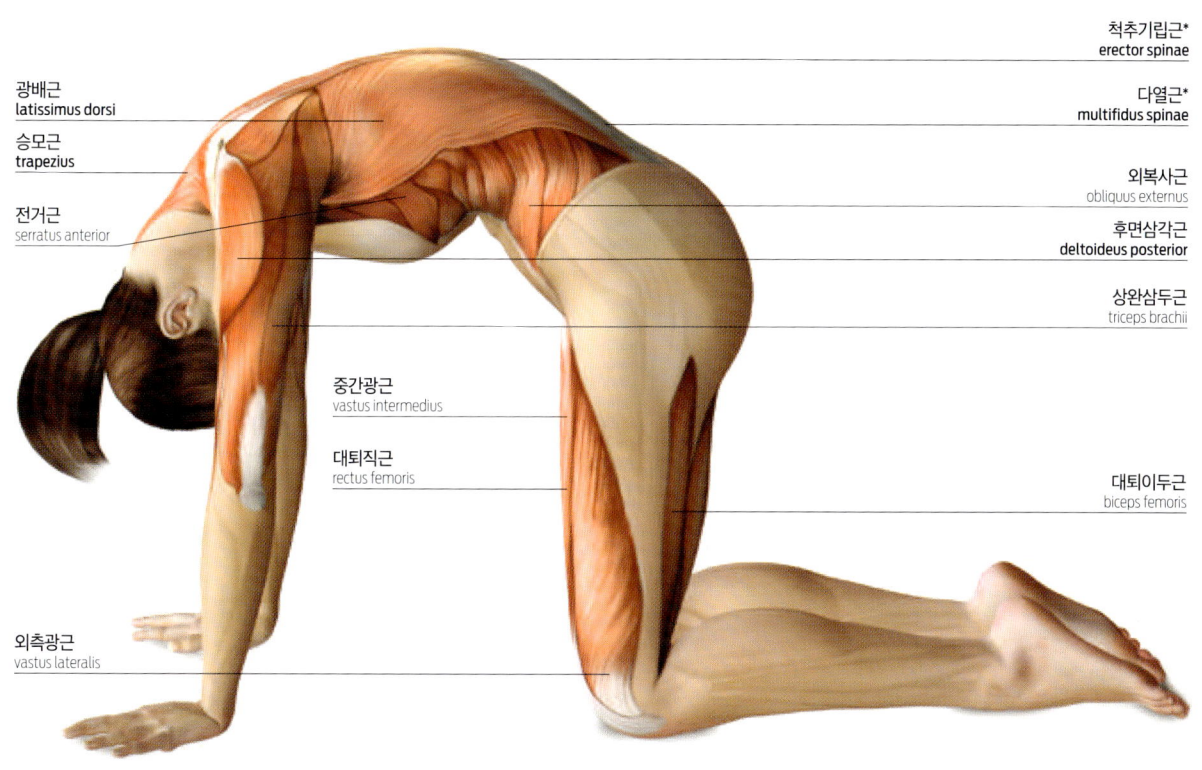

- 광배근 latissimus dorsi
- 승모근 trapezius
- 전거근 serratus anterior
- 중간광근 vastus intermedius
- 대퇴직근 rectus femoris
- 외측광근 vastus lateralis
- 척추기립근* erector spinae
- 다열근* multifidus spinae
- 외복사근 obliquus externus
- 후면삼각근 deltoideus posterior
- 상완삼두근 triceps brachii
- 대퇴이두근 biceps femoris

제2장 서서 하는 전굴 자세 | 79

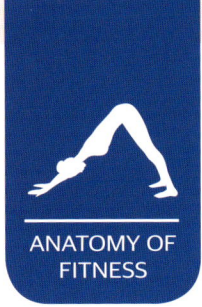

ANATOMY OF FITNESS

측면으로 다리 벌려 상체 숙이기 자세 파르스보타나아사나

이 자세는 정말 효과가 있는 전굴 자세입니다. 또한 햄스트링을 강하게 스트레칭하기 때문에, 달리기를 좋아하는 사람에게 특히 유익합니다.

1. 산 자세(36-37쪽 참조)에서 왼발을 3발자국 뒤로 내디딥니다. 오른발 앞쪽을 45도 정도 안으로 돌려서 매트 위쪽 왼편 모퉁이를 향하게 합니다. 두 발은 뒤꿈치가 나란히 일직선을 이루도록 정렬하고 골반을 매트 앞면과 수평이 되게 하세요.

2. 두 팔은 바닥과 평행하게 뻗은 후, 엄지손가락을 아래로 향하게 돌리고 팔꿈치를 접어서 등 뒤에서 합장자세를 만듭니다. 먼저 양손 손등을 맞대고 손가락이 아래를 향하게 한 다음, 손가락을 등에서 떨어뜨리면서 손목을 뒤집어서 손가락이 위를 향하게 하세요. 새끼손가락부터 서로 누르기 시작해서 천천히 양손 전체를 서로 누르세요.

3. 숨을 들이마시면서 쇄골을 활짝 펴고, 견갑골을 끌어당겨 모으면서 가슴을 올립니다. 이때 골반은 수평을 유지합니다.

4. 왼발 새끼발가락 가장자리를 바닥에 밀착시킨 다음, 숨을 내쉬면서 오른쪽 다리 위로 상체를 숙일 때 왼쪽 허벅지를 뒤로 누릅니다. 가슴부터 시작해서 척추를 길게 늘여주세요. 이 자세로 1~5회 호흡합니다.

5. 숨을 들이마시면서 어깨를 뒤로 당기고 가슴부터 시작해서 흉골을 들어올리고 일어섭니다. 뒤에 있던 왼발을 앞으로 모아 오른발과 나란히 오게 하여 산 자세를 취합니다. 반대쪽도 같은 방법으로 반복합니다.

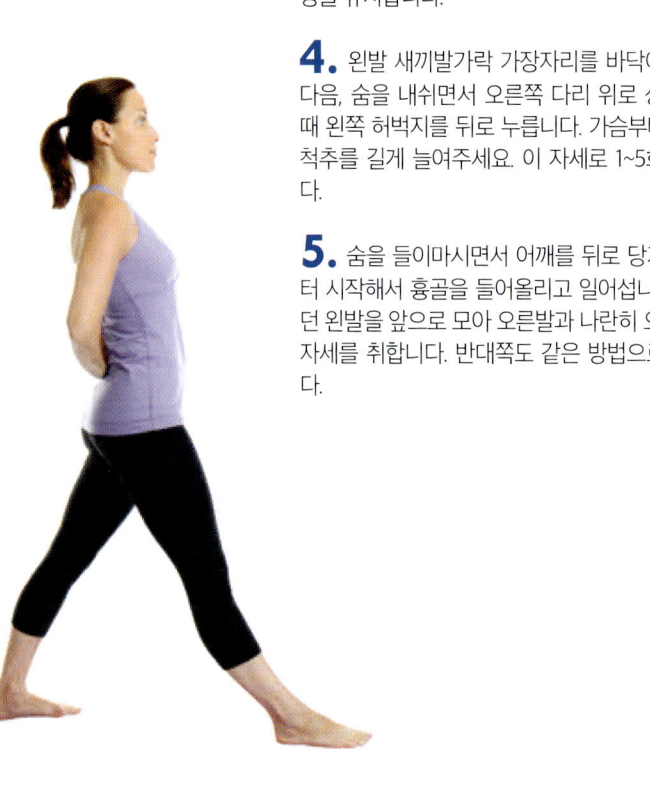

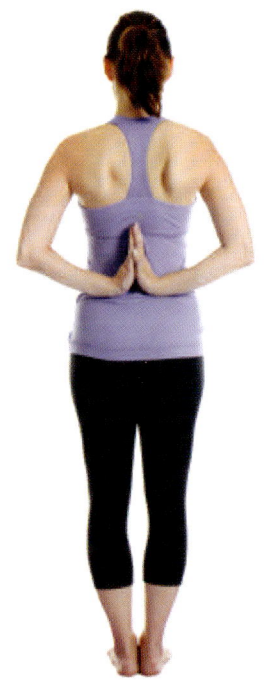

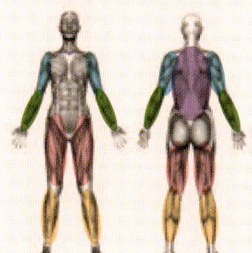

전면	
대퇴근막장근	tensor fasciae latae
장요근*	iliopsoas
치골근*	pectineus
장내전근	adductor longus
중간광근*	vastus intermedius
대퇴직근	rectus femoris
내측광근	vastus medialis
외측광근	vastus lateralis

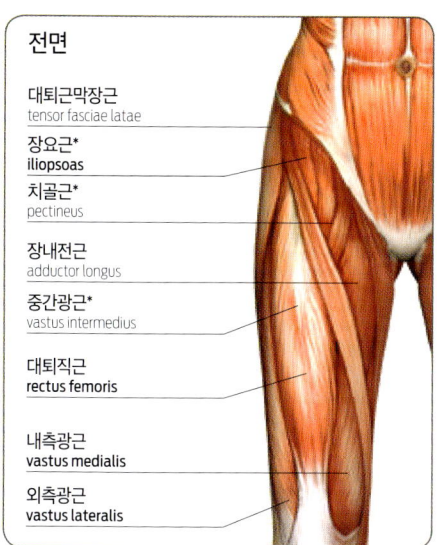

POINT

올바른 자세
- 골반의 수평을 유지할 때, 오른쪽 엄지발가락을 누르면서 오른쪽 힙크리스를 뒤로 끌어당겨야 발가락을 누르는 동작을 중화시킬 수 있어요.(반대쪽으로 반복할 때에는 반대 방향으로 하세요.)
- 햄스트링이 딱딱하다면 앞쪽에 있는 발을 매트 오른쪽 가장자리로 더 가깝게 가져가서 양발 간격을 더 넓혀서 해보세요.

피해야 할 자세
- 앞으로 몸을 숙일 때 등을 둥글게 구부리기

주석 설명
굵게 표시된 단어는 이 자세로 강화되는 근육을 지칭함.
검은색 단어는 스트레칭 되는 근육을 지칭함.
* 는 심부 근육을 지칭함.

레벨
- 초급, 중급

수련시간
- 1~5회 호흡

효과
- 다리와 척추 강화
- 다리, 척추, 어깨, 손목 스트레칭
- 자세 교정
- 몸과 마음을 진정시킴

주의 대상
- 햄스트링이 약한 사람
- 척추가 약한 사람

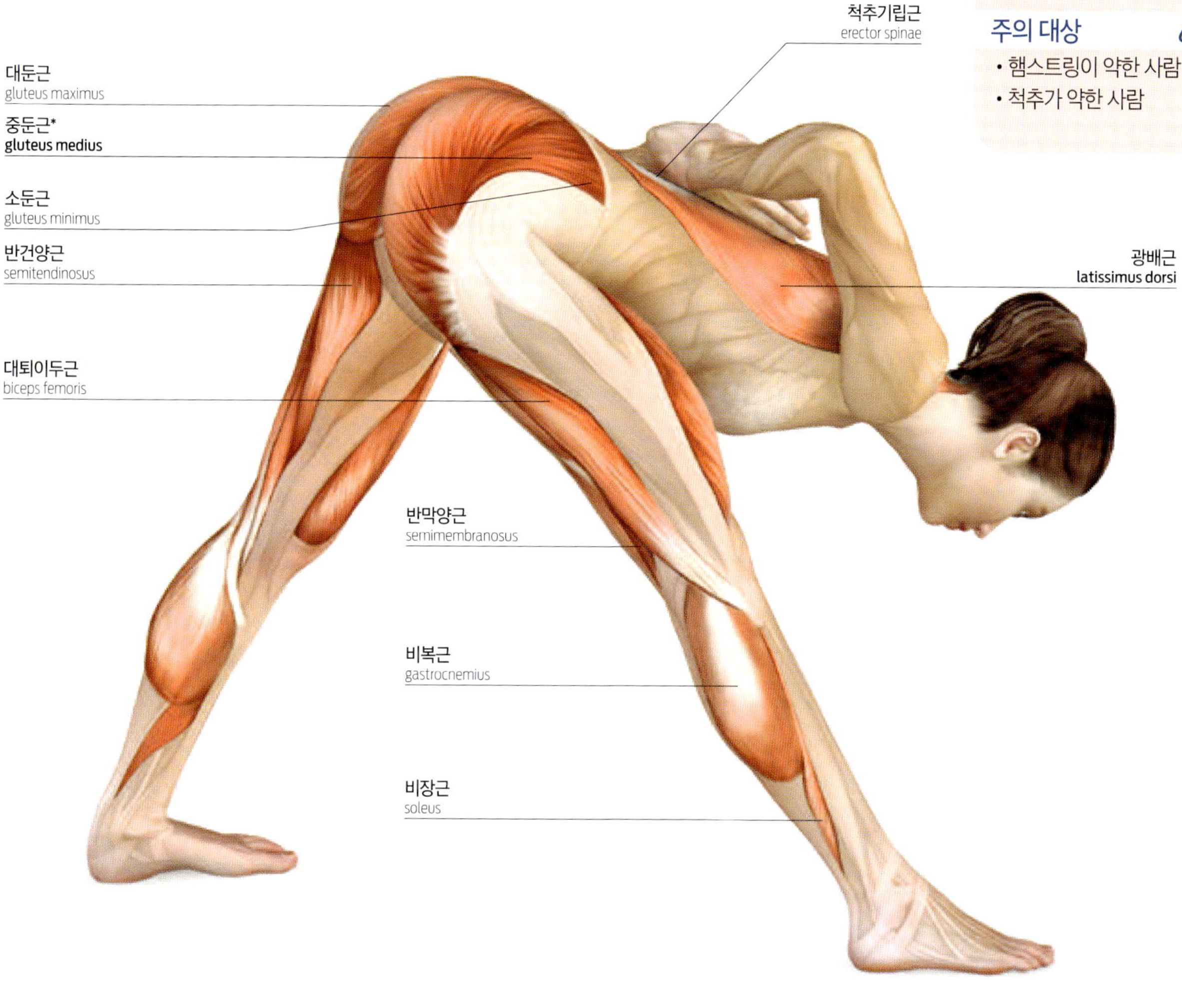

대둔근 — gluteus maximus
중둔근* — gluteus medius
소둔근 — gluteus minimus
반건양근 — semitendinosus
대퇴이두근 — biceps femoris
반막양근 — semimembranosus
비복근 — gastrocnemius
비장근 — soleus
척추기립근 — erector spinae
광배근 — latissimus dorsi

제2장 서서 하는 전굴 자세 | 81

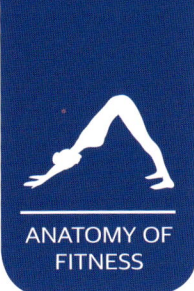

ANATOMY OF FITNESS

서서 하는 반 전굴 자세에서 서서 하는 전굴 자세로 아르다 우타나아사나에서 우타나아사나로

요가 클래스에서 자주 반복하게 되는 이 두 자세는 태양 경배 자세에 속하는 자세입니다. 여러분은 매번 수련할 때마다 조금씩 더 깊숙이 몸을 숙일 수 있게 될 거예요.

4. 숨을 들이마시면서 척추를 길게 늘인 다음, 숨을 내쉬면서 골반에서부터 앞으로 몸을 숙여서 손가락 끝이나 손바닥으로 바닥을 짚으세요. 이것이 서서 하는 전굴 자세입니다.

5. 상체를 늘리면서 복부를 허벅지 가까이 붙이세요. 발뒤꿈치는 바닥에 밀착시키고 미추는 천장을 향해 위로 올립니다. 이 자세로 숨을 들이마시면서 척추를 늘리고 내쉬면서 더 깊이 몸을 숙이는 식으로 1~5회 호흡합니다.

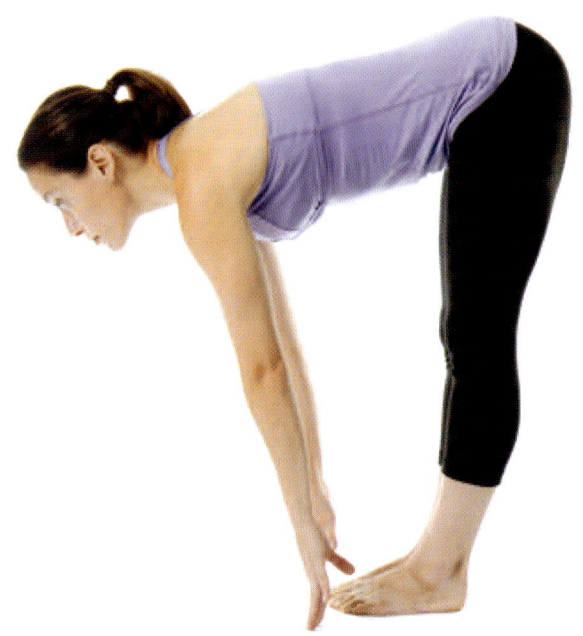

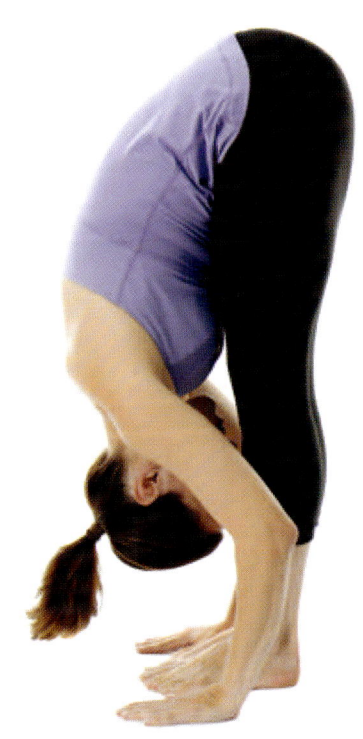

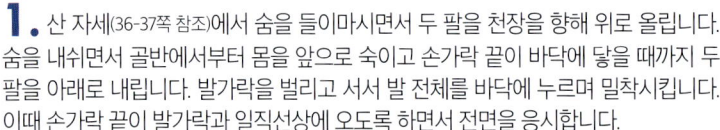

1. 산 자세(36-37쪽 참조)에서 숨을 들이마시면서 두 팔을 천장을 향해 위로 올립니다. 숨을 내쉬면서 골반에서부터 몸을 앞으로 숙이고 손가락 끝이 바닥에 닿을 때까지 두 팔을 아래로 내립니다. 발가락을 벌리고 서서 발 전체를 바닥에 누르며 밀착시킵니다. 이때 손가락 끝이 발가락과 일직선상에 오도록 하면서 전면을 응시합니다.

2. 가슴을 다리에서 떼어 위로 올릴 때 다리와 팔을 모두 곧게 뻗어주세요. 가슴을 활짝 펴고 배를 안으로 끌어당길 때 등 윗부분이 살짝 뒤로 굽게 됩니다.

3. 미추를 천장을 향해 위로 올릴 때 발뒤꿈치를 바닥에 눌러주세요. 이때 골반은 뒤꿈치와 같은 선상에 오도록 합니다. 여기까지가 서서 하는 반 전굴 자세입니다.

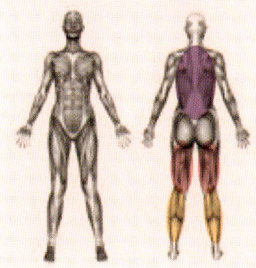

주석 설명
굵게 표시된 단어는 이 자세로 강화되는 근육을 지칭함.
검은색 단어는 스트레칭 되는 근육을 지칭함.
* 는 심부 근육을 지칭함.

POINT

올바른 자세
- 허리나 햄스트링이 딱딱하다면 무릎을 살짝 굽힌 상태로 자세를 취하세요. 햄스트링이 딱딱할 경우 두 다리를 골반 너비로 벌리고 서는 것도 자세를 취하는 데 도움이 됩니다.
- 서서 하는 반 전굴 자세에서 바닥에 손이 닿지 않는다면, 손을 정강이에 두어도 됩니다.
- 서서 하는 전굴 자세에서 바닥에 손이 닿지 않으면, 바닥에 블록을 놓고 그 위에 손이 닿게 하거나 양팔을 접어서 손으로 반대쪽 팔꿈치를 잡도록 하세요.

피해야 할 자세
- 체중을 뒤로 실어서 골반 위치가 발뒤꿈치 뒤로 가기

레벨
- 초급

수련시간
- 1~5회 호흡

효과
- 햄스트링, 골반, 척추 스트레칭
- 허벅지와 무릎 강화
- 스트레스 해소
- 소화 촉진

주의 대상
- 허리가 약한 사람

이상근* piriformis
중둔근* gluteus medius*
장경인대 tractus iliotibialis
척추기립근* erector spinae

대둔근 gluteus maximus
반건양근 semitendinosus
대퇴이두근 biceps femoris
외측광근 vastus lateralis
반막양근 semimembranosus

전경골근 tibialis anterior
비복근 gastrocnemius
비장근 soleus

전면
대퇴근막장근 tensor fasciae latae
장요근* iliopsoas
치골근* pectineus
장내전근 adductor longus
중간광근* vastus intermedius
대퇴이두근 rectus femoris
내측광근 vastus medialis

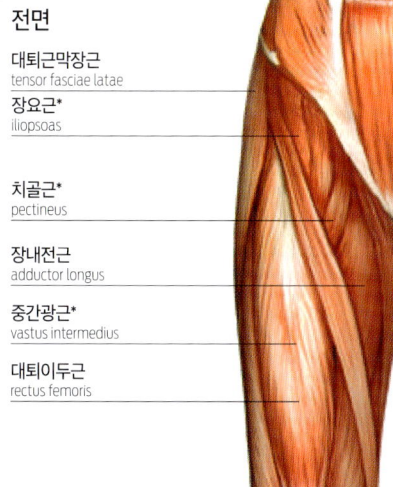

제2장 서서 하는 전굴 자세 | 83

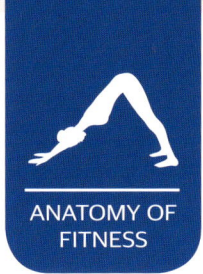

ANATOMY OF FITNESS

다리 넓게 벌린 전굴 자세 프라사리타 파도타나아사나

이 자세는 햄스트링과 척추를 스트레칭하는 데 매우 효과적입니다. 또한 머리를 심장 아래쪽에 위치시키기 때문에 엄밀히 말하자면 역위 자세에 해당합니다.

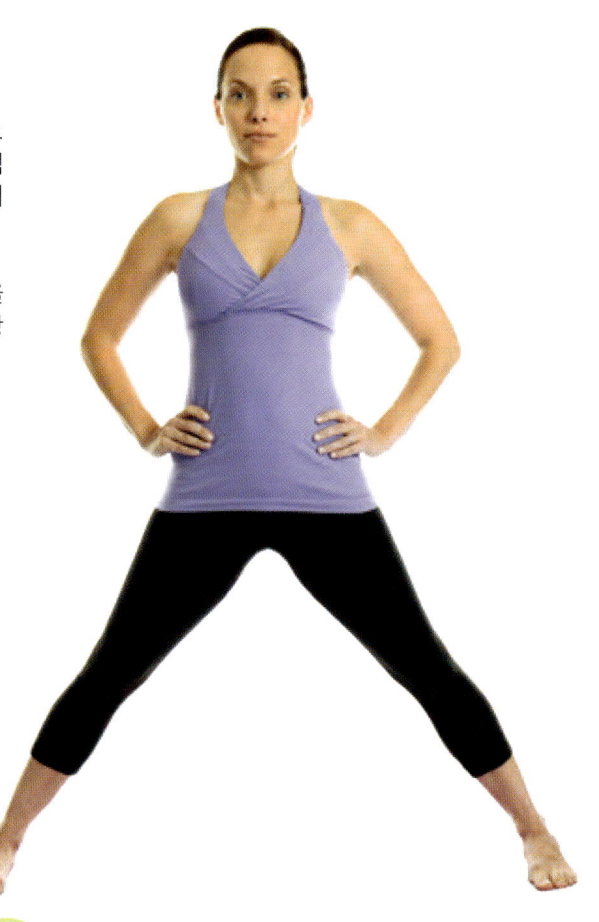

1. 매트 한가운데에 산 자세(36-37쪽 참조)로 섭니다. 이때 두 손은 골반 위에 얹으세요. 발을 내디디거나 점프해서 두 다리를 서너 발자국 너비로 평행하게 벌려주세요.

2. 숨을 들이쉴 때 척추를 늘여주고 가슴을 위로 올려서 등 윗부분이 살짝 굽혀지게 합니다. 시선은 천장을 바라봅니다.

3. 숨을 내쉬면서 골반에서부터 앞쪽으로 몸을 숙입니다. 손바닥이 바닥에 닿을 때까지 숙이는데, 손가락은 정면을 향하게 하세요. 바닥을 짚은 손을 뒷걸음질 치듯 뒤로 가져와서 발뒤꿈치와 일직선이 되는 위치에 오게 합니다. 머리 정수리를 바닥쪽으로 내리고, 어깨를 귀 쪽으로 올려서 목을 위한 공간을 마련하세요.

POINT

올바른 자세
- 무릎은 경직되지 않게 부드러운 상태를 유지하세요.
- 앞으로 몸을 숙일 때 가슴은 열고 등은 평평하게 하세요.
- 등을 평평하게 유지할 수 있는 상태에서 가능한 만큼만 몸을 앞으로 굽히세요.
- 골반은 뒤꿈치 위로 일직선상에 오게 하세요.(이를 위해 체중을 발 앞꿈치에 실으면 도움이 된답니다.)

피해야 할 자세
- 손을 바닥에 닿게 하려고 등 구부리기
- 무릎을 고정시키기

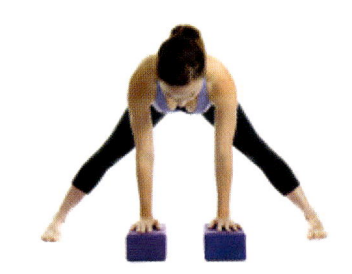

변형 자세
낮은 난이도: 손으로 바닥을 짚기가 힘들다면, 바닥 대신 블록을 놓고 그 위를 손으로 짚으세요.

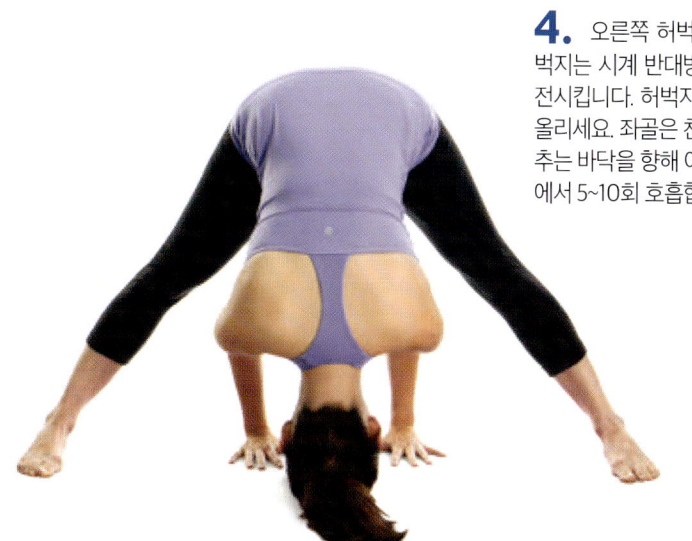

4. 오른쪽 허벅지는 시계방향으로, 왼쪽 허벅지는 시계 반대방향으로 돌려서 다리를 내회전시킵니다. 허벅지에 힘을 주고 슬개골을 치켜올리세요. 좌골은 천장 쪽으로 위로 올리면서 미추는 바닥을 향해 아래로 끌어당기세요. 이 자세에서 5~10회 호흡합니다.

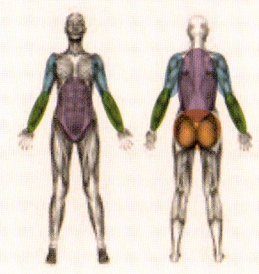

레벨
- 초급

수련시간
- 1~5회 호흡

효과
- 목과 척추 스트레칭
- 복부와 팔 강화

주의 대상
- 무릎이 약한 사람

주석 설명
굵게 표시된 단어는 이 자세로 강화되는 근육을 지칭함.
검은색 단어는 스트레칭 되는 근육을 지칭함.
* 는 심부 근육을 지칭함.

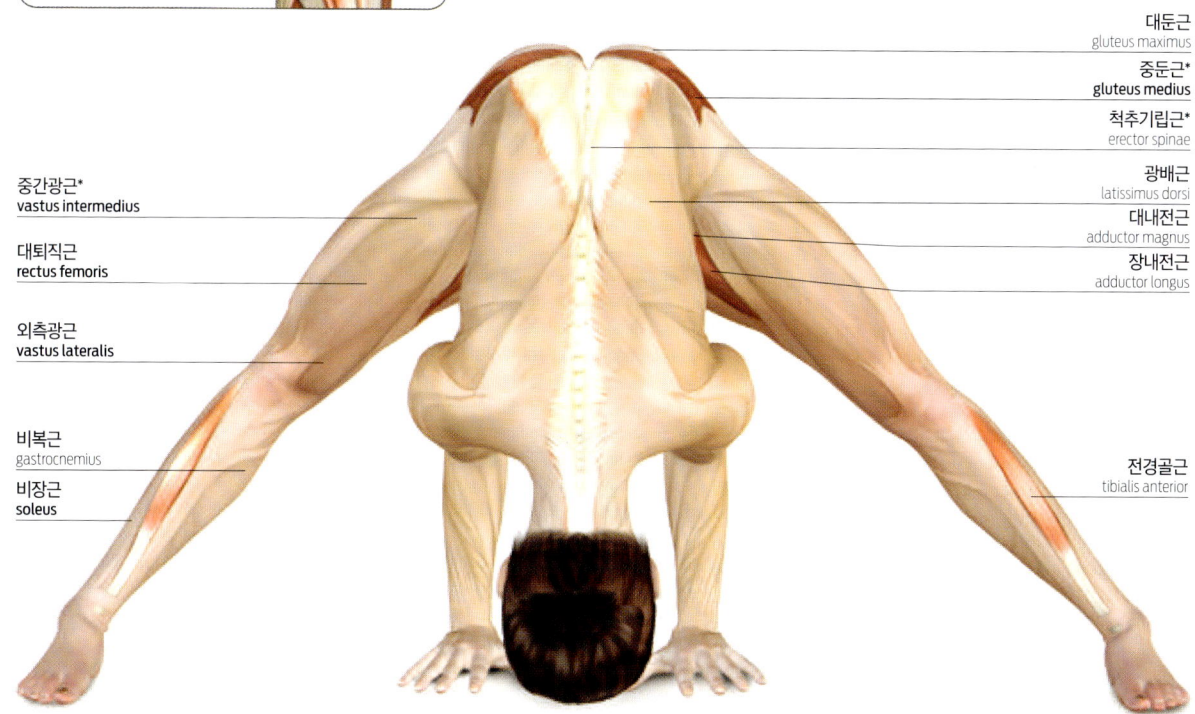

후면
- 반건양근 semitendinosus
- 대퇴이두근 biceps femoris
- 반막양근 semimembranosus

- 중간광근* vastus intermedius
- 대퇴직근 rectus femoris
- 외측광근 vastus lateralis
- 비복근 gastrocnemius
- 비장근 soleus

- 대둔근 gluteus maximus
- 중둔근* gluteus medius
- 척추기립근* erector spinae
- 광배근 latissimus dorsi
- 대내전근 adductor magnus
- 장내전근 adductor longus
- 전경골근 tibialis anterior

제2장 서서 하는 전굴 자세 | 85

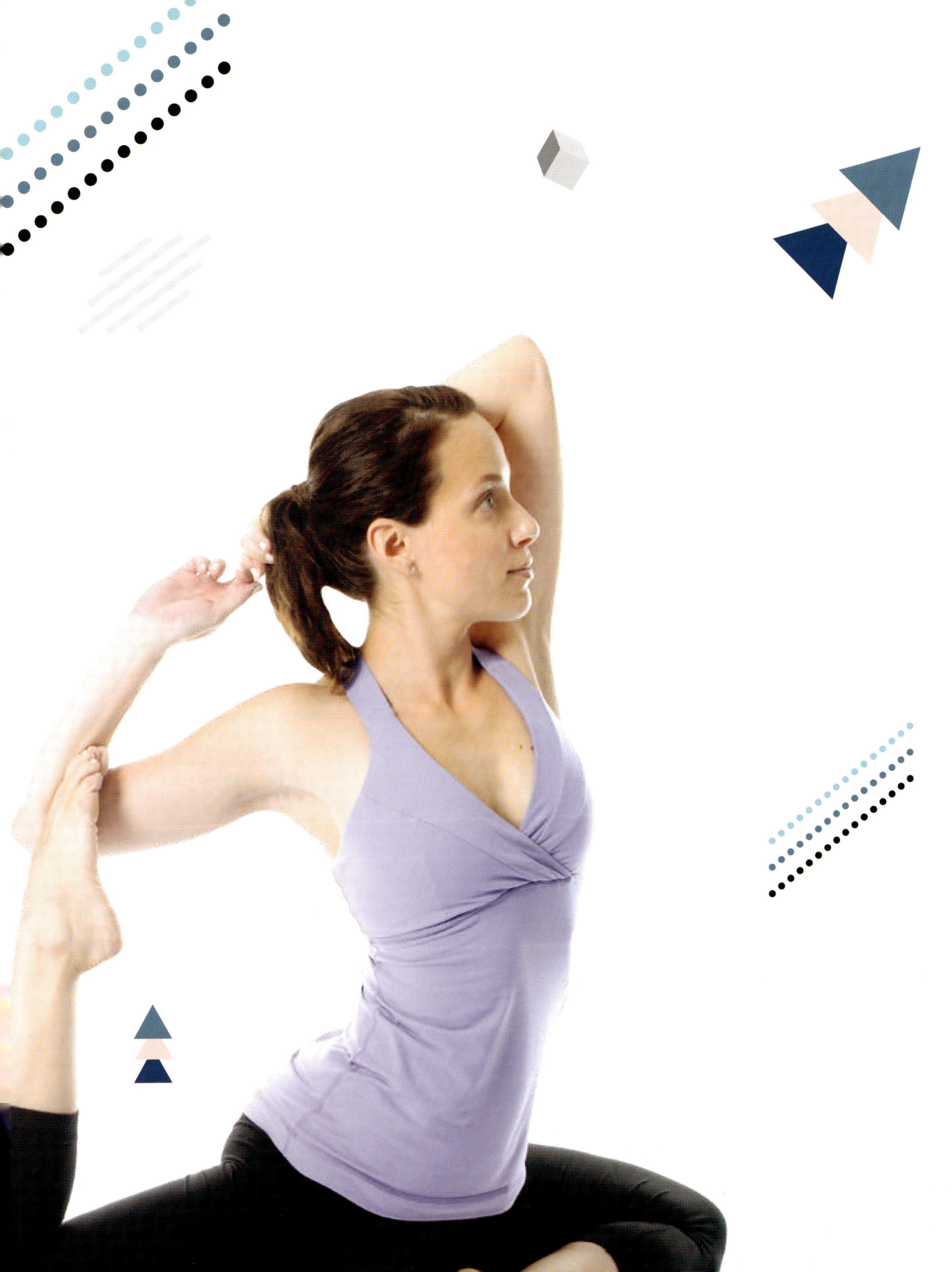

제 3 장

후굴 자세

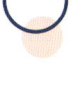
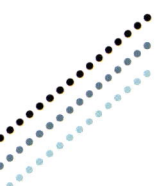
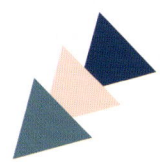
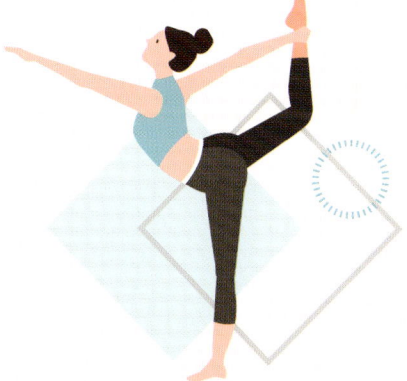

후굴 자세는 흔히 가슴을 열어주는 하트 오프너 동작이라고도 불립니다. 척추는 뒤쪽으로 구부러지지만, 가슴, 허파, 복부, 내장기관 등 몸의 앞면 전체는 스트레칭이 되면서 열리기 때문이지요. 요즘은 등 윗부분과 목 부위가 딱딱하게 긴장되거나 어깨가 앞으로 굽은 사람들이 많습니다. 후굴 자세를 하면 이처럼 겹겹이 쌓인 근육의 긴장을 풀어주는 데 도움이 됩니다. 또한 척추의 힘과 유연성을 키워서 체형을 개선하는 효과도 있답니다. 후굴 자세는 기운을 북돋우기도 합니다. 아마 여러분은 후굴 자세를 수련한 후에 훨씬 더 활력이 넘치는 것을 실감하게 되실 거예요.

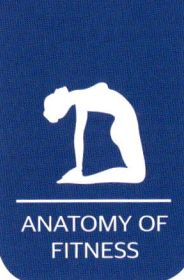

소 자세 비틸라아사나

소 자세는 흔히 고양이 자세(78-79쪽 참조)와 함께 행합니다. 이 두 자세는 한 동작에 한 번 호흡을 하면서 서로 연결해서 하는 경우가 많습니다. 고양이 자세와 소 자세를 부드럽게 물 흐르듯 오고 가면 척추를 편안하게 워밍업을 해줄 수 있답니다.

1. 손과 무릎으로 바닥을 짚고 기어가는 자세로 시작합니다. 이때 두 손은 어깨 바로 아래에 자리 잡고 무릎은 골반 아래에 오게 합니다. 여기서 골반은 앞뒤로 쏠리지 않고 중립 위치에 있어야 합니다.

2. 손가락을 넓게 펴서 손가락 마디마다 바닥에 단단히 밀착시킵니다.

3. 숨을 들이마시면서 흉골을 올리고 등 윗부분을 휘어주세요. 이때 좌골은 천장을 향하도록 올려주세요. 이 자세로 1~5회 호흡합니다.

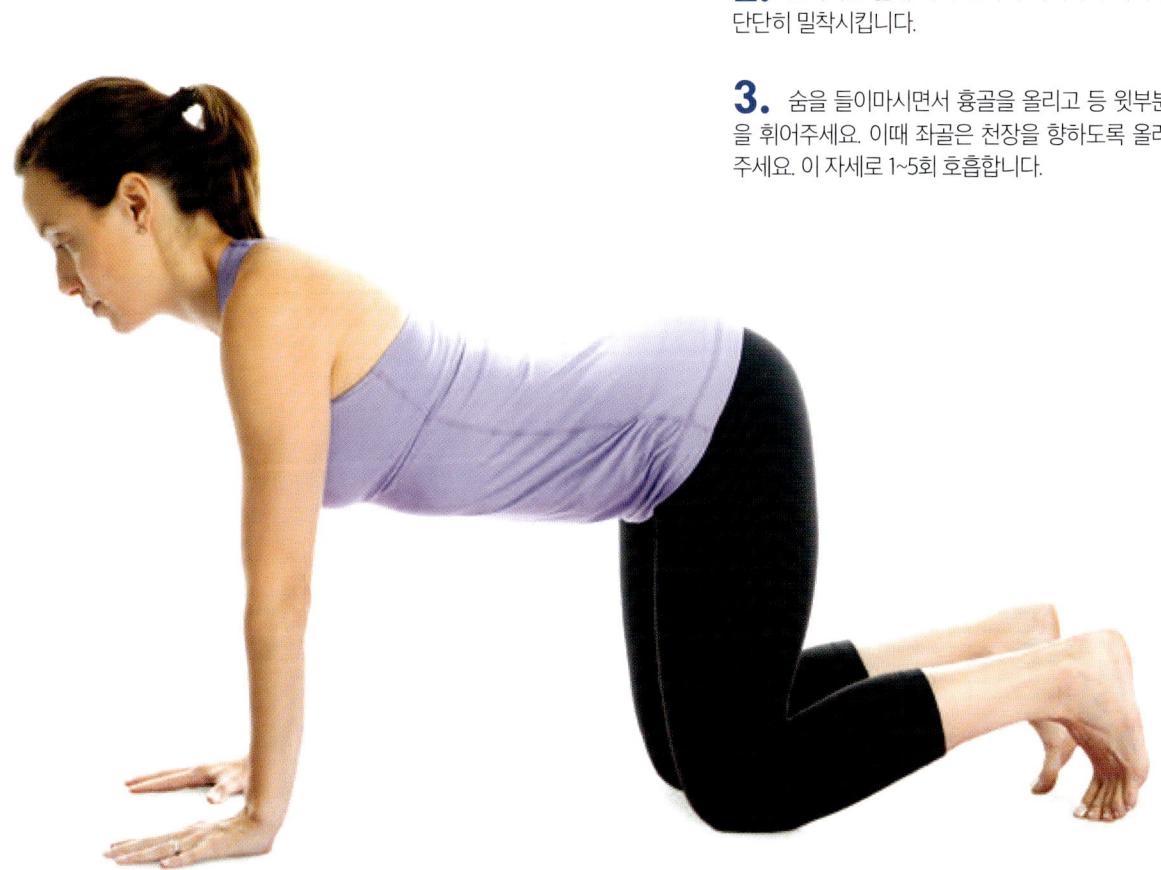

POINT

올바른 자세
- 등을 아치형으로 휘어주면서 복근을 척추 쪽으로 끌어당겨서 허리가 내려앉지 않게 하세요.

피해야 할 자세
- 배를 아래로 늘어뜨리기

주석 설명
굵게 표시된 단어는 이 자세로 강화되는 근육을 지칭함.
검은색 단어는 스트레칭 되는 근육을 지칭함.
* 는 심부 근육을 지칭함.

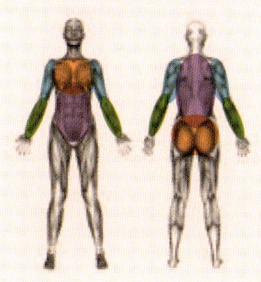

레벨
- 초급

수련시간
- 1~5회 호흡

효과
- 가슴, 목, 척추 스트레칭

주의 대상
- 목이 약한 사람

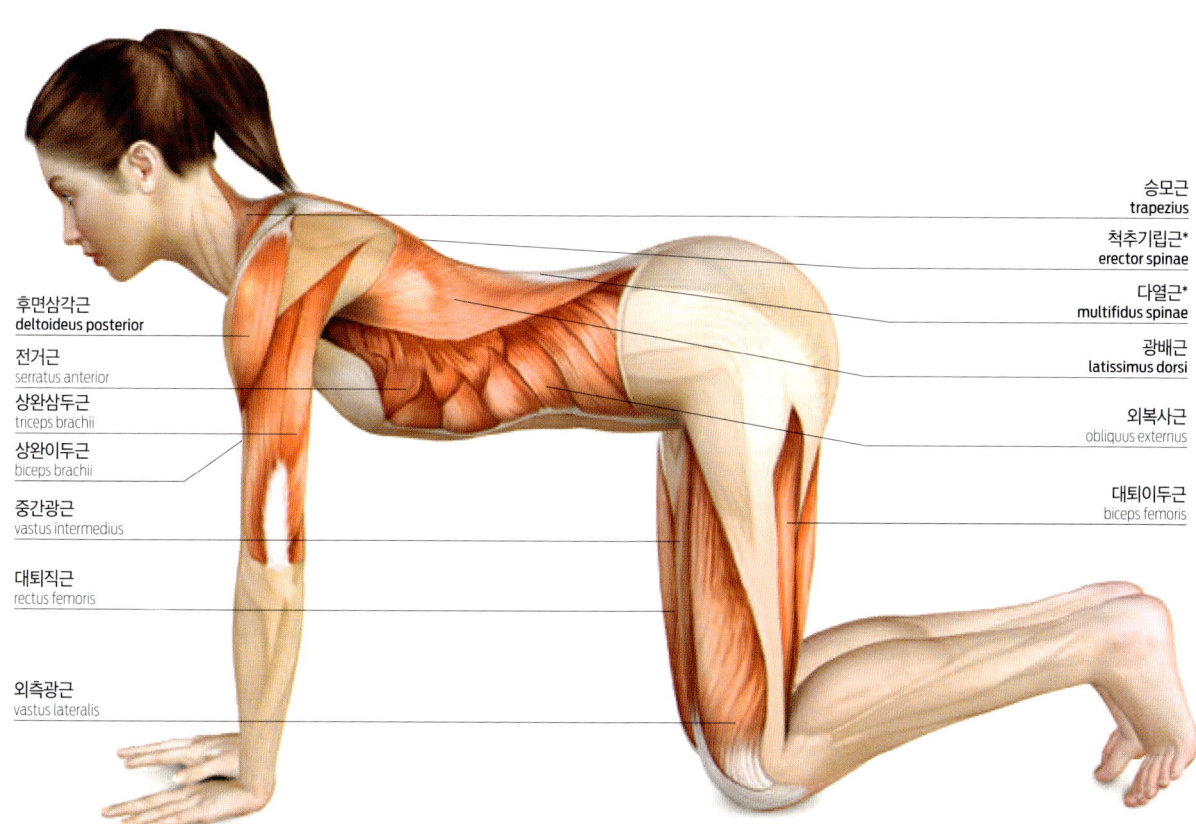

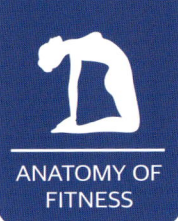

얼굴 위로 향한 개 자세   우르드바 무카 스바나아사나

이 자세는 컴퓨터나 운전대 앞에서 한참 동안 웅크리고 있었던 몸을 풀어주는 데 좋습니다. 이 자세는 효과적인 후굴 자세로서 두 가지 태양 경배 자세에서 모두 중요한 역할을 합니다.

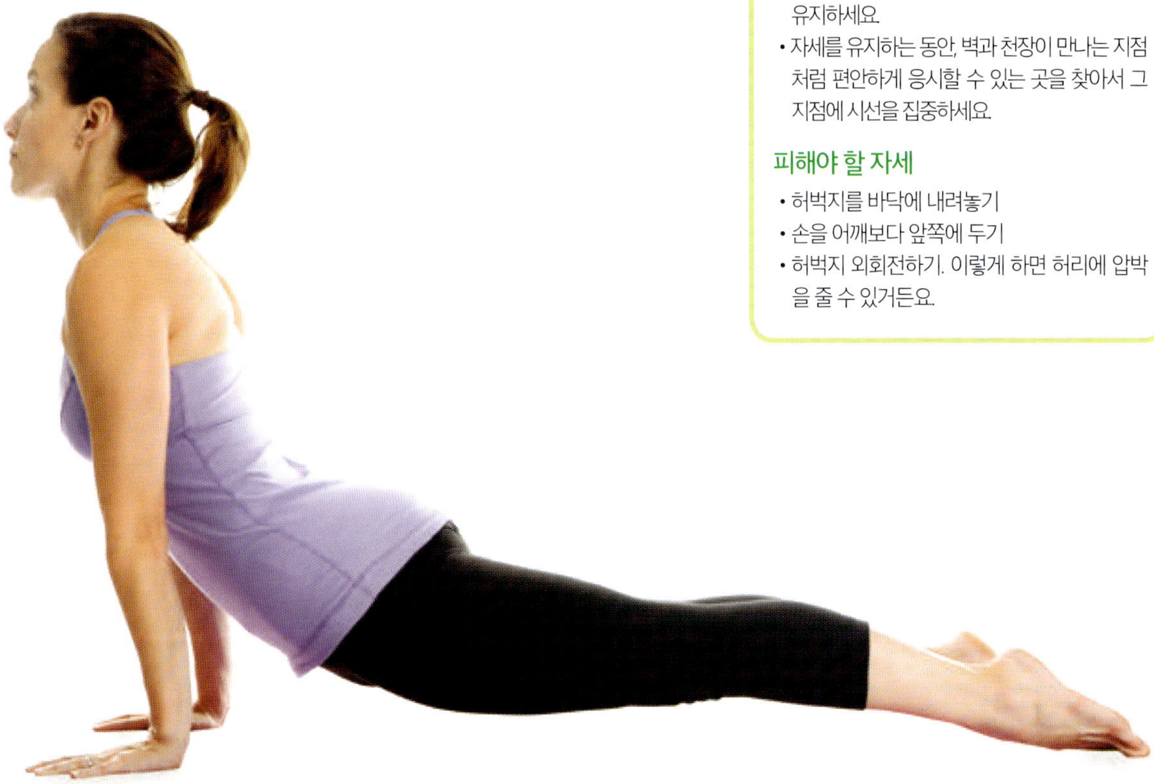

POINT

올바른 자세
- 손목은 매트 앞면 가장자리와 평행한 위치를 유지하도록 하세요
- 어깨는 손목 위에 위치시키세요
- 목뒤를 길게 늘이는 동안 턱은 살짝 당긴 상태를 유지하세요
- 자세를 유지하는 동안, 벽과 천장이 만나는 지점처럼 편안하게 응시할 수 있는 곳을 찾아서 그 지점에 시선을 집중하세요

피해야 할 자세
- 허벅지를 바닥에 내려놓기
- 손을 어깨보다 앞쪽에 두기
- 허벅지 외회전하기. 이렇게 하면 허리에 압박을 줄 수 있거든요.

1. 배를 바닥에 깔고 얼굴을 아래로 해서 엎드려 눕습니다. 팔을 굽혀서 손목이 팔꿈치 아래에 오게 하세요. 이때 손가락은 매트 앞면을 향하게 합니다.

2. 숨을 들이마시면서 팔을 곧게 펴서 어깨가 손목 바로 위로 오게 하세요. 이때 허벅지와 무릎을 바닥에서 들어올립니다.

3. 손가락을 벌려서 바닥을 단단히 짚으세요. 미추는 아래로 끌어당기고 치골은 배꼽 쪽으로 올리세요. 이 자세로 1~5회 호흡을 합니다.

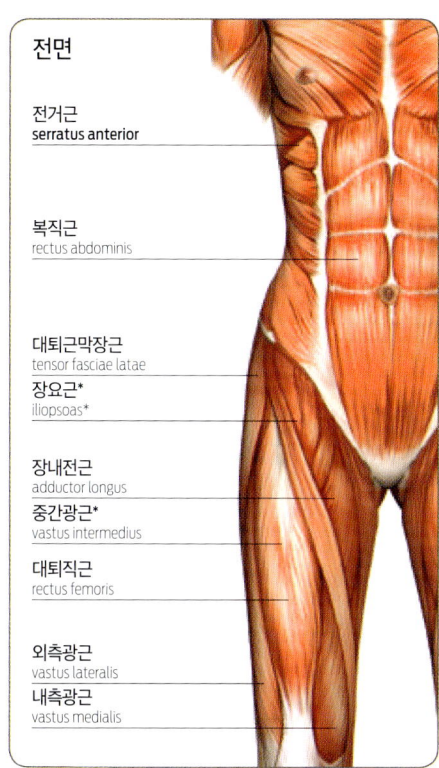

전면

- 전거근 / serratus anterior
- 복직근 / rectus abdominis
- 대퇴근막장근 / tensor fasciae latae
- 장요근* / iliopsoas*
- 장내전근 / adductor longus
- 중간광근* / vastus intermedius
- 대퇴직근 / rectus femoris
- 외측광근 / vastus lateralis
- 내측광근 / vastus medialis

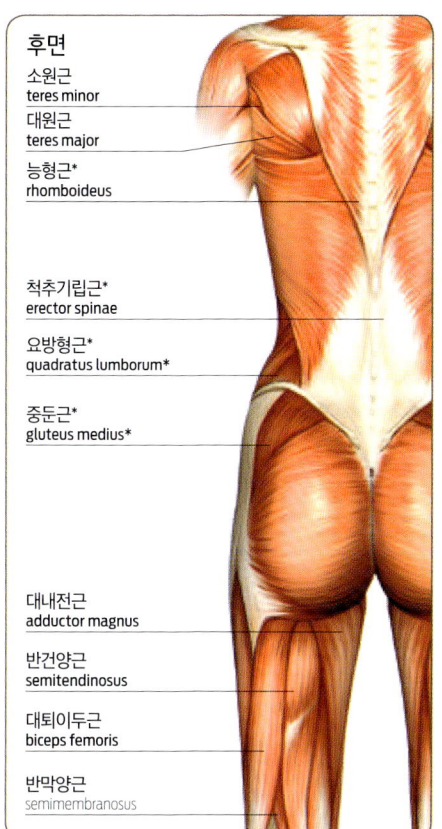

후면

- 소원근 / teres minor
- 대원근 / teres major
- 능형근* / rhomboideus
- 척추기립근* / erector spinae
- 요방형근* / quadratus lumborum*
- 중둔근* / gluteus medius*
- 대내전근 / adductor magnus
- 반건양근 / semitendinosus
- 대퇴이두근 / biceps femoris
- 반막양근 / semimembranosus

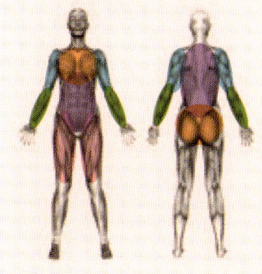

레벨
- 초급, 중급

수련시간
- 1~5회 호흡

효과
- 어깨, 가슴, 복부, 허벅지, 발목 스트레칭
- 손목, 팔, 척추 강화
- 자세 교정

주의 대상
- 허리가 약한 사람
- 임산부
- 어깨가 약한 사람
- 손목이 약한 사람

주석 설명
굵게 표시된 단어는 이 자세로 강화되는 근육을 지칭함.
검은색 단어는 스트레칭 되는 근육을 지칭함.
* 는 심부 근육을 지칭함.

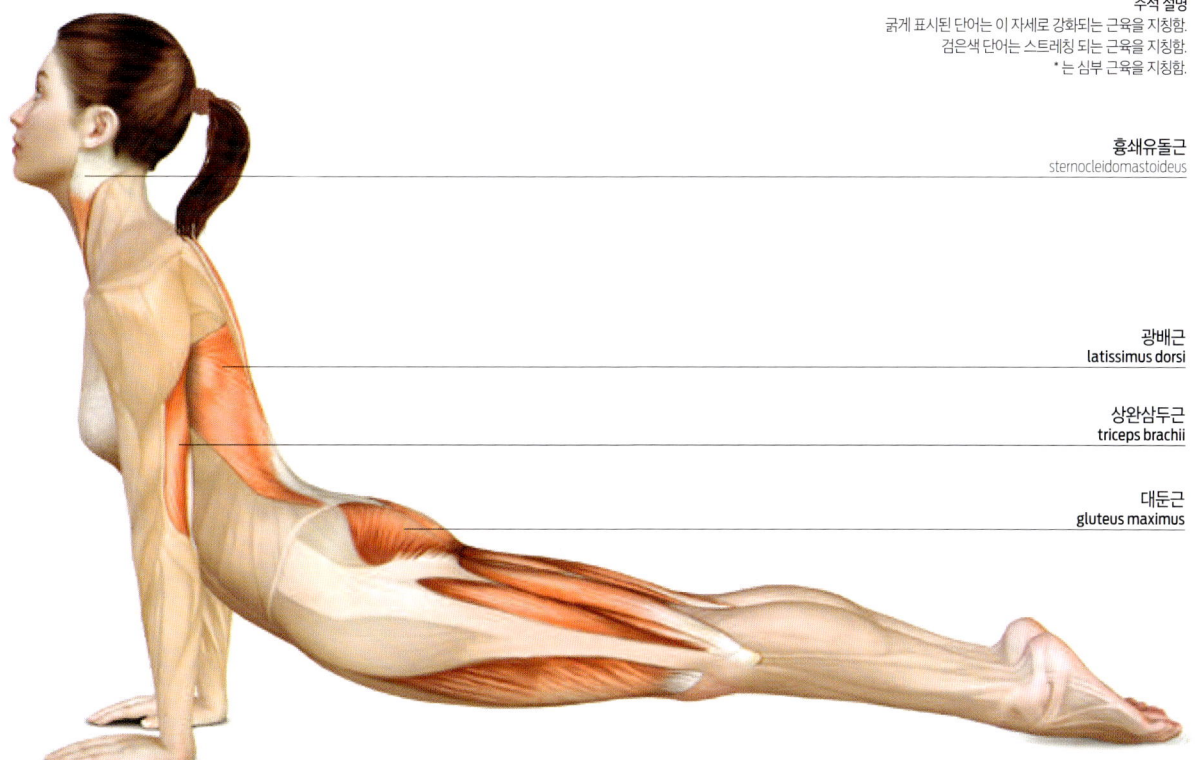

- 흉쇄유돌근 / sternocleidomastoideus
- 광배근 / latissimus dorsi
- 상완삼두근 / triceps brachii
- 대둔근 / gluteus maximus

제3장 후굴 자세 | 91

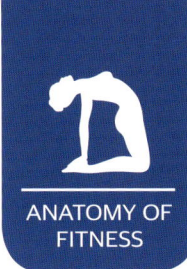

ANATOMY OF FITNESS

코브라 자세 부장가아사나

코브라 자세는 척추를 스트레칭하고 강화해줍니다. 처음에는 가슴과 어깨를 너무 높이 올리려 하지 마세요. 이 자세를 취할 때는 작은 동작 안에도 힘이 들어가기 때문이에요.

1. 배를 바닥에 깔고 얼굴을 아래로 향하게 엎드려 눕습니다. 팔을 접어서 손목이 팔꿈치 아래에 오게 바닥을 짚으세요. 이때 손가락을 매트 앞면을 향하게 합니다. 팔꿈치는 몸 쪽으로 끌어당깁니다.

2. 숨을 들이마시면서 손으로 바닥을 눌러 가슴과 어깨를 위로 들어올립니다. 흉골은 앞으로 내밀고 견갑골은 뒤에서 서로 만나게 합니다.

3. 발톱, 특히 새끼발가락 발톱으로 바닥을 세게 눌러서 허벅지가 내회전하도록 도와줍니다. 엉덩이에 단단하게 힘을 주세요. 다리를 곧게 뻗고 허벅지 안쪽을 천장을 향해 돌립니다. 미추를 발을 향해 아래로 끌어당길 때 치골이 바닥으로 아래로 누르는 느낌이 들게 하세요. 이 상태로 1~5회 호흡합니다.

4. 숨을 내쉬면서 이마부터 시작해서 천천히 몸을 낮춰 매트 위로 다시 내려옵니다.

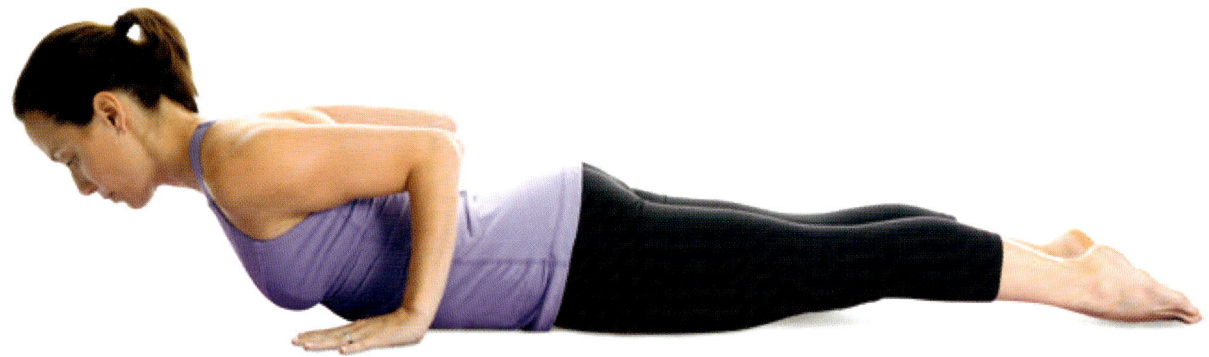

POINT

올바른 자세
- 목 뒷부분을 길게 늘인 상태를 유지하세요.
- 배가 바닥에 닿아 있는 동안에도 배꼽은 척추 쪽으로 끌어당겨주세요.

피해야 할 자세
- 다리를 바깥쪽으로 돌리기
- 가슴을 들어올릴 때 발을 바닥에서 떨어뜨리기
- 허리가 긴장되거나 으스러지는 느낌이 들 정도로 엉덩이를 세게 조이기

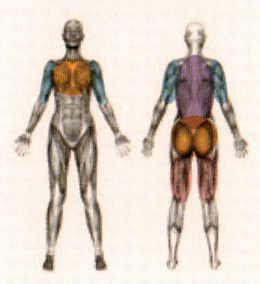

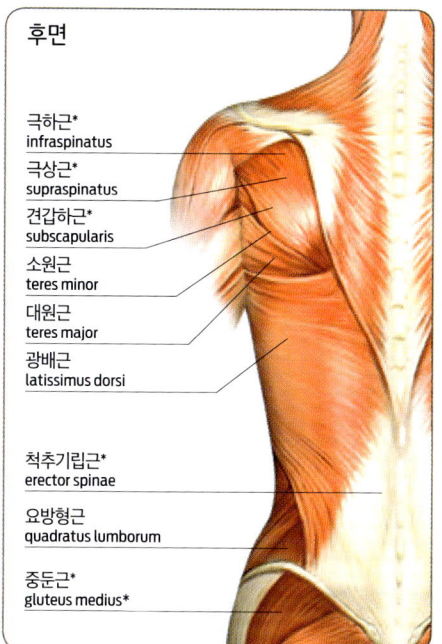

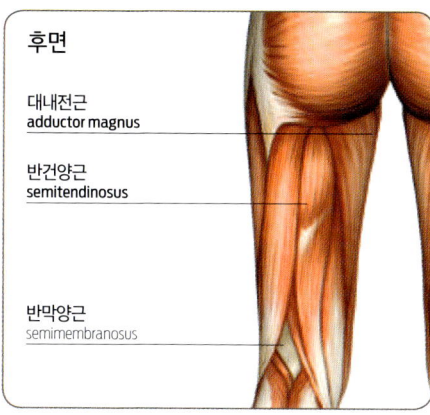

주석 설명
굵게 표시된 단어는 이 자세로 강화되는 근육을 지칭함.
검은색 단어는 스트레칭 되는 근육을 지칭함.
*는 심부 근육을 지칭함.

레벨
- 초급

수련시간
- 1~5회 호흡

효과
- 척추와 상완 스트레칭 및 강화
- 몸 앞면 스트레칭
- 자세 교정

주의 대상
- 허리가 약한 사람
- 임산부

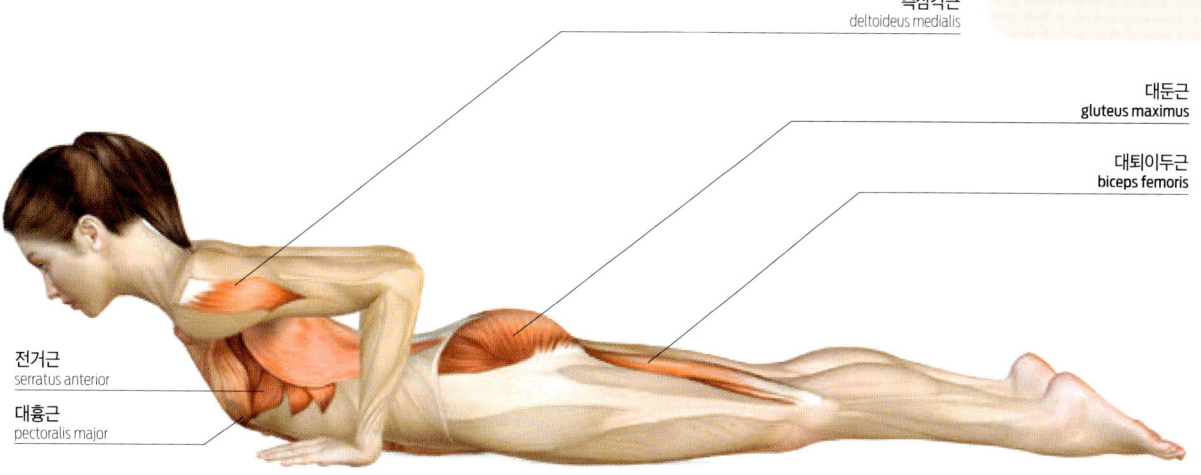

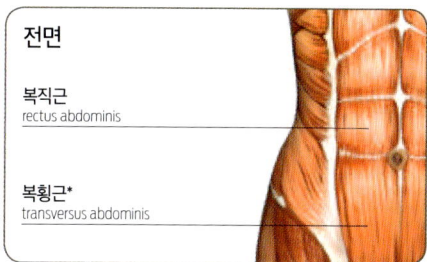

제3장 후굴 자세 | 93

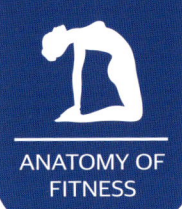

메뚜기 자세 살라바아사나

메뚜기 자세를 하면 코어 근육뿐만 아니라 몸 뒷면 전체가 강화됩니다. 뒤로 깊게 구부리는 후굴 자세에 들어가기 전의 준비 자세로 좋습니다.

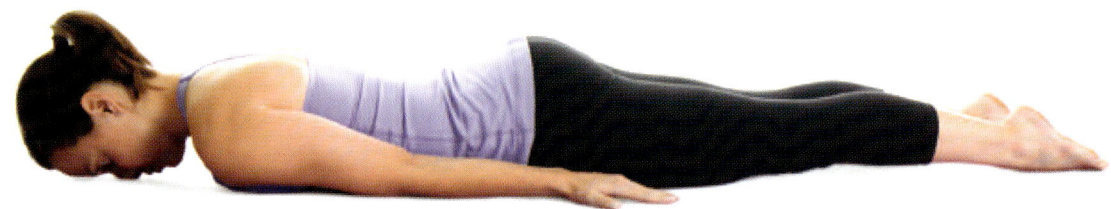

1. 배를 바닥에 깔고 팔과 다리를 뒤로 곧게 뻗고 이마를 바닥에 대어 엎드립니다. 새끼발가락을 위시해서 모든 발가락의 발톱으로 바닥을 눌러서 다리의 내회전을 도와주세요.

2. 숨을 들이마시면서 머리, 가슴, 다리, 팔을 바닥에서 들어 위로 올립니다.

POINT

올바른 자세
- 원한다면 등 뒤로 손가락 깍지를 끼거나 팔을 앞으로 뻗어도 좋아요
- 골반 뼈가 민감하다면 골반 아래에 담요를 깔고 그 위에서 수련하세요
- 목 뒷부분을 늘려준 상태를 유지하기 위해 시선은 살짝 정면을 응시하세요.

피해야 할 자세
- 목 뒷부분을 비틀거나 으스러뜨리기

3. 허벅지 안쪽을 천장을 향해 돌려서 허벅지를 계속해서 내회전합니다. 이때 미추는 발을 향해 아래로 끌어당기고 골반 뼈는 배꼽 방향으로 위로 올립니다. 흉골과 어깨를 바닥에서 들어올릴 수 있도록 상체 전체를 길게 늘여줍니다. 이 자세로 3~5회 호흡합니다.

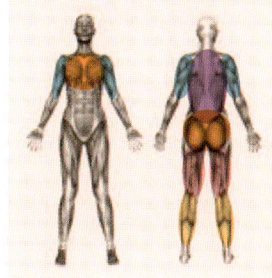

레벨
- 초급

수련시간
- 3~5회 호흡

효과
- 척추, 엉덩이, 햄스트링, 다리, 팔, 어깨 강화 및 탄력 강화
- 몸 앞면 스트레칭
- 코어근육 강화

주의 대상
- 등이 약한 사람
- 임산부

후면

- 승모근 trapezius
- 극하근 infraspinatus
- 대원근 teres major
- 능형근 rhomboideus
- 광배근 latissimus dorsi
- 척추기립근* erector spinae

주석 설명
굵게 표시된 단어는 이 자세로 강화되는 근육을 지칭함.
검은색 단어는 스트레칭 되는 근육을 지칭함.
* 는 심부 근육을 지칭함.

- 후면삼각근 deltoideus posterior
- 중둔근* gluteus medius
- 대둔근 gluteus maximus

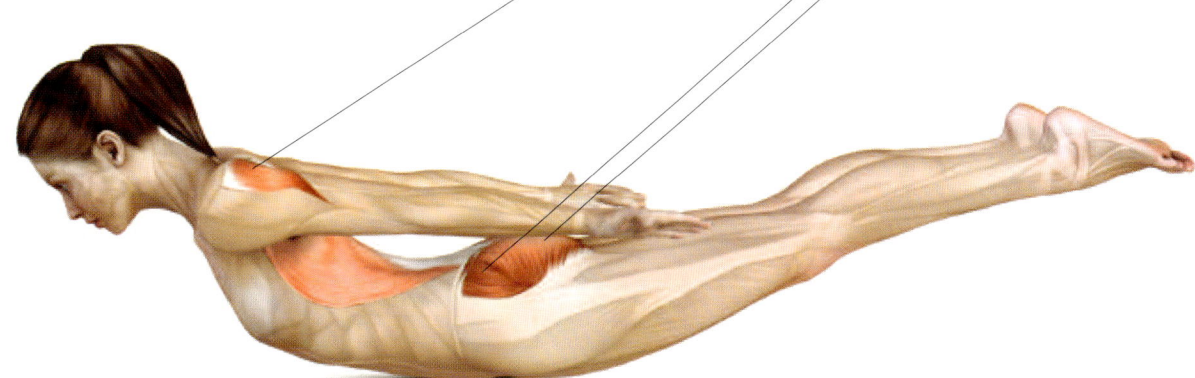

제3장 후굴 자세 | 95

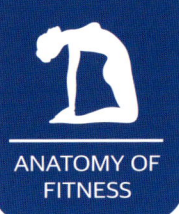

반 개구리 자세 아르다 베카아사나

반 개구리 자세는 활 자세(98-99쪽 참조)에 들어가기 위한 준비 자세로 적합합니다. 이 자세를 하면 활 자세에서 사용할 근육을 스트레칭하는 데 도움이 됩니다.

1. 배를 바닥에 깔고 누우세요. 팔뚝을 바닥에 대고 몸을 위로 올립니다. 이때 팔꿈치가 어깨 바로 아래 위치에 오게 하세요. (이 자세를 '스핑크스 자세'라고 합니다.)

2. 왼쪽 무릎을 접어서 뒤꿈치를 왼쪽 엉덩이 쪽으로 올립니다. 왼팔을 뒤로 뻗어 왼발 바깥쪽을 잡은 채 계속해서 왼발을 왼쪽 엉덩이 방향으로 누릅니다.

3. 왼발을 왼쪽 엉덩이 쪽으로 계속 당깁니다. 오른쪽 팔뚝과 팔꿈치로 바닥을 눌러서 왼쪽 어깨가 무너지지 않게 해주세요. 양어깨는 매트 앞면을 향해 수평을 유지하세요. 이 자세로 1~5회 호흡합니다. 반대쪽으로도 반복합니다.

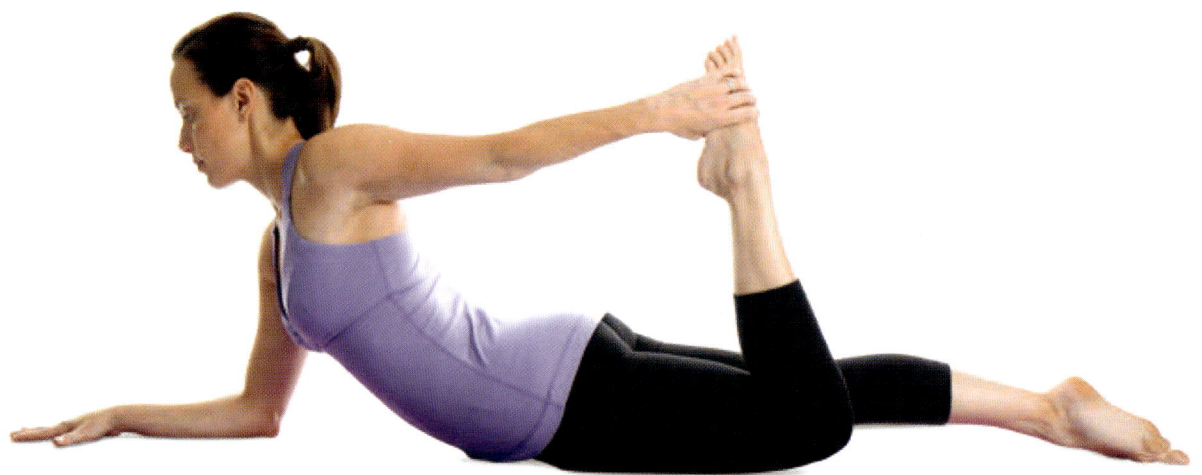

POINT

올바른 자세
- 복근을 사용하세요

피해야 할 자세
- 몸을 지지하고 있는 어깨 내려앉기
- 목 비틀기

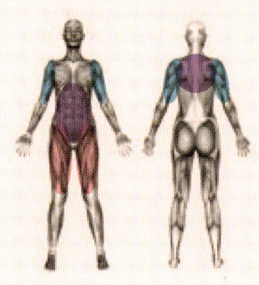

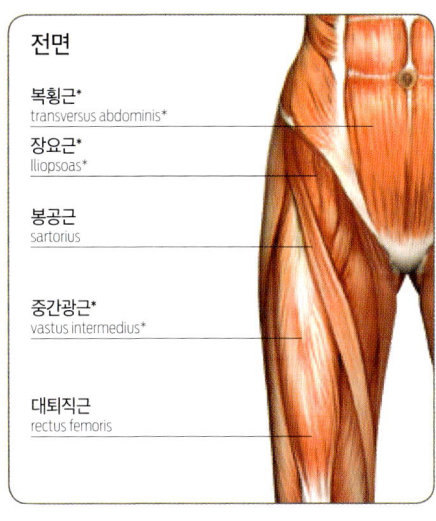

전면

복횡근*
transversus abdominis*

장요근*
Iliopsoas*

봉공근
sartorius

중간광근*
vastus intermedius*

대퇴직근
rectus femoris

주석 설명
굵게 표시된 단어는 이 자세로 강화되는 근육을 지칭함.
검은색 단어는 스트레칭 되는 근육을 지칭함.
* 는 심부 근육을 지칭함.

레벨
- 초급

수련시간
- 1~5회 호흡

효과
- 어깨, 상체, 목구멍, 복부, 허벅지, 요근, 발목 스트레칭
- 등 근육 강화
- 자세 교정

주의 대상
- 허리가 약한 사람
- 어깨가 약한 사람

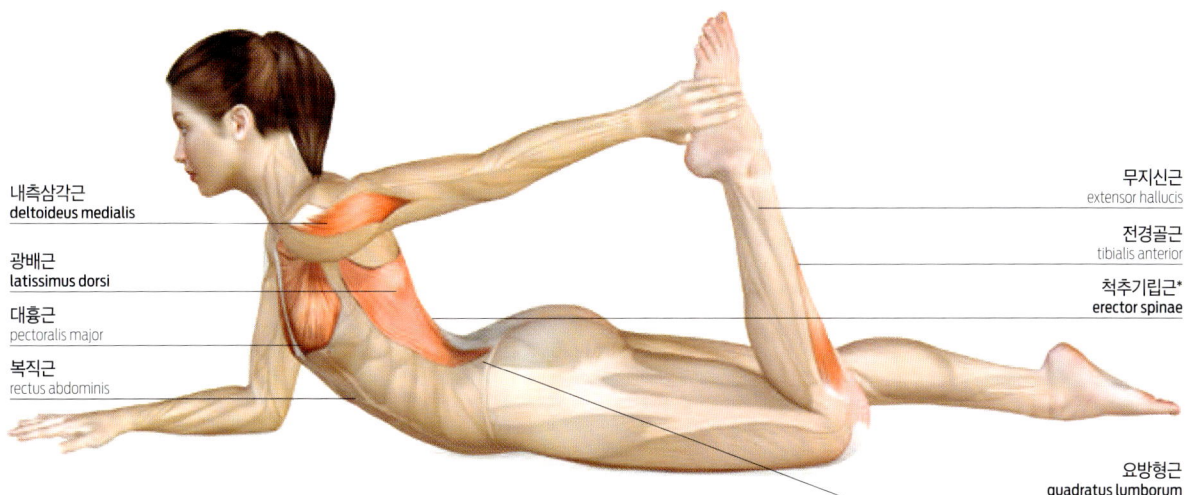

내측삼각근
deltoideus medialis

광배근
latissimus dorsi

대흉근
pectoralis major

복직근
rectus abdominis

무지신근
extensor hallucis

전경골근
tibialis anterior

척추기립근*
erector spinae

요방형근
quadratus lumborum

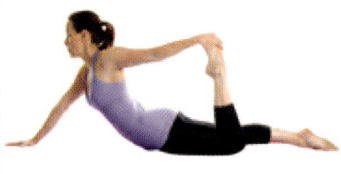

변형 자세

높은 난이도: 가슴을 위로 들어올릴 때, 몸을 지지하는 쪽 손바닥으로 바닥을 밀어내면서 팔을 곧게 뻗어주세요.

제3장 후굴 자세

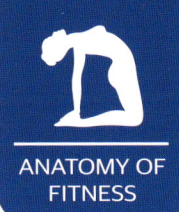

ANATOMY OF FITNESS

활 자세 다누라아사나

활 자세는 간혹 "활과 화살" 자세라고도 합니다. 다누르는 '활 모양, 휘어진, 굽은'이라는 뜻입니다. 이 자세는 시위를 당기고 있는 활의 모습을 보여줍니다.

1. 배를 바닥에 깔고 누워 이마를 바닥에 대고 팔과 다리는 뒤로 곧게 뻗습니다. 골반과 아랫배를 바닥에 밀착시킵니다. 이 부위는 자세를 지지하는 역할을 하게 됩니다.

2. 두 다리는 골반 너비만큼 벌리고 두 무릎을 동시에 굽힙니다. 이때 발목과 정강이가 무릎과 일직선상에 오게 하세요.

3. 숨을 들이마시면서 팔을 뒤로 뻗어 발목을 잡습니다. 이때 오른손은 오른발 바깥쪽을 감싸고 왼손은 왼발 바깥쪽을 감싸세요.

4. 숨을 내쉬면서 가슴과 허벅지를 바닥에서 들어올립니다. 이때 팔은 곧게 펴준 상태를 유지하세요. 가슴을 더 높이 들어올릴 수 있도록 발을 머리에서 멀리 떨어지게 밀어주세요.

5. 양쪽 허벅지 안쪽이 천장을 향해 위로 움직이게 하면서 내회전시킵니다. 미추를 살짝 아래로 끌어당겨서 허리가 눌리는 것을 완화해줍니다. 배꼽을 중심으로 가슴이 올라간 정도와 다리가 올라간 정도가 같아지도록 균형을 잡으세요. 이 상태로 3~5회 호흡합니다.

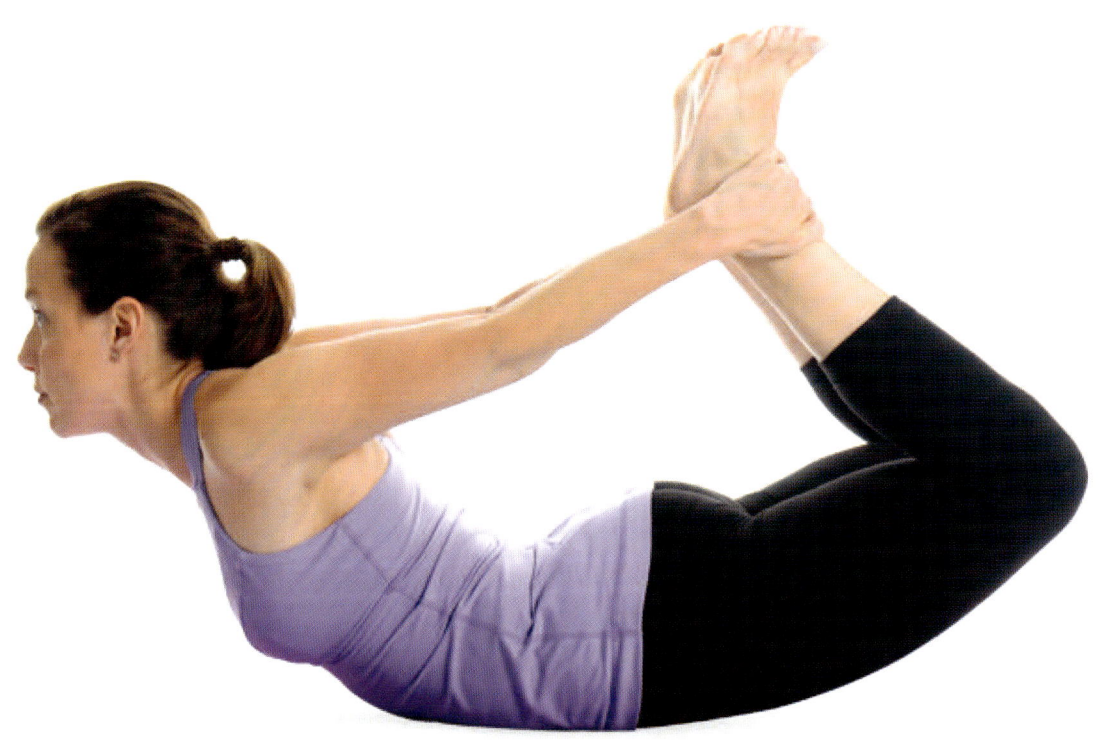

전면

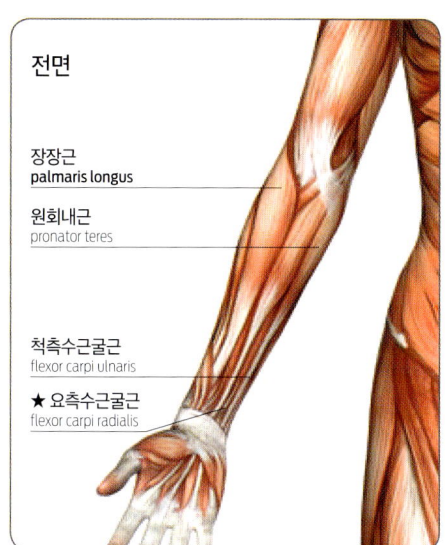

- 장장근 **palmaris longus**
- 원회내근 **pronator teres**
- 척측수근굴근 **flexor carpi ulnaris**
- ★ 요측수근굴근 **flexor carpi radialis**

POINT

올바른 자세
- 허리 부분에 공간이 생기도록 미추를 길게 늘여주세요.
- 가슴을 잘 들어올릴 수 있도록 양쪽 견갑골이 서로 마주하게 조여주세요.
- 가슴과 허벅지를 동시에 들어올리세요.

피해야 할 자세
- 허벅지 외회전하기

주석 설명
굵게 표시된 단어는 이 자세로 강화되는 근육을 지칭함.
검은색 단어는 스트레칭 되는 근육을 지칭함.
* 는 심부 근육을 지칭함.

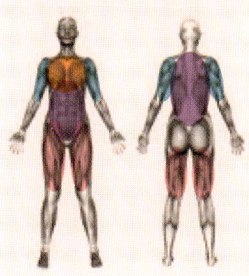

레벨
- 중급

수련시간
- 3~5회 호흡

효과
- 어깨, 가슴, 복부, 허벅지 스트레칭
- 척추 강화
- 소화 촉진
- 복부 내장기관 마사지

주의 대상
- 허리가 약한 사람
- 무릎에 통증이 있는 사람
- 어깨가 약한 사람
- 임산부

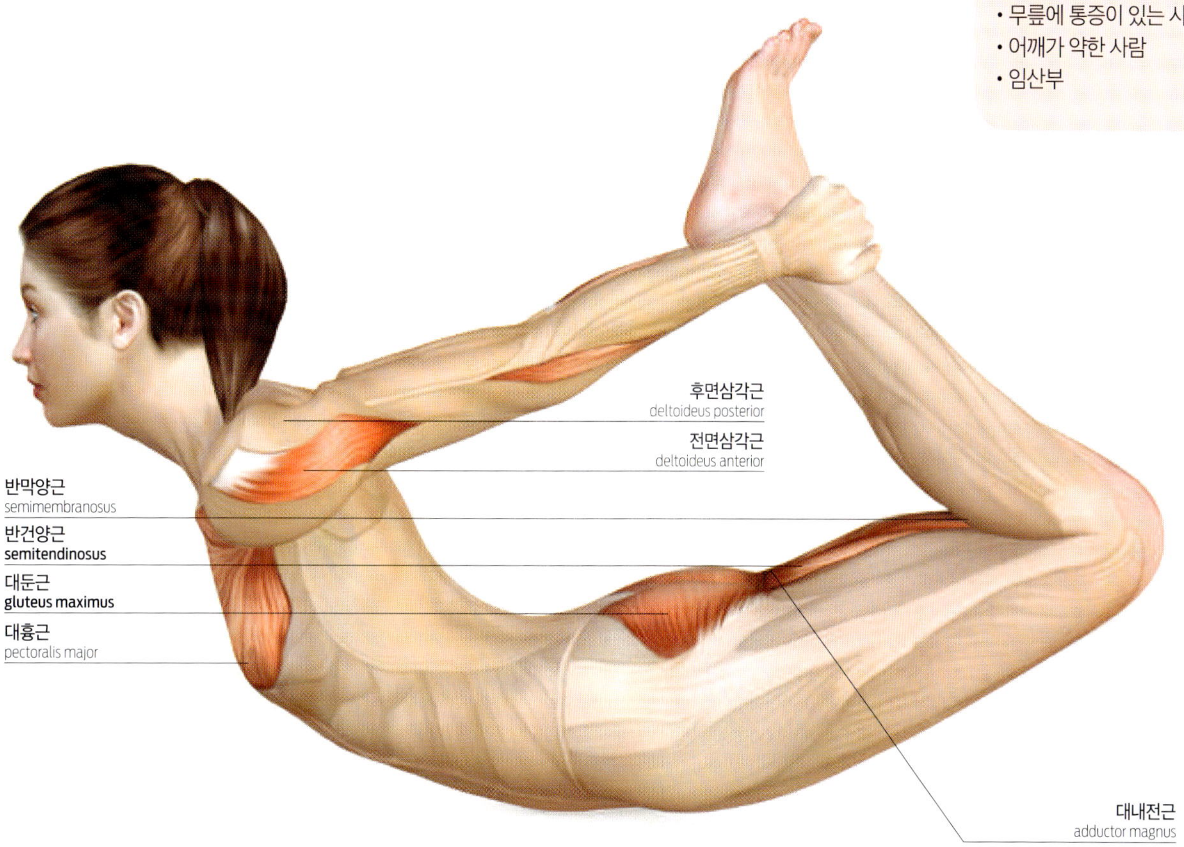

- 반막양근 **semimembranosus**
- 반건양근 **semitendinosus**
- 대둔근 **gluteus maximus**
- 대흉근 **pectoralis major**
- 후면삼각근 **deltoideus posterior**
- 전면삼각근 **deltoideus anterior**
- 대내전근 **adductor magnus**

제3장 후굴 자세

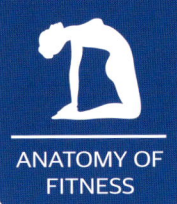

다리 자세 세투 반다 사르반가아사나

다리 자세는 아치 자세(102-103쪽 참조)에 들어가기 위한 준비 자세로도 효과적이지만, 단독으로 수련할 때에도 원기를 회복해주는 효과가 뛰어난 자세랍니다.

1. 등을 바닥에 대고 눕습니다. 무릎이 발목 바로 위에 오도록 무릎을 접어주세요. 두 발은 골반 너비로 평행하게 벌립니다. 손바닥이 위로 향하게 해서 두 팔을 양옆으로 뻗어주세요.

2. 머리 뒤통수와 어깨, 등 윗부분을 바닥에 댄 채, 발뒤꿈치로 바닥을 눌러서 골반을 위로 들어올립니다. 미추를 무릎 방향으로 아래쪽으로 끌어당겨서 허리를 길게 늘여주세요.

3. 몸 아래에 있는 어깨를 한 번에 한쪽씩 돌려서 바깥쪽 상완을 외회전시켜 등 윗부분을 열어줍니다. 쇄골을 펴주면서 견갑골을 가슴을 향해 안으로 끌어당깁니다. 가슴은 턱을 향해 밀고, 턱은 들어올려서 목 뒷부분을 위한 공간을 마련하세요. 이렇게 경추의 자연스러운 곡선을 유지하세요.

4. 양쪽 무릎이 너무 벌어지지 않도록 두 무릎에 힘을 주어 간격을 유지합니다. 두 발은 바닥에 단단히 자리를 잡고 몸의 아치를 지지합니다. 허벅지 안쪽은 바닥을 향해 아래로 돌립니다. 이 상태로 5회 호흡하는 동안 버티는 것을 목표로 잡으세요.

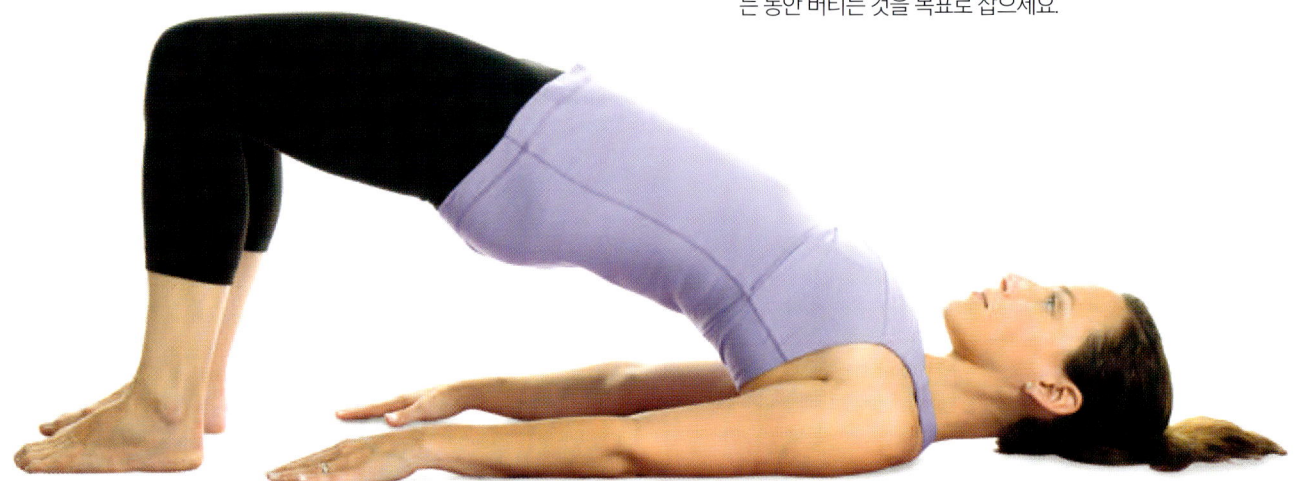

POINT

올바른 자세
- 등 윗부분과 가슴을 굽히는 데 초점을 맞추세요.
- 원한다면 천골 아래에 블록을 대어 등을 지지하게 하세요.
- 햄스트링을 수축시키면서 다리 부분도 이 자세를 잡는 데 동원하세요.

피해야 할 자세
- 배나 갈비뼈 돌출시키기
- 허리에서부터 몸 굽히기
- 엉덩이를 단단히 조이기

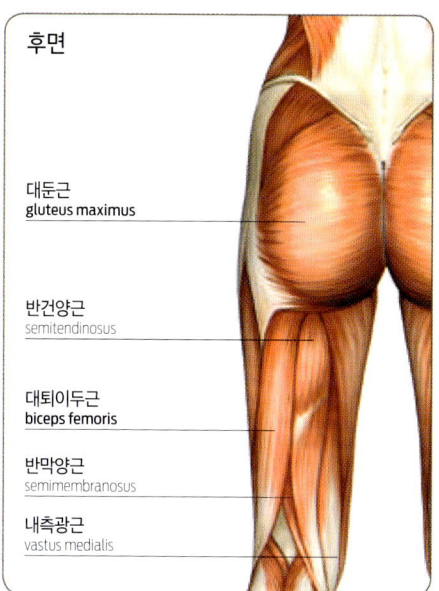

후면
대둔근 gluteus maximus
반건양근 semitendinosus
대퇴이두근 biceps femoris
반막양근 semimembranosus
내측광근 vastus medialis

주석 설명
굵게 표시된 단어는 이 자세로 강화되는 근육을 지칭함.
검은색 단어는 스트레칭 되는 근육을 지칭함.
*는 심부 근육을 지칭함.

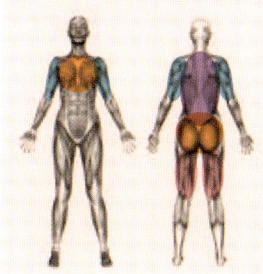

레벨
- 초급

수련시간
- 5회 호흡

효과
- 목, 가슴, 척추, 엉덩이 굴근 스트레칭
- 몸과 마음을 진정시킴
- 다리, 특히 사두근과 능형근 강화
- 흉근, 삼각근, 늑간근 열기
- 등 윗부분과 아랫부분 긴장 완화

주의 대상
- 무릎이 약한 사람
- 허리가 약한 사람
- 목이 약한 사람

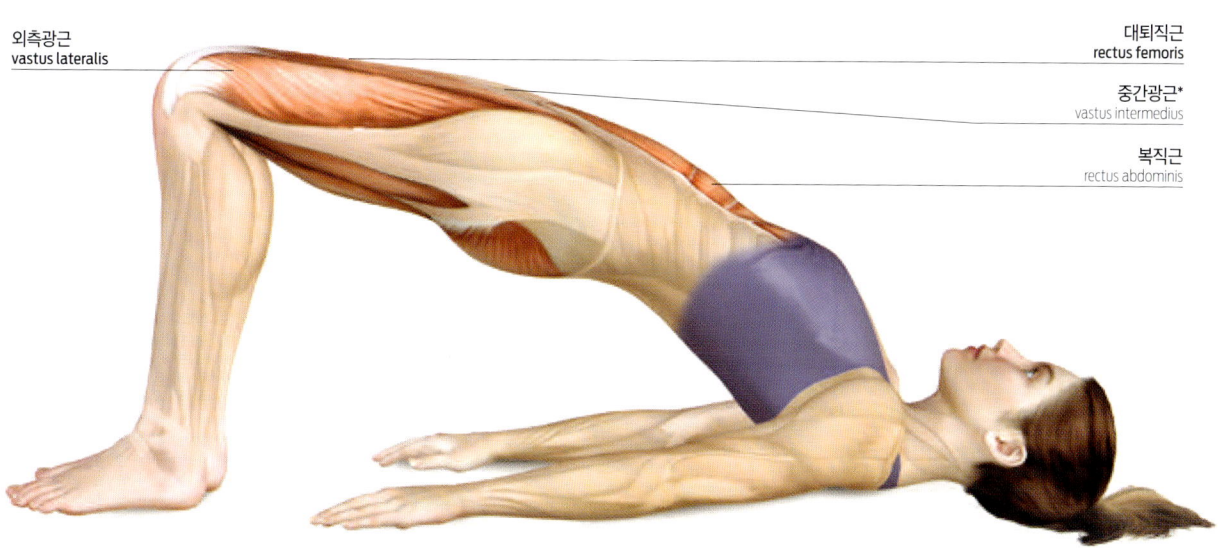

외측광근
vastus lateralis

대퇴직근
rectus femoris

중간광근*
vastus intermedius

복직근
rectus abdominis

제3장 후굴 자세 | 101

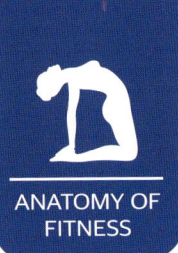

ANATOMY OF FITNESS

아치 자세 <small>우르드바 다누라아사나</small>

이 자세는 기운을 북돋우고 활기를 불어넣는 데 매우 효과적인 자세입니다. 이와 동시에 몸을 깊이 굽혀야 하는 꽤 까다로운 후굴 자세이기도 합니다.

POINT

올바른 자세
- 자세를 시작하거나 끝낼 때도 두 발은 항상 평행한 위치를 유지하세요.
- 정수리를 대고 몸을 들어올린 후에, 팔꿈치를 서로 양쪽으로 밀어서 계속해서 팔꿈치가 손목 위에 있게 하세요.
- 이 자세를 유지하는 동안, 미추는 무릎을 향해 아래로 끌어당기고 앞쪽 골반 뼈는 갈비뼈 방향으로 위로 들어올리세요.

피해야 할 자세
- 허벅지가 외회전하는 것은 피하세요. 그렇지 않으면 허리에 압박이 가해질 수 있답니다.

1. 등을 바닥에 대고 눕습니다. 무릎을 접고 두 발을 골반 너비로 벌립니다. 숨을 들이마시면서 두 팔을 천장을 향해 위로 곧게 뻗습니다. 이때 손바닥이 먼 곳을 향하게 합니다. 그런 다음 팔을 굽혀서 손바닥으로 귀 바로 옆 바닥을 짚습니다. 이때 두 손은 어깨 너비만큼 떨어져 있고 손가락 끝은 발가락 끝과 같은 방향을 향해야 합니다.

2. 마치 다리 자세(100-101쪽 참조)를 하는 것처럼 손과 발로 바닥을 눌러서 골반을 위로 들어올립니다.

3. 정수리를 바닥에 대고 몸을 들어올리세요. 이 상태로 잠시 멈췄다가 손바닥으로 바닥을 누릅니다. 손가락을 넓게 펴서 마디마디와 엄지와 검지 밑을 바닥에 밀착시킵니다.

4. 팔을 곧게 뻗은 다음, 바깥쪽 상완을 안쪽 방향으로 감싸듯 돌려서 외회전시킵니다. 체중을 발뒤꿈치에 싣고 발 전체로 바닥을 누릅니다. 허벅지 안쪽은 바닥을 향해 돌리고 바깥쪽 골반은 안쪽 방향으로 자리 잡게 합니다. 머리는 어깨 사이로 편안한 자세로 바닥을 향하게 합니다. 이 상태로 3~5회 호흡합니다.

5. 자세를 풀기 위해서는 먼저 팔을 굽히고 체중을 어깨로 옮깁니다. 그러면서 천천히 몸을 낮추어 뒤통수와 견갑골로 착지합니다.

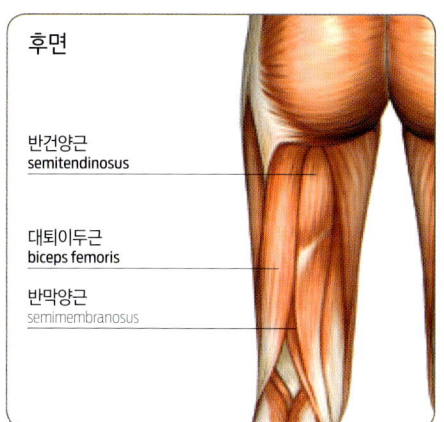

후면
- 반건양근 semitendinosus
- 대퇴이두근 biceps femoris
- 반막양근 semimembranosus

주석 설명
굵게 표시된 단어는 이 자세로 강화되는 근육을 지칭함.
검은색 단어는 스트레칭 되는 근육을 지칭함.
*는 심부 근육을 지칭함.

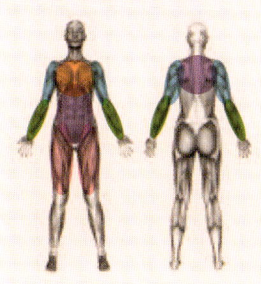

레벨
- 중급, 상급

수련시간
- 3~5회 호흡

효과
- 내장 기관 스트레칭, 허파 펴기
- 척추의 유연성 향상
- 자세 교정
- 체력 및 원기 증진
- 우울증 완화, 활력 충전, 에너지 보강

주의 대상
- 팔꿈치가 약한 사람
- 무릎이 약한 사람
- 허리가 약한 사람
- 목이 약한 사람
- 천장관절이 약한 사람
- 손목이 약한 사람
- 임산부

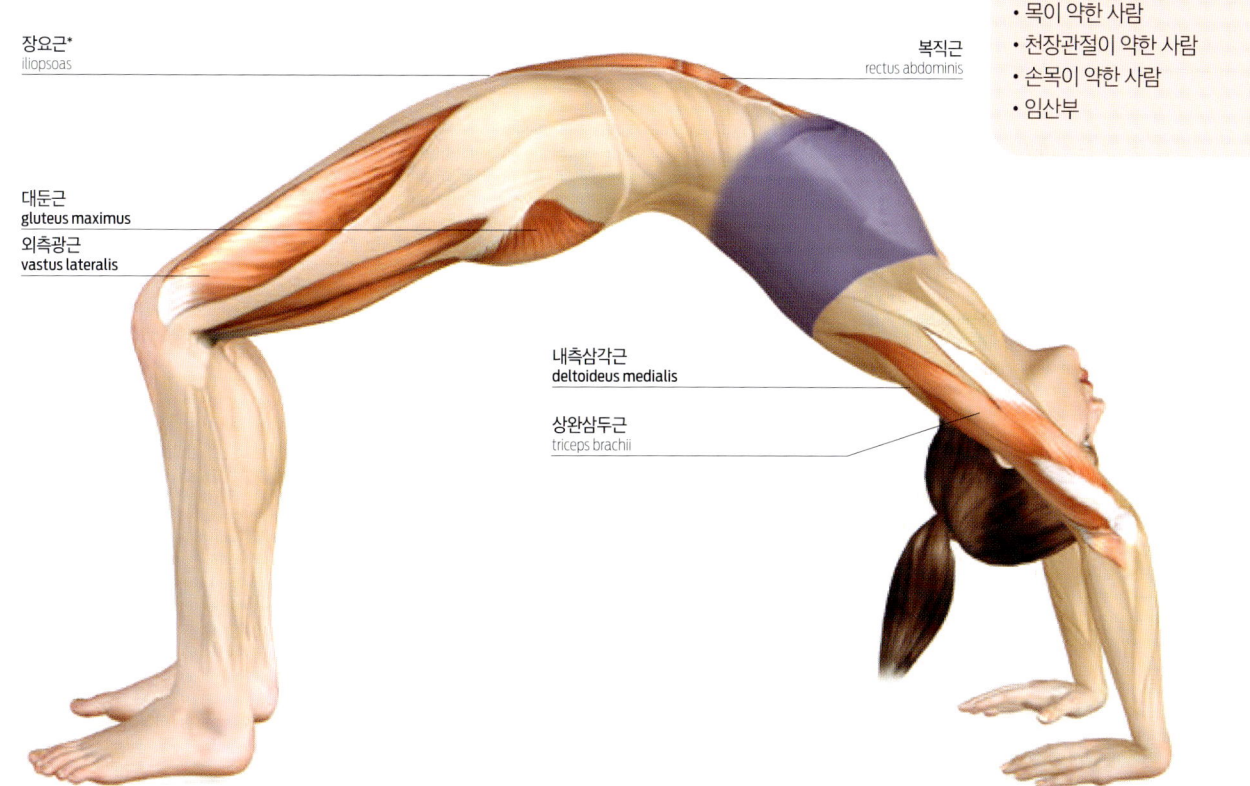

- 장요근* iliopsoas
- 복직근 rectus abdominis
- 대둔근 gluteus maximus
- 외측광근 vastus lateralis
- 내측삼각근 deltoideus medialis
- 상완삼두근 triceps brachii

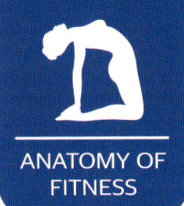

ANATOMY OF FITNESS

낙타 자세 우스트라아사나

낙타 자세는 가슴을 펴주는 후굴 자세로서 어깨와 허리를 스트레칭해줍니다.

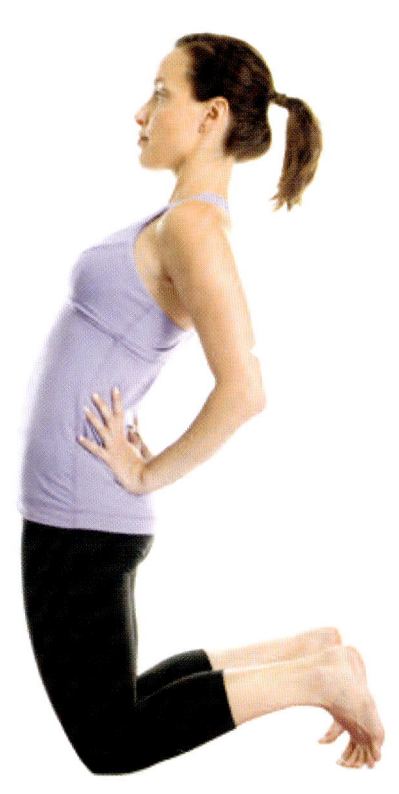

3. 등 윗부분부터 뒤로 굽히고 팔을 뻗어서 뒤꿈치를 잡으세요. 골반은 무릎 바로 위 위치를 유지하세요. 만약 뒤에서 손이 발가락에 닿을 때 골반이 뒤쪽으로 쏠린다면 손을 그냥 허리에 두세요. 연습을 하다 보면 언젠가는 뒤꿈치에 닿을 때까지 몸을 굽힐 수 있게 될 거예요.

4. 쇄골을 펴주고 견갑골을 안쪽과 위쪽으로 눌러서 가슴과 어깨를 열면서 펴주세요. 머리는 뒤로 떨어뜨립니다. 이 상태로 1~5회 호흡합니다.

5. 자세를 풀 때에는 숨을 내쉬면서 머리와 상체를 올리고 아기 자세(156-157쪽 참조)로 앉으세요.

1. 매트 위에 무릎을 꿇으세요. 이때 무릎은 골반 너비로 벌리고 정강이와 발은 무릎 뒤로 정렬합니다. 발은 발가락을 뒤로 향하게 하고 발등이 바닥에 닿게 합니다.

2. 팔꿈치를 굽힌 후 손가락을 위로 향하게 해서 두 손을 허리에 얹습니다. 팔꿈치를 서로 끌어당겨서 가슴을 펴주고 허벅지를 내회전시킵니다. 허리에서부터 몸을 들어올릴 때 손바닥 아랫부분을 사용하여 엉덩이를 바닥 방향으로 끌어내리세요.

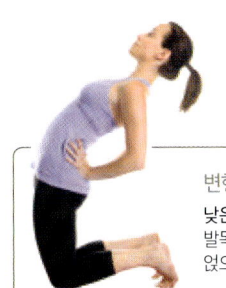

변형 자세

낮은 난이도: 뒤로 굽히면서 손으로 발목을 잡는 대신 허리 양옆에 손을 얹으세요.

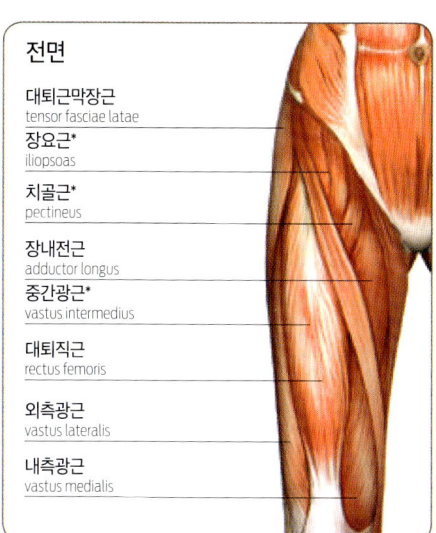

전면

대퇴근막장근
tensor fasciae latae

장요근*
iliopsoas

치골근*
pectineus

장내전근
adductor longus

중간광근*
vastus intermedius

대퇴직근
rectus femoris

외측광근
vastus lateralis

내측광근
vastus medialis

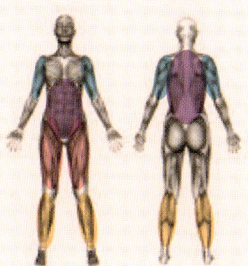

POINT

올바른 자세
- 뒤로 몸을 굽힐 때에는 허벅지가 바닥과 수직을 유지하게 하세요.
- 머리를 뒤로 떨어뜨렸을 때 목에 스트레스가 느껴지면 머리를 그냥 올린 채 앞쪽을 응시하세요.

피해야 할 자세
- 엉덩이에서부터 몸 굽히기
- 허리를 아치 모양으로 휘기

주석 설명
굵게 표시된 단어는 이 자세로 강화되는 근육을 지칭함.
검은색 단어는 스트레칭 되는 근육을 지칭함.
*는 심부 근육을 지칭함.

레벨
- 중급, 중급

수련시간
- 1~5회 호흡

효과
- 엉덩이 굴근, 요근, 허벅지, 복근 스트레칭
- 어깨 및 가슴 펴기
- 자세 교정

주의 대상
- 무릎이 약한 사람
- 허리가 약한 사람
- 목이 약한 사람

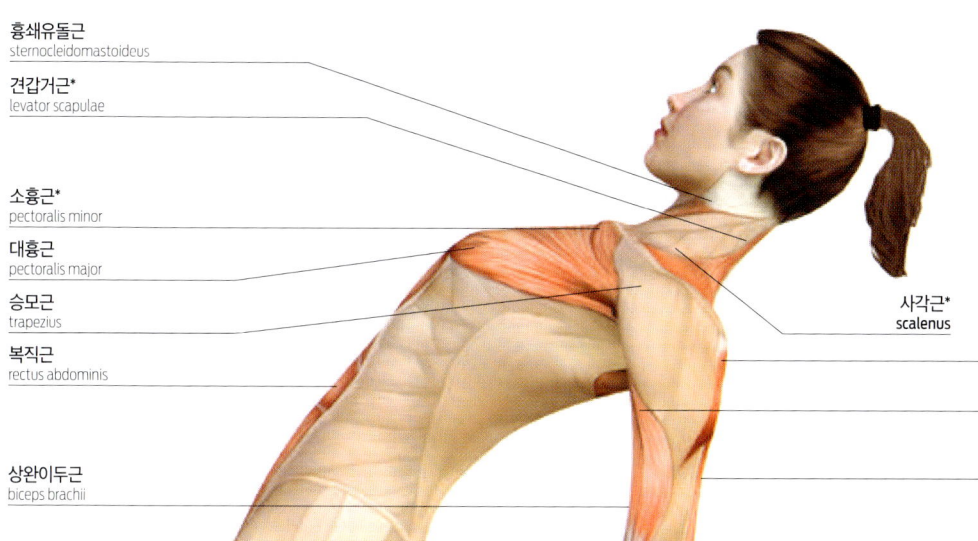

흉쇄유돌근
sternocleidomastoideus

견갑거근*
levator scapulae

소흉근*
pectoralis minor

대흉근
pectoralis major

승모근
trapezius

복직근
rectus abdominis

상완이두근
biceps brachii

사각근*
scalenus

후면삼각근
deltoideus posterior

오훼완근*
coracobrachialis

상완삼두근
triceps brachii

중둔근*
gluteus medius

대둔근
gluteus maximus

반건양근
semitendinosus

대퇴이두근
biceps femoris

반막양근
semimembranosus

제3장 후굴 자세 | 105

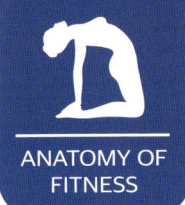

ANATOMY OF FITNESS

물고기 자세 <small>마츠야아사나</small>

물고기 자세는 어깨서기(130-131쪽 참조)에 대응하는 자세로 수련하는 경우가 많습니다.

1. 바닥에 등을 대고 누워 다리를 굽히고 발로 바닥을 짚습니다. 두 손은 살짝 엉덩이 아래에 두고 골반을 바닥에서 들어올리기 시작합니다.

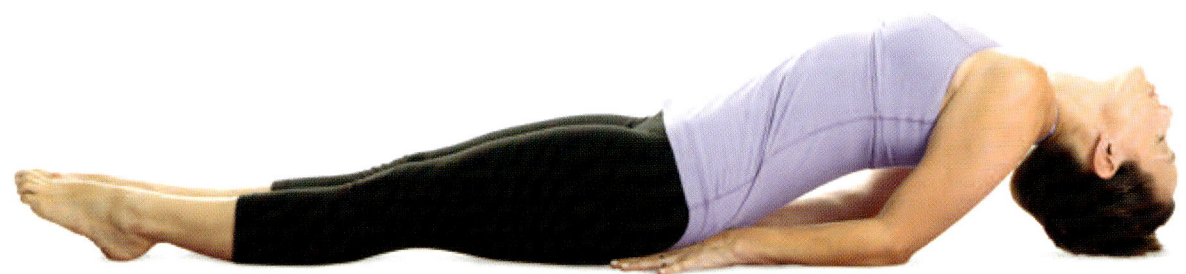

2. 손바닥, 팔꿈치, 팔뚝으로 바닥을 밀고 견갑골을 서로 맞닿게 끌어당기면서 머리와 가슴을 바닥에서 들어올립니다.

3. 정수리를 바닥에 댄 상태에서 다리는 매트 위에서 쭉 뻗어주세요. 허벅지를 내회전시키고 아래쪽으로 눌러주세요. 발 앞꿈치까지 쭉 뻗으면서 3~5회 호흡합니다.

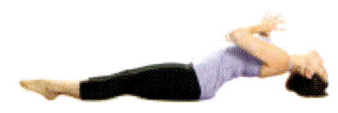

변형 자세

높은 난이도: 손과 팔뚝을 바닥에 두는 대신, 상완을 바닥과 평행이 되게 올리고 가슴 앞에서 합장을 하세요.

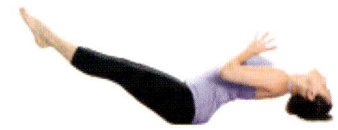

높은 난이도: 이 자세를 더 어렵게 변형시키려면, 두 다리를 가지런히 모아서 뻗은 상태로 바닥에서 들어올리세요. 다만 자세를 제대로 유지하고 있는지 반드시 확인해야 합니다.

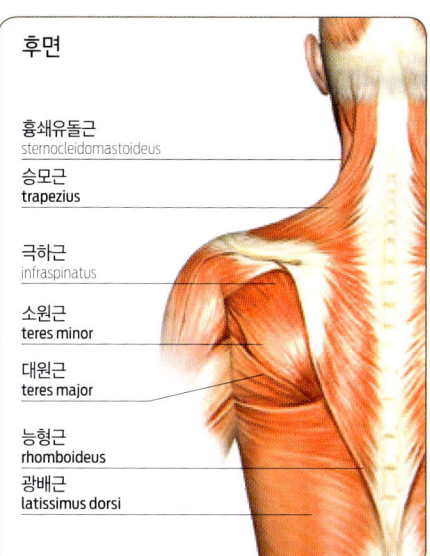

후면
- 흉쇄유돌근 sternocleidomastoideus
- 승모근 trapezius
- 극하근 infraspinatus
- 소원근 teres minor
- 대원근 teres major
- 능형근 rhomboideus
- 광배근 latissimus dorsi

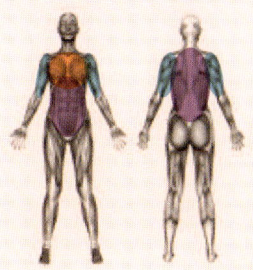

올바른 자세
- 자세를 유지하는 동안 복근을 사용해서 허리를 지지하세요.

피해야 할 자세
- 허리 주저앉히기

POINT

주석 설명
굵게 표시된 단어는 이 자세로 강화되는 근육을 지칭함.
검은색 단어는 스트레칭 되는 근육을 지칭함.
*는 심부 근육을 지칭함.

레벨
- 중급, 중급

수련시간
- 3~5회 호흡

효과
- 가슴 펴기
- 등 윗부분과 목의 뻣뻣함 완화
- 엉덩이 굴근 (요근), 갈비뼈 사이 근육(늑간근) 스트레칭
- 자세 교정

주의 대상
- 허리가 약한 사람
- 목이 약한 사람

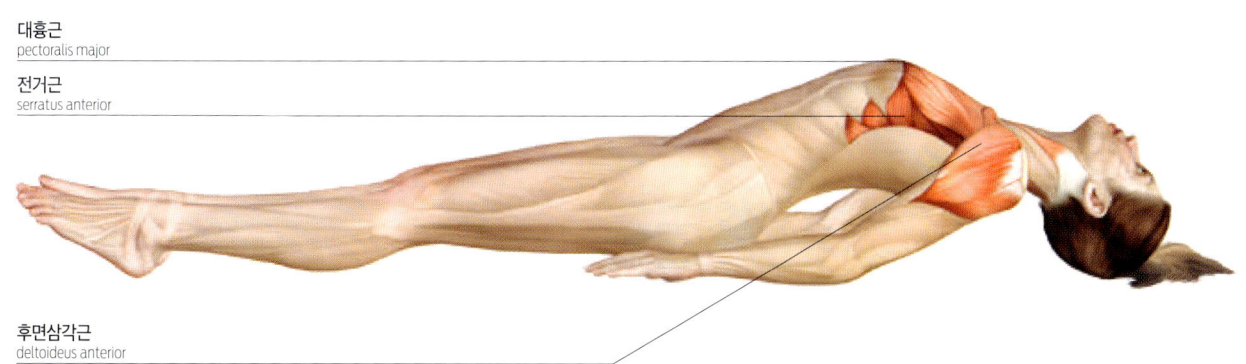

- 대흉근 pectoralis major
- 전거근 serratus anterior
- 후면삼각근 deltoideus anterior

변형 자세
낮은 난이도: 흉추와 머리 아래에 블록을 하나씩 받혀주세요. 이렇게 하면 물고기 자세는 기운을 회복시켜주는 후굴 자세가 됩니다.

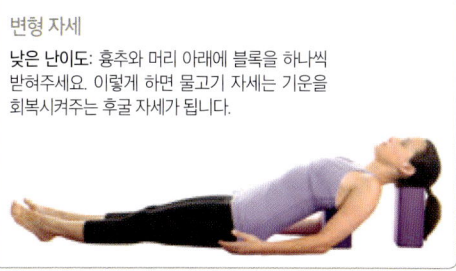

제3장 후굴 자세 | 107

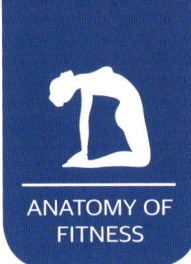

ANATOMY OF FITNESS

비둘기 자세 <small>에카 파다 라자카포타아사나</small>

비둘기 자세는 골반, 허벅지, 척추, 어깨의 유연성이 필요하기 때문에 특히 까다로운 자세입니다.

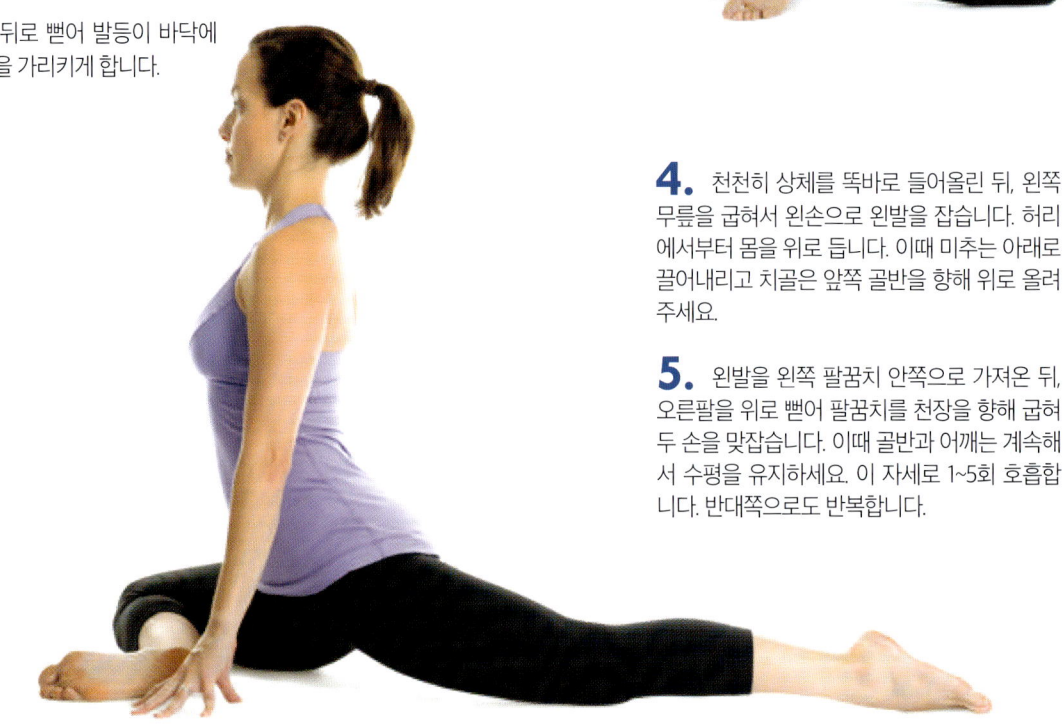

1. 얼굴 아래로 향한 개 자세(126-127쪽 참조)에서 숨을 들이쉬면서 오른쪽 다리를 뒤로 들어올립니다.

2. 숨을 내쉬면서 오른쪽 무릎을 굽혀서 가슴으로 가져간 뒤 몸을 아래로 내립니다. 그러면 오른쪽 무릎이 몸 앞쪽 바닥에 오고 발은 왼쪽을 향한 채 정강이와 함께 바닥에 닿게 됩니다. 오른쪽 정강이를 살짝 앞으로 끌어당긴 다음 오른쪽 발목에 힘을 주어 무릎의 정렬 상태가 유지되도록 합니다.

3. 왼쪽 다리는 뒤로 뻗어 발등이 바닥에 닿고 발가락이 뒤쪽을 가리키게 합니다.

4. 천천히 상체를 똑바로 들어올린 뒤, 왼쪽 무릎을 굽혀서 왼손으로 왼발을 잡습니다. 허리에서부터 몸을 위로 듭니다. 이때 미추는 아래로 끌어내리고 치골은 앞쪽 골반을 향해 위로 올려주세요.

5. 왼발을 왼쪽 팔꿈치 안쪽으로 가져온 뒤, 오른팔을 위로 뻗어 팔꿈치를 천장을 향해 굽혀 두 손을 맞잡습니다. 이때 골반과 어깨는 계속해서 수평을 유지하세요. 이 자세로 1~5회 호흡합니다. 반대쪽으로도 반복합니다.

변형 자세

낮은 난이도: 두 손을 "걸어가듯" 몸 앞으로 이동시키고 상체를 앞으로 굽혀 전굴 자세를 취하면, 기운을 북돋우는 효과를 주는 회복 자세로 바뀝니다. 앞으로 굽힌 상태에서 이마를 바닥에 대고 몇 차례 호흡하세요.

POINT

올바른 자세
- 흉추에서부터 몸을 굽히세요.
- 왼쪽 다리를 뒤로 보내기 위해 허벅지를 내회전시키세요.
- 필요하다면 엉덩이 밑에 패딩을 넣어 지지대로 삼으세요.
- 골반을 지지해주어야 천골을 평평한 상태로 유지하고 골반을 매트 앞면과 수평 상태로 유지할 수 있어요. 오른쪽 골반 아래에 블록이나 담요를 깔 수도 있어요.

피해야 할 자세
- 요추에서부터 몸 굽히기

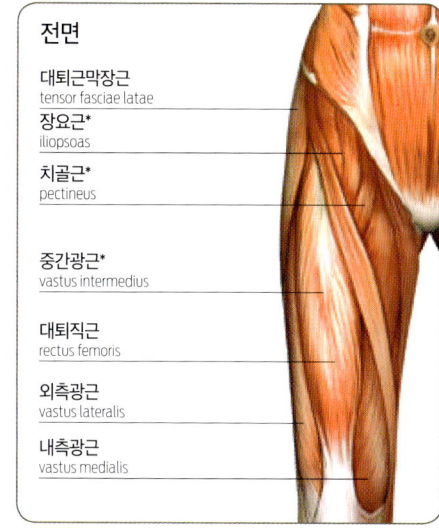

전면
- 대퇴근막장근 / tensor fasciae latae
- 장요근* / iliopsoas
- 치골근* / pectineus
- 중간광근* / vastus intermedius
- 대퇴직근 / rectus femoris
- 외측광근 / vastus lateralis
- 내측광근 / vastus medialis

주석 설명
굵게 표시된 단어는 이 자세로 강화되는 근육을 지칭함.
검은색 단어는 스트레칭 되는 근육을 지칭함.
* 는 심부 근육을 지칭함.

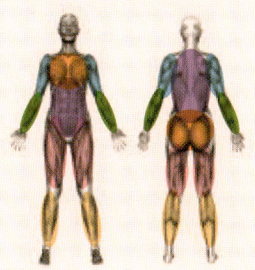

레벨
- 상급

수련시간
- 1~5회 호흡

효과
- 허벅지, 골반, 사타구니, 복부, 가슴, 어깨, 척추 스트레칭
- 가슴과 어깨 펴기
- 자세 교정

주의 대상

- 발목이 약한 사람
- 골반이나 사두근이 뻣뻣한 사람
- 무릎이 약한 사람
- 허리가 약한 사람

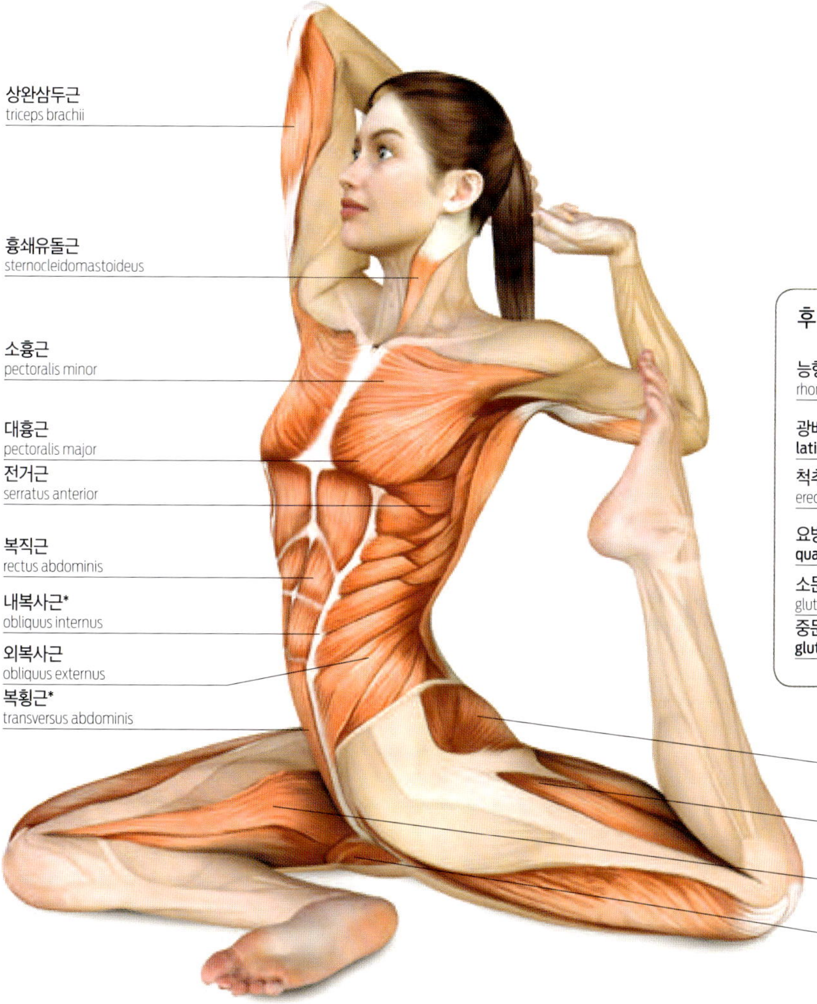

- 상완삼두근 / triceps brachii
- 흉쇄유돌근 / sternocleidomastoideus
- 소흉근 / pectoralis minor
- 대흉근 / pectoralis major
- 전거근 / serratus anterior
- 복직근 / rectus abdominis
- 내복사근* / obliquus internus
- 외복사근 / obliquus externus
- 복횡근* / transversus abdominis

후면
- 능형근* / rhomboideus
- 광배근* / latissimus dorsi
- 척추기립근 / erector spinae
- 요방형근* / quadratus lumborum
- 소둔근* / gluteus minimus
- 중둔근* / gluteus medius

- 대둔근 / gluteus maximus
- 대퇴이두근 / biceps femoris
- 장내전근 / adductor longus
- 대내전근 / adductor magnus

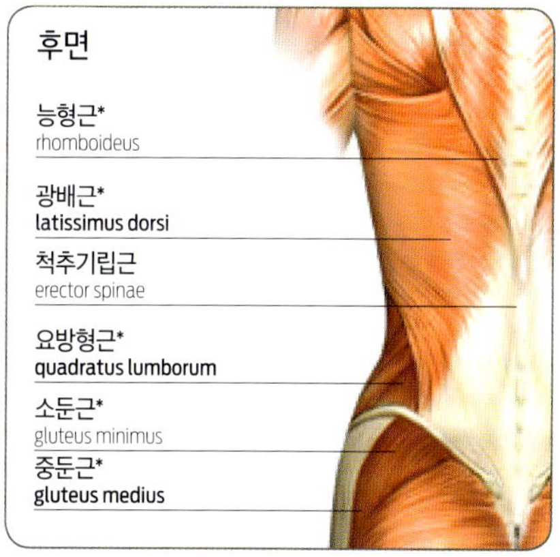

제3장 후굴 자세

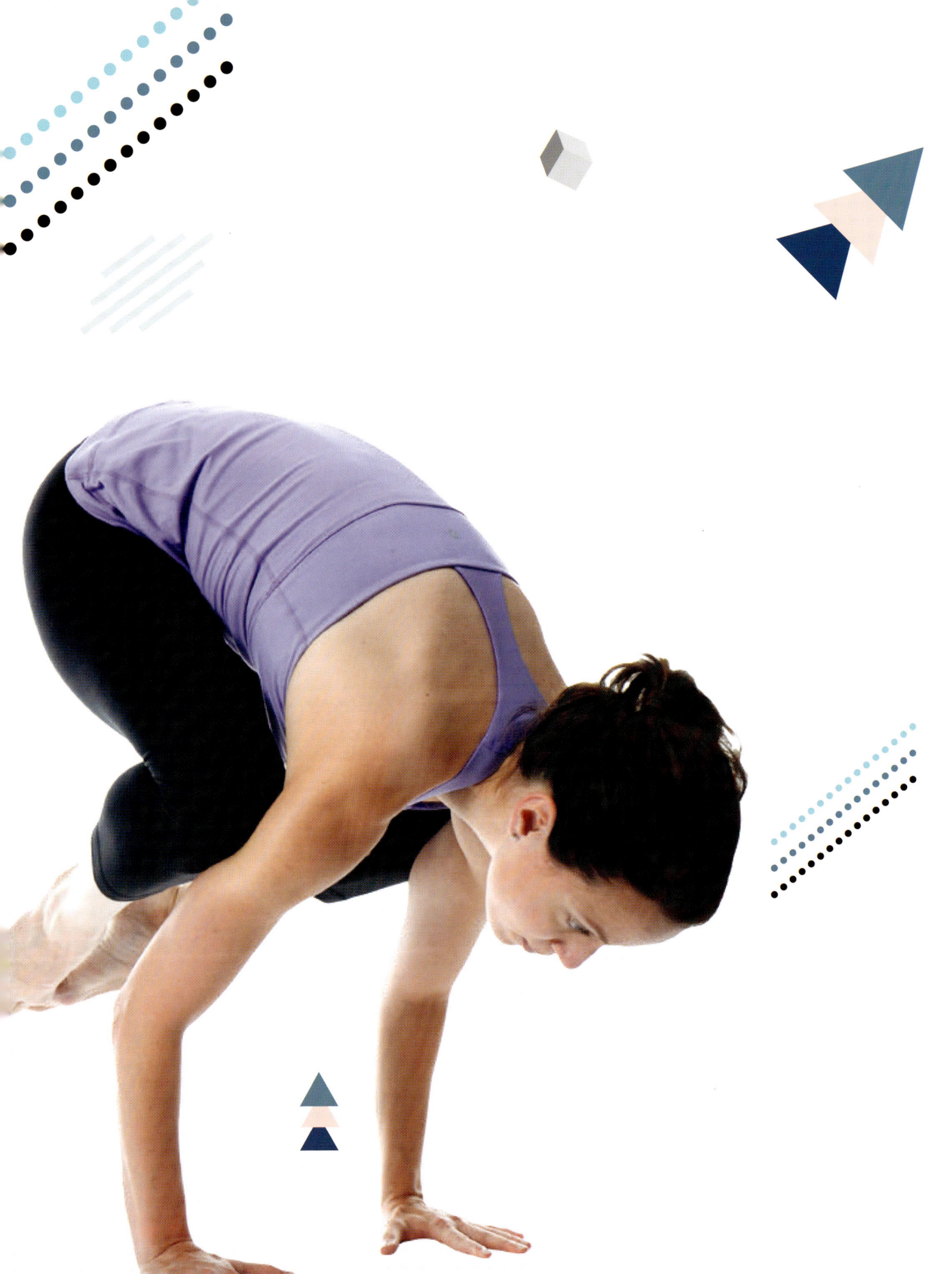

제 4 장

두 팔로 몸을 지지하는 자세

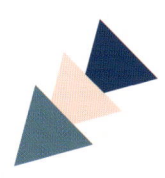
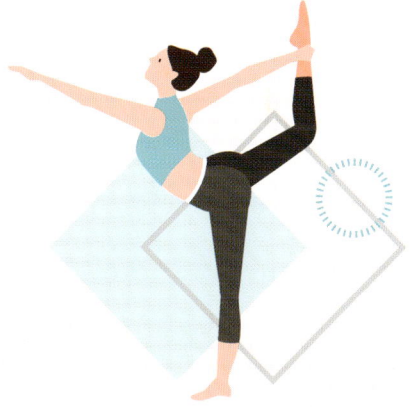

두 팔로 몸을 지지하는 자세에는 고전적인 플랭크 자세(널빤지 자세)부터 복잡한 상급자용 팔로 균형 잡기 자세까지 다양합니다. 하지만 여기에 속하는 자세는 모두 공통적으로 힘과 유연성을 동시에 요합니다. 그런데 어떤 사람은 자세를 취하는 데 필요한 근력은 충분하지만 골반이나 어깨가 충분히 열려 있지 않아서 자세를 올바르게 잡지 못하는 경우도 있고, 또 어떤 사람은 이와 반대로 유연하지만 근력이 부족한 경우도 있지요. 두 팔로 몸을 지지하는 자세는 시간이 많이 걸리고 연습을 많이 해야 하는 자세입니다. 그러나 자주 연습하다 보면 여러분 눈으로 직접 그 결과를 확인할 수 있게 될 거예요.

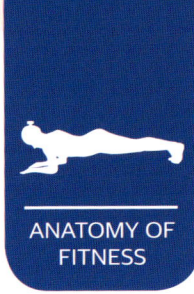

ANATOMY OF FITNESS

플랭크 자세

플랭크 자세는 태양 경배 자세를 비롯하여 많은 요가 시퀀스에서 활용됩니다. 하지만 단독으로도 수련할 수 있지요. 일단 기본 자세를 마스터한 다음에는 자세를 유지한 채 30초, 1분, 2분, 3분으로 버티는 시간을 늘여가는 도전을 해보세요. 참, 숨은 참지 말고 계속 쉬어야 한다는 사실 잊지 마세요!

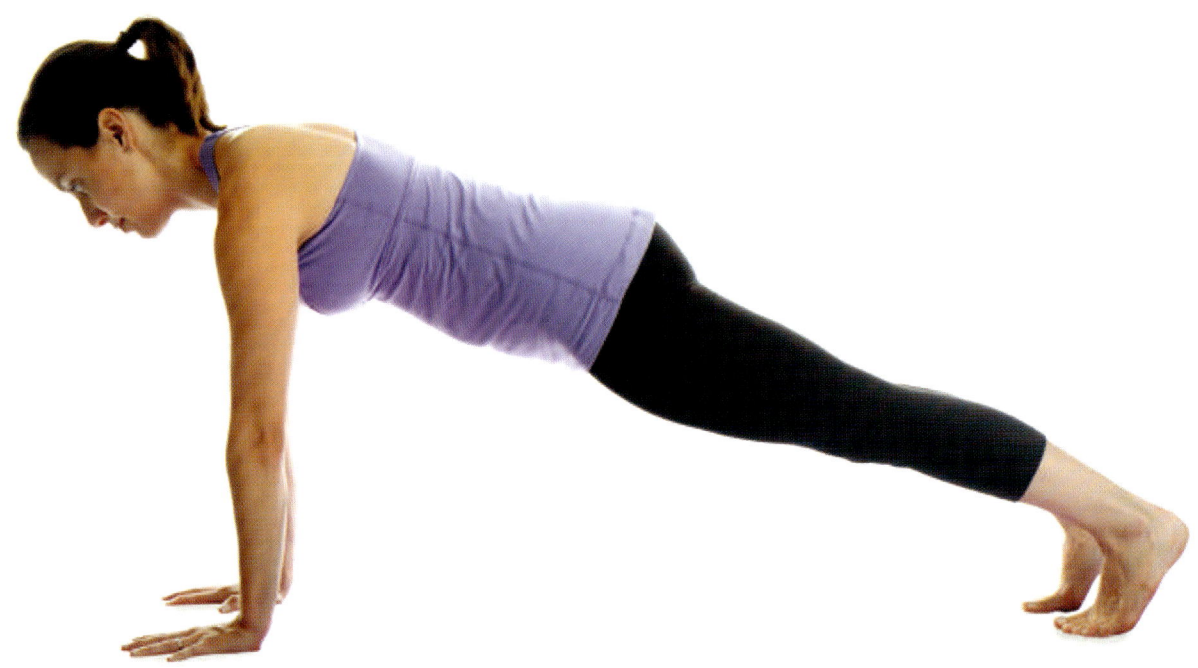

1. 얼굴 아래로 향한 개 자세(126-127쪽참조)에서 숨을 들이마시면서 체중을 앞쪽으로 실어 어깨가 손목과 일직선상에 오게 합니다. 이와 동시에 발은 발가락을 벌리고 앞꿈치로 몸을 지탱하고 뒤꿈치를 뒤로 뻗어줍니다.

2. 두 팔은 곧게 뻗어 서로 평행한 상태를 유지한 채, 바깥쪽 상완을 외회전하여 팔꿈치 안쪽이 앞으로 끌어당겨지게 합니다.

3. 자세를 유지하는 동안, 양쪽 견갑골 사이를 유연하게 만들고 쇄골을 넓게 펴서 흉골을 올려주세요. 허벅지를 탄탄한 상태로 유지하면서 허벅지 안쪽을 내회전시킵니다. 미추는 뒤꿈치 쪽으로 아래로 길게 늘여주세요. 이 자세로 1~5회 호흡합니다.

주석 설명
굵게 표시된 단어는 이 자세로 강화되는 근육을 지칭함.
검은색 단어는 스트레칭 되는 근육을 지칭함.
* 는 심부 근육을 지칭함.

승모근
trapezius

후면삼각근
deltoideus posterior

소원근
teres minor

대원근
teres major

척추기립근*
erector spinae

외복사근
obliquus externus

레벨
- 초급

수련시간
- 1~5회 호흡

효과
- 팔과 코어근육 강화

주의 대상
- 손목이 약한 사람

전거근
serratus anterior

전면삼각근
deltoideus anterior

대흉근
pectoralis major

상완삼두근
triceps brachii

내복사근*
obliquus internus

반건양근
semitendinosus

대퇴이두근
biceps femoris

반막양근
semimembranosus

비복근
gastrocnemius

이상근
piriformis

대둔근
gluteus maximus

중둔근*
gluteus medius

전면

복직근
rectus abdominis

복횡근*
transversus abdominis

대퇴근막장근
tensor fasciae latae

장요근*
iliopsoas

치골*
pectineus

장내전근
adductor longus

중간광근*
vastus intermedius

대퇴직근
rectus femoris

외측광근
vastus lateralis

내측광근
vastus medialis

POINT

올바른 자세
- 손목이 접히는 부분이 매트의 앞면과 반드시 평행한 위치에 오게 하세요.
- 손가락을 벌려서 손가락 마디마다 바닥에 단단히 밀착시키세요.
- 호흡을 활용해서 자세를 끝까지 유지하세요.

피해야 할 자세
- 손가락을 바닥에서 떼기
- 등 윗부분을 구부리기

제4장 두 팔로 몸을 지지하는 자세 | 113

ANATOMY OF FITNESS

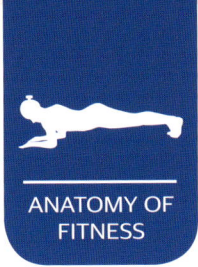

팔 굽혀 엎드리기 자세 차투랑가 단다아사나

때로는 네 다리 자세라고도 불리는 팔 굽혀 엎드리기 자세는 코어근육의 힘과 안정성을 자극하는 자세입니다. 또한 팔, 다리, 어깨도 효과적으로 강화해줍니다.

1. 플랭크 자세(112-113쪽 참조)에서 시작합니다. 두 손을 어깨 너비로 벌려 바닥을 짚고, 팔을 곧게 펴서 몸을 매트 위로 들어올려 몸 전체가 일직선을 이루게 합니다. 두 발을 서로 뒤꿈치를 든 채 서로 평행을 유지합니다. 숨을 내쉬면서 팔꿈치를 손목 위로 굽혀서 몸을 아래로 내립니다. 이때 어깨는 팔꿈치와 일직선상에 와야 합니다. 몸을 내릴 때 손바닥과 손가락으로 바닥을 단단히 짚으세요. 엄지와 검지는 몸을 위로 올리려는 경향이 있기 때문에, 각별히 신경을 써서 이 두 손가락 사이를 아래로 눌러주세요.

2. 자세를 유지한 상태에서 허벅지 안쪽을 회전시키고 미추는 아래쪽으로 끌어당겨서 허리가 내려앉지 않게 합니다. 허벅지는 바닥에 닿지 않게 올립니다. 견갑골을 뒤로 끌어당겨 모아주면서 어깨 끝부분을 바닥에서 떨어지게 하세요. 1~2회 길게 호흡합니다.

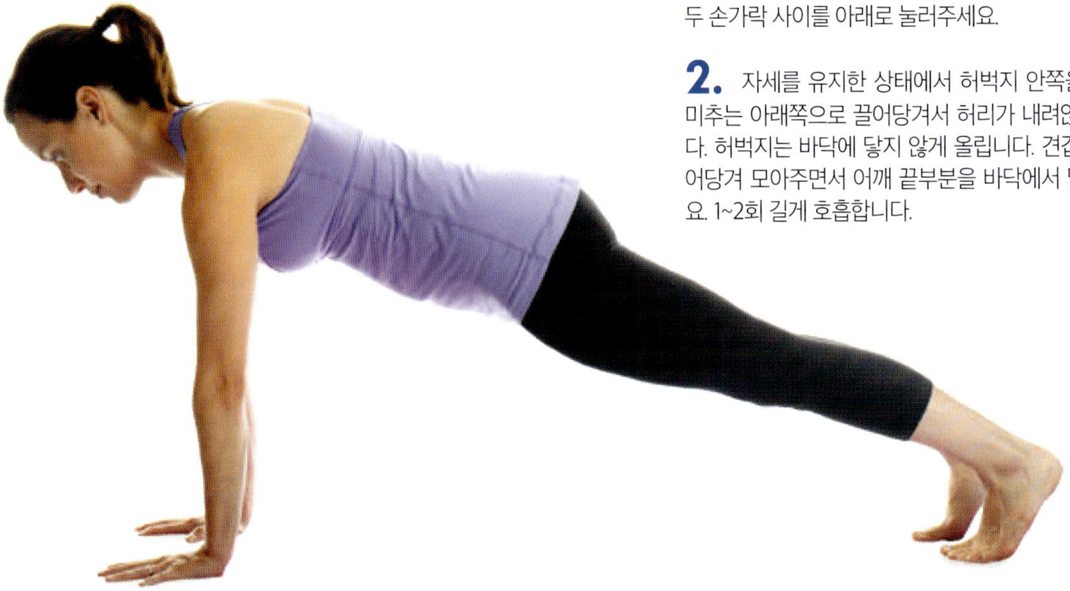

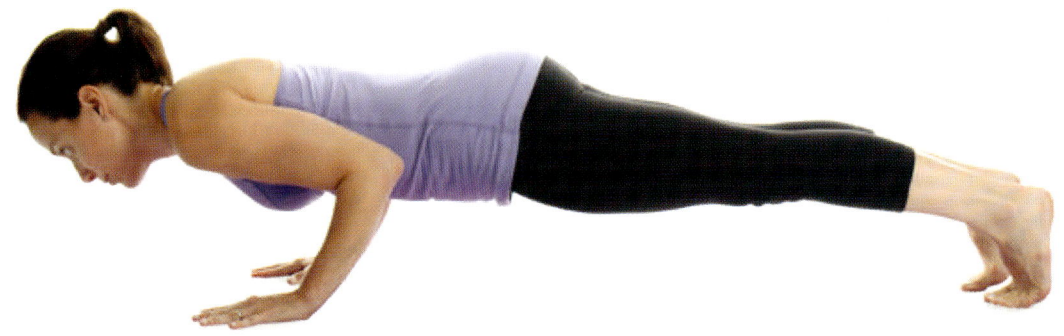

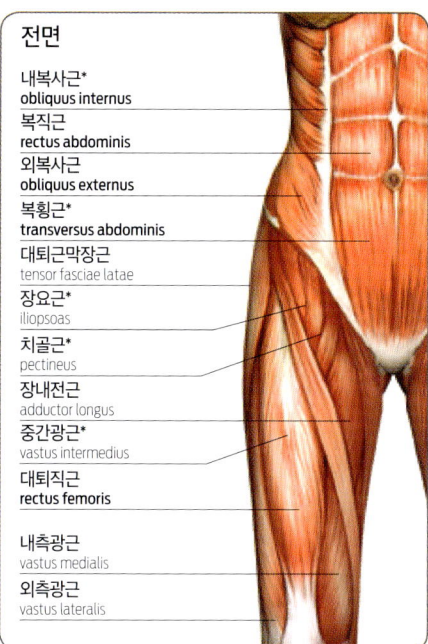

전면
- 내복사근*
  obliquus internus
- 복직근
  rectus abdominis
- 외복사근
  obliquus externus
- 복횡근*
  transversus abdominis
- 대퇴근막장근
  tensor fasciae latae
- 장요근*
  iliopsoas
- 치골근*
  pectineus
- 장내전근
  adductor longus
- 중간광근*
  vastus intermedius
- 대퇴직근
  rectus femoris
- 내측광근
  vastus medialis
- 외측광근
  vastus lateralis

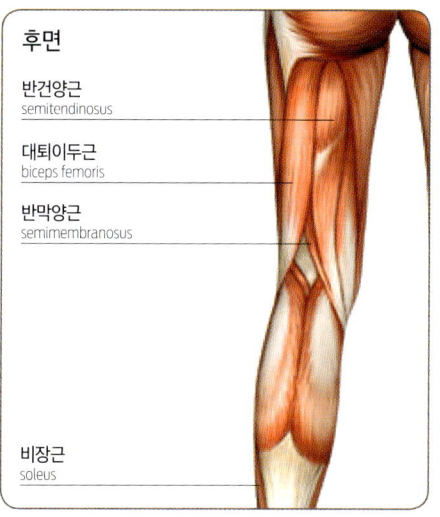

후면
- 반건양근
  semitendinosus
- 대퇴이두근
  biceps femoris
- 반막양근
  semimembranosus
- 비장근
  soleus

올바른 자세
- 매트 가장자리 조금 위쪽을 응시하여 목 뒷부분을 길게 늘인 상태를 유지하세요.

피해야 할 자세
- 가슴이 내려오고 어깨가 앞으로 구부러질 정도로 팔꿈치를 과도하게 굽히기
- 골반을 어깨 높이보다 낮게 떨어뜨리기

POINT

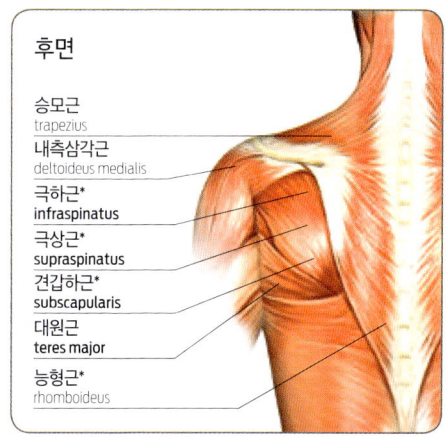

후면
- 승모근
  trapezius
- 내측삼각근
  deltoideus medialis
- 극하근*
  infraspinatus
- 극상근*
  supraspinatus
- 견갑하근*
  subscapularis
- 대원근
  teres major
- 능형근*
  rhomboideus

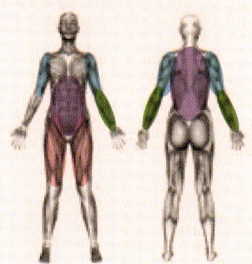

레벨
- 중급

수련시간
- 1~2회 호흡

효과
- 척추, 복부, 팔, 손목 강화

주의 대상
- 어깨가 약한 사람
- 손목이 약한 사람
- 임산부

주석 설명
굵게 표시된 단어는 이 자세로 강화되는 근육을 지칭함.
검은색 단어는 스트레칭 되는 근육을 지칭함.
* 는 심부 근육을 지칭함.

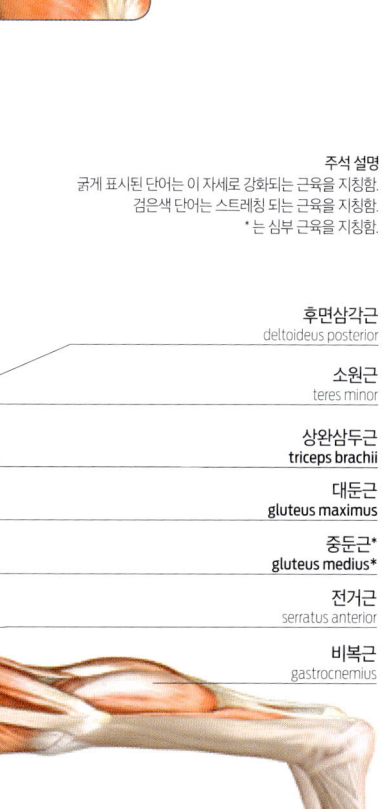

- 후면삼각근
  deltoideus posterior
- 소원근
  teres minor
- 상완삼두근
  triceps brachii
- 대둔근
  gluteus maximus
- 중둔근*
  gluteus medius*
- 전거근
  serratus anterior
- 비복근
  gastrocnemius
- 소흉근*
  pectoralis minor*
- 대흉근
  pectoralis major

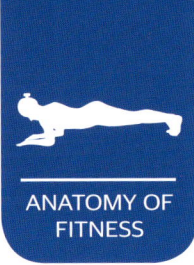
ANATOMY OF FITNESS

사이드 플랭크 자세

사이드 플랭크 자세의 어려운 점은 척추와 다리의 정렬을 유지하는 데 있습니다. 이 동작을 취하려면 중력을 거슬러야 하기 때문이지요. 척추가 비틀어지거나 골반이 앞으로 기울거나 너무 높이 올라가거나 바닥을 향해 내려앉지 않게 노력하세요. 시간이 지나면 이 자세도 점점 편해질 거예요.

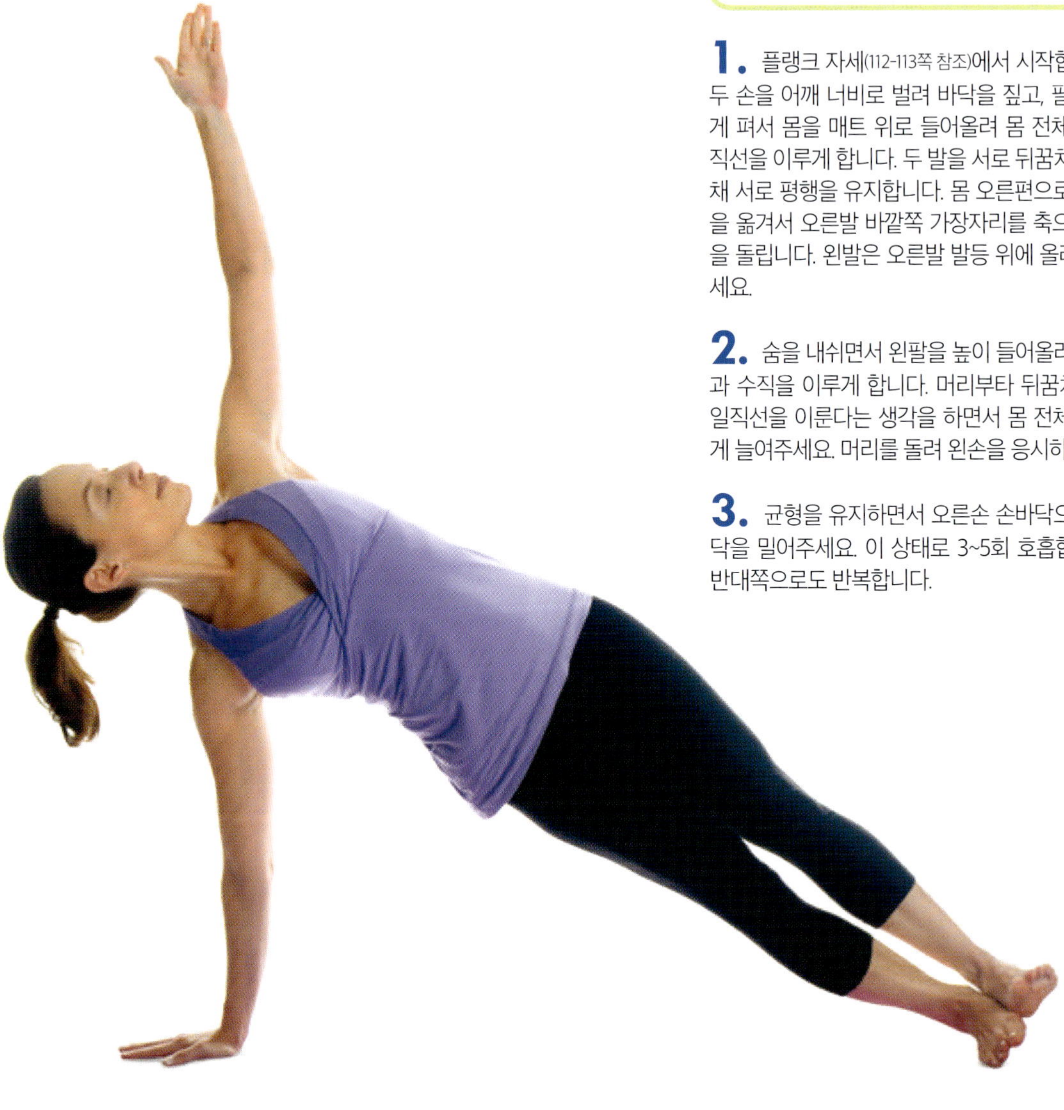

POINT

올바른 자세
- 가능한 최대로 팔과 다리를 길게 늘여주세요.
- 두 발은 힘을 주어 모아주세요.

피해야 할 자세
- 척추와 다리가 정렬되지 않고 밑으로 처지게 내버려두기

1. 플랭크 자세(112-113쪽 참조)에서 시작합니다. 두 손을 어깨 너비로 벌려 바닥을 짚고, 팔을 곧게 펴서 몸을 매트 위로 들어올려 몸 전체가 일직선을 이루게 합니다. 두 발을 서로 뒤꿈치를 든 채 서로 평행을 유지합니다. 몸 오른편으로 체중을 옮겨서 오른발 바깥쪽 가장자리를 축으로 몸을 돌립니다. 왼발은 오른발 발등 위에 올려놓으세요.

2. 숨을 내쉬면서 왼팔을 높이 들어올려 바닥과 수직을 이루게 합니다. 머리부터 뒤꿈치까지 일직선을 이룬다는 생각을 하면서 몸 전체를 길게 늘여주세요. 머리를 돌려 왼손을 응시하세요.

3. 균형을 유지하면서 오른손 손바닥으로 바닥을 밀어주세요. 이 상태로 3~5회 호흡합니다. 반대쪽으로도 반복합니다.

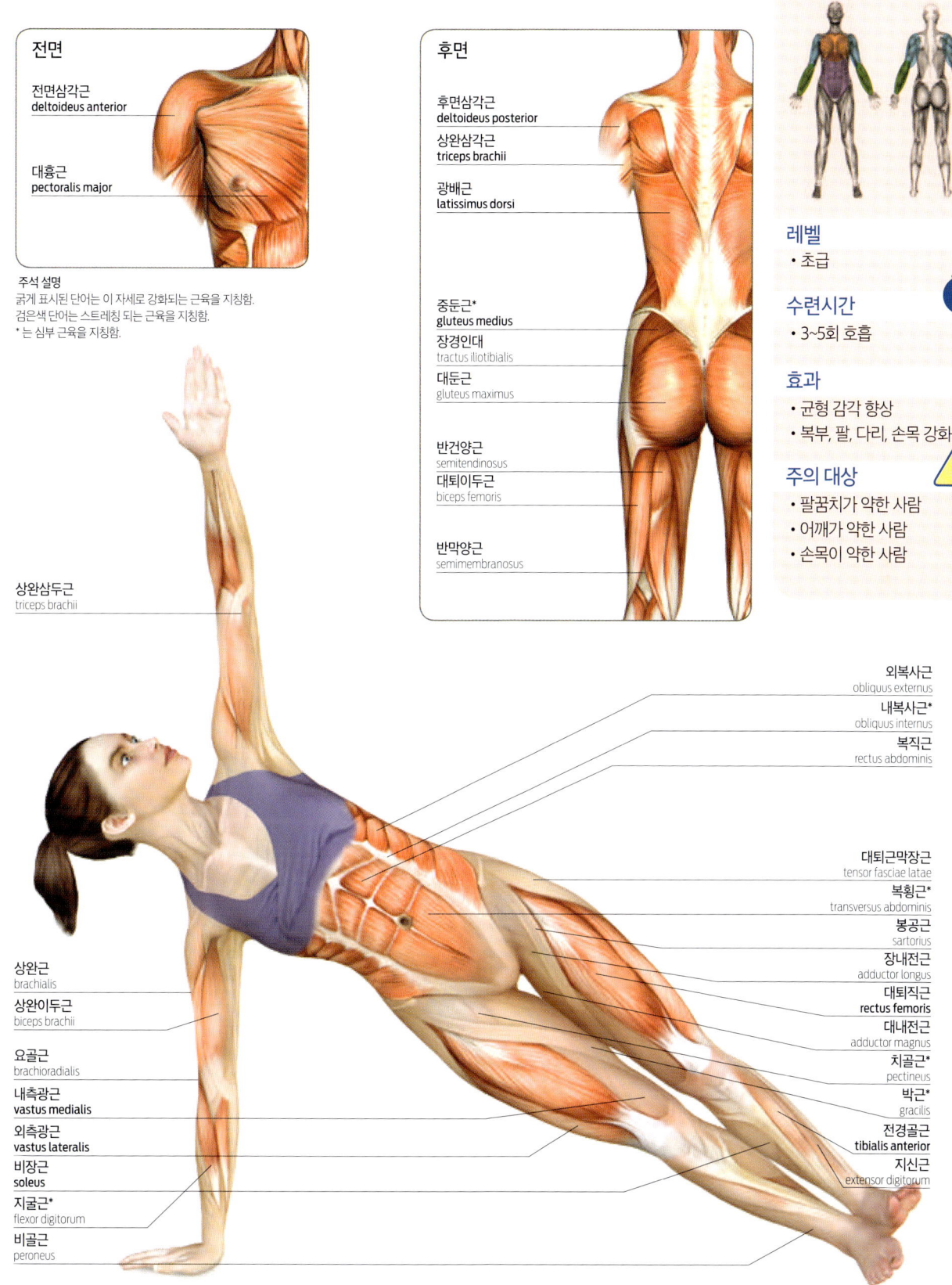

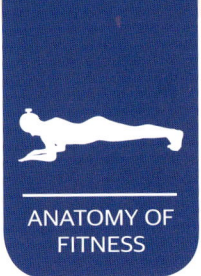

두루미 자세 <small>바카아사나</small>

두루미 자세는 팔의 균형 감각을 요하는 흥미로운 자세입니다. 이 자세를 취할 때 넘어질지 모른다는 두려움이 생기겠지만 차차 극복하게 될 거예요.

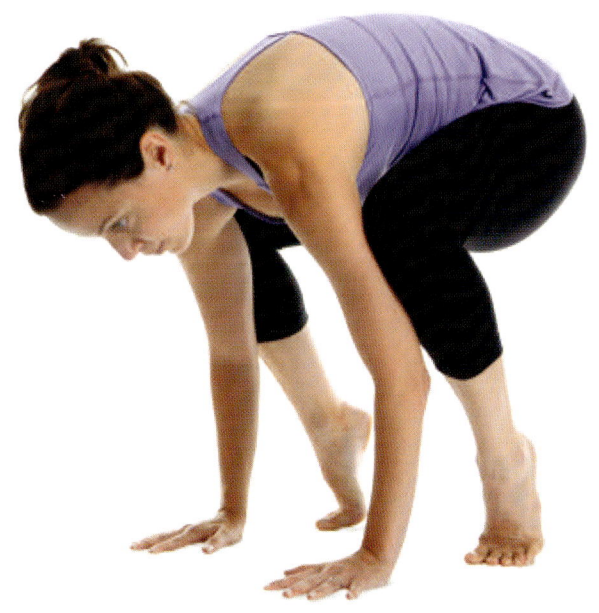

4. 체중은 앞으로 옮겨서 손에 싣고 두 발은 모아줍니다. 그런 다음 체중을 더 앞으로 옮겨서 발뒤꿈치가 바닥에서 떨어져 올라가게 합니다.

5. 한 번에 한 발씩 들어올려서 마침내 두 발이 바닥에서 떨어져 균형을 잡게 합니다. 이 상태로 2~5회 호흡합니다.

1. 먼저 무릎을 바깥쪽으로 향하게 하면서 깊이 굽혀 쭈그려 앉은 자세를 취합니다. 두 손은 어깨 너비만큼 간격을 두고 바닥에 밀착시킵니다. 손가락을 넓게 벌리고 손으로 매트를 눌러주세요. 특히 엄지와 검지 사이 부분을 강하게 누릅니다.

2. 팔 굽혀 엎드리기 자세(114-115쪽 참조)에서와 마찬가지로 팔꿈치를 굽힌 다음, 무릎과 정강이를 바깥쪽 상완으로 가져옵니다.

3. 고양이 자세(78-79쪽 참조)를 취하는 것처럼 척추 윗부분을 둥글게 구부리고 복부는 코어근육을 동원하여 안으로 끌어당깁니다.

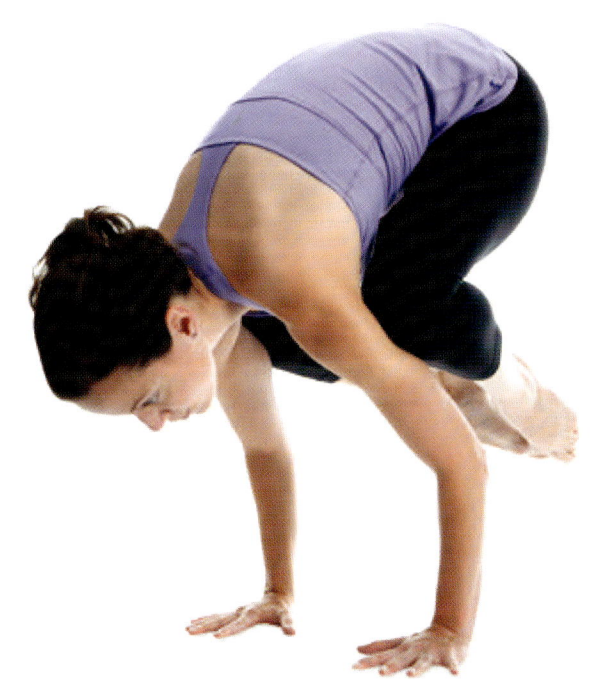

POINT

올바른 자세
- 손목이 접히는 부분이 반드시 매트 가장자리와 일직선을 이루게 하세요.
- 두 손으로 바닥을 계속 밀어주세요.
- 살짝 앞쪽을 응시하세요. 이렇게 하면 균형을 잡는 데 도움이 될 거예요.
- 앞으로 넘어지는 것이 걱정된다면 앞에 담요를 한 장 깔아두세요.

피해야 할 자세
- 머리를 아래로 떨어뜨리기. 이렇게 할 경우 몸이 앞으로 기울어질 수 있습니다.
- 부담이 느껴질 때까지 목을 들어올리거나 비틀기

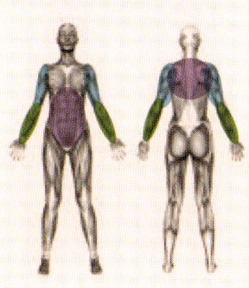

레벨
- 중급, 상급

수련시간
- 2~5회 호흡

효과
- 팔, 손목, 코어근육 강화
- 척추 스트레칭
- 균형 감각 향상

주의 대상
- 손목이 약한 사람
- 어깨가 약한 사람

주석 설명
굵게 표시된 단어는 이 자세로 강화되는 근육을 지칭함.
검은색 단어는 스트레칭 되는 근육을 지칭함.
* 는 심부 근육을 지칭함.

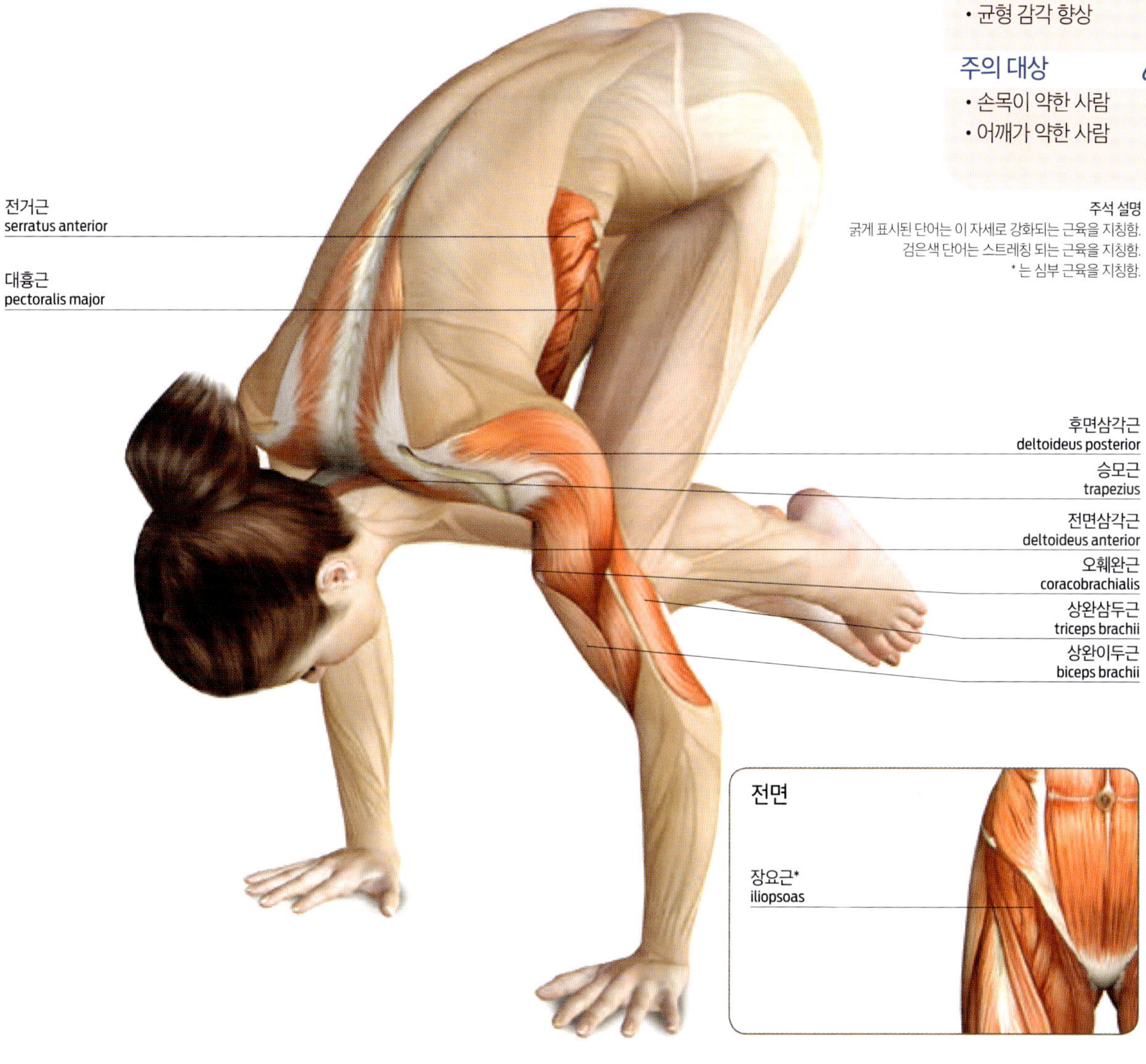

전거근
serratus anterior

대흉근
pectoralis major

후면삼각근
deltoideus posterior

승모근
trapezius

전면삼각근
deltoideus anterior

오훼완근
coracobrachialis

상완삼두근
triceps brachii

상완이두근
biceps brachii

전면

장요근*
iliopsoas

제4장 두 팔로 몸을 지지하는 자세

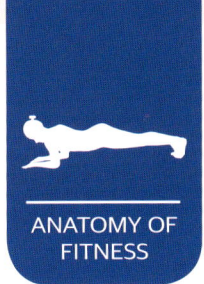

ANATOMY OF FITNESS

측면 두루미 자세   파르스바 바카아사나

팔로 균형 잡기 자세 중에서 이것처럼 어려운 자세를 하다보면 새삼 요가는 연습이 중요하다는 사실을 되새기게 됩니다. 인내심을 가지고 부디 즐기세요!

1. 쭈그려 앉은 자세에서 시작합니다. 무릎은 깊이 굽히고 허벅지는 바닥과 평행하게 하고 두 발은 모아 줍니다.

2. 오른쪽 팔꿈치를 오른쪽 허벅지 바깥쪽에 둔 채 상체를 전체적으로 왼쪽으로 비틀기 시작합니다. 더 많이 비틀어서 갈비뼈를 포함한 몸 오른편을 왼편으로 가져갑니다. 발 앞꿈치를 삼고 뒤꿈치와 골반을 들어 두 손으로 바닥을 짚으세요. 이때 두 손은 어깨 너비만큼 간격을 유지하세요. 손가락을 쫙 벌려서 각 마디마디로 바닥을 단단히 짚으세요. 특히 엄지와 검지 사이를 바닥에 밀착시킵니다.

3. 체중을 두 손에 싣고 팔 굽혀 엎드리기 자세(114-115쪽 참조)처럼 팔꿈치를 뒤로 빼며 두 팔을 굽힙니다. 팔꿈치가 벌어지지 않은 상태로 잘 버티려면 양쪽 팔꿈치를 서로 끌어당긴다고 생각하세요. 오른쪽 팔꿈치로 왼쪽 골반 바깥쪽을 누르면서 왼쪽 허벅지 바깥쪽을 마치 선반에 올려놓듯 오른쪽 상완 위에 올려놓으세요.

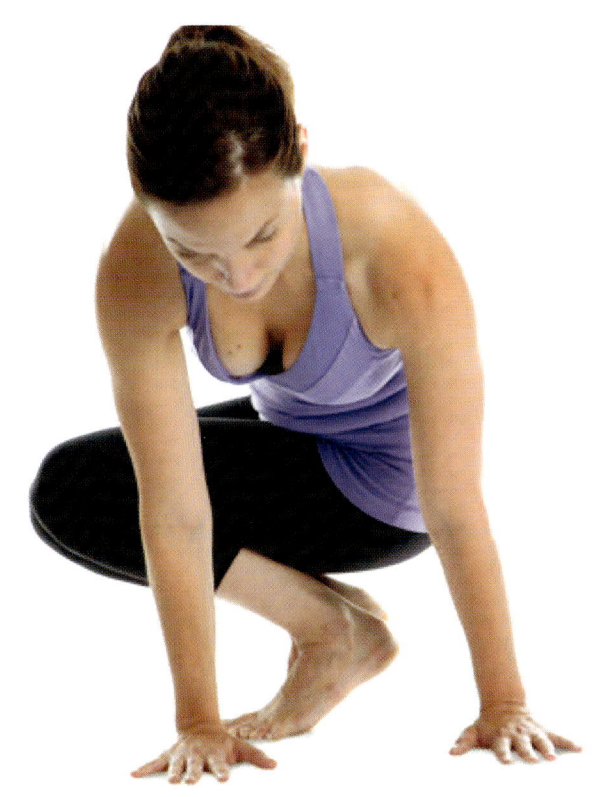

POINT

올바른 자세
- 코어근육을 자극하기 위해 복부를 안으로 끌어당기세요.
- 원한다면 블록에 이마를 댄 상태로 수련하세요.
- 체중을 앞에 실을 때 가슴은 들어올린 상태를 유지하세요.
- 균형을 잡는 동안 골반, 무릎, 발목, 발은 각기 바로 위에 가지런히 모아지게 하세요.

피해야 할 자세
- 정면을 응시할 때 넘어지는 것을 두려워하여 균형이 위태로워지기

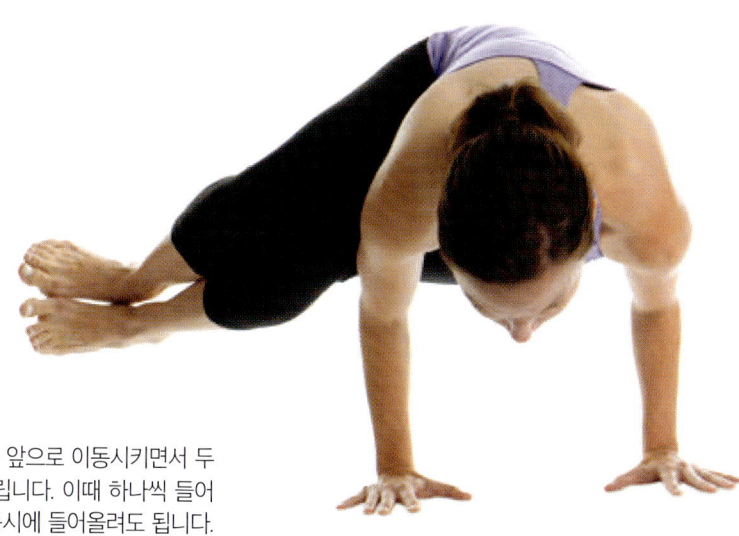

4. 계속해서 체중을 앞으로 이동시키면서 두 발을 바닥에서 들어올립니다. 이때 하나씩 들어 올려도 되고 두 발을 동시에 들어올려도 됩니다. 균형을 잡고 그 상태로 3~5회 호흡합니다. 반대 쪽으로도 반복합니다.

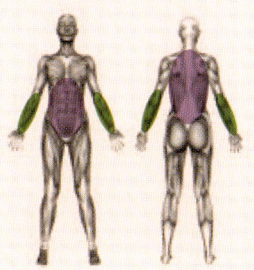

레벨
- 상급

수련시간
- 3~5회 호흡

효과
- 소화 촉진
- 팔뚝과 손목 강화
- 척추 스트레칭
- 균형 감각 향상

주의 대상
- 팔꿈치가 약한 사람
- 허리가 약한 사람
- 어깨가 약한 사람
- 손목이 약한 사람
- 임산부

주석 설명
굵게 표시된 단어는 이 자세로 강화되는 근육을 지칭함.
검은색 단어는 스트레칭 되는 근육을 지칭함.
* 는 심부 근육을 지칭함.

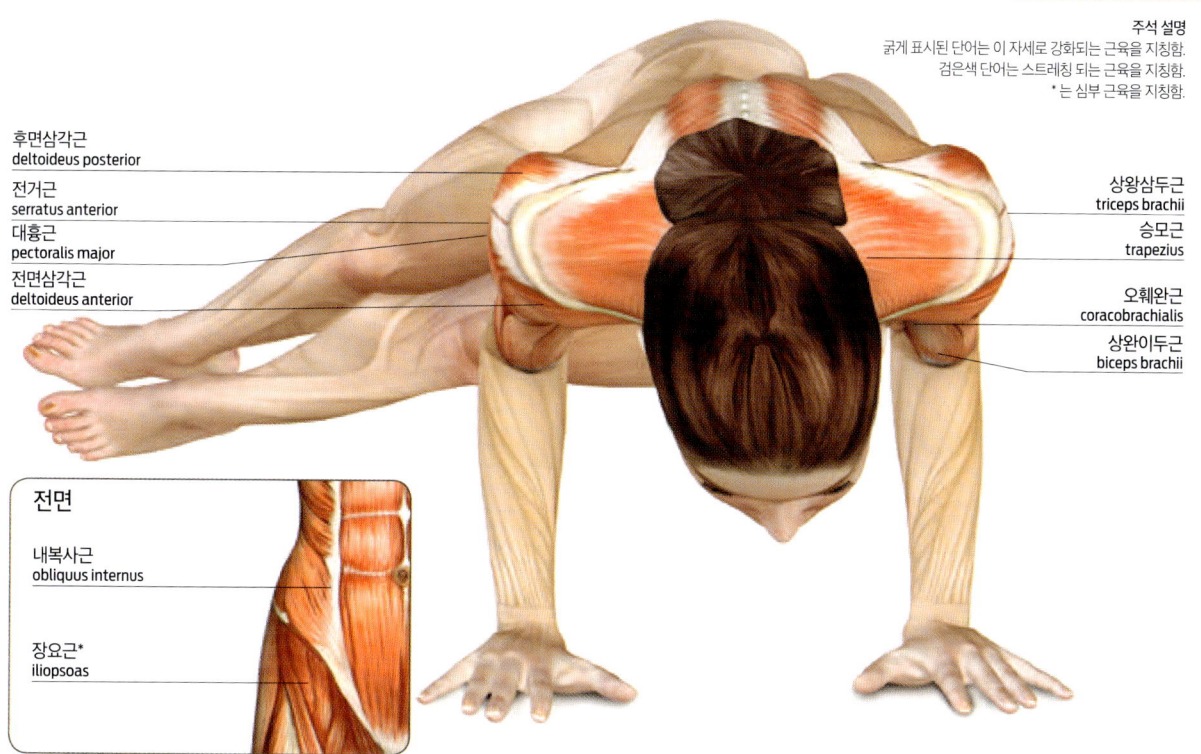

제4장 두 팔로 몸을 지지하는 자세 | **121**

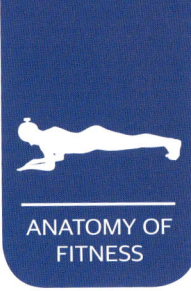

팔각 자세 아스타바크라아사나

팔각 자세는 처음에는 감히 시도하기가 두려울 수 있는 자세입니다. 하지만 인내를 가지고 한 단계씩 차근차근 밟아가세요. 그렇게 하다보면 어느 날 완전한 자세를 취하고 있는 자신을 발견하게 될 테니까요.

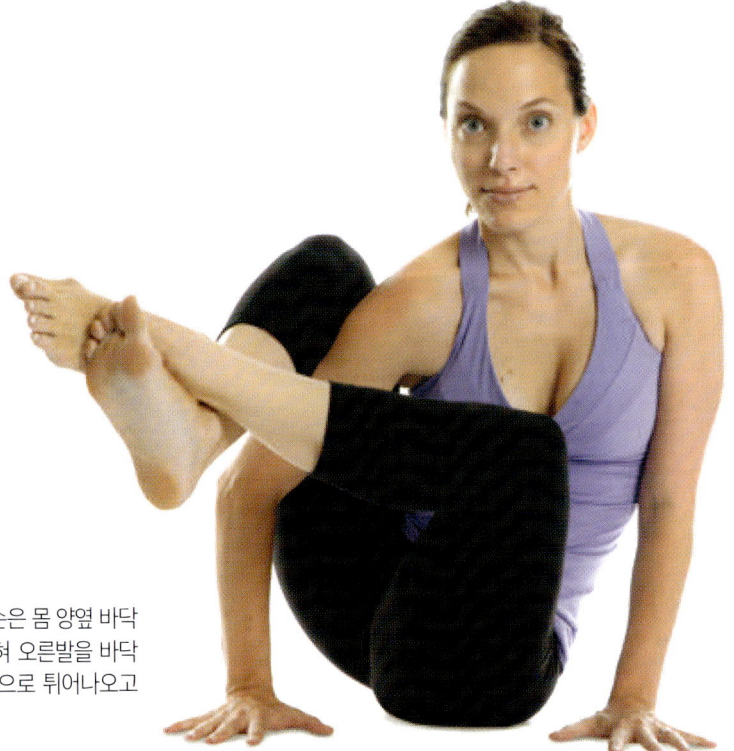

1. 두 다리를 몸 앞쪽으로 쭉 뻗고 두 손은 몸 양옆 바닥에 내려놓고 앉습니다. 오른쪽 무릎을 굽혀 오른발을 바닥에 밀착시킵니다. 왼쪽 다리는 무릎이 옆으로 튀어나오고 발이 사타구니 쪽을 향하게 구부립니다.

2. 오른발과 정강이를 바닥과 평행하게 위로 들어올려서 왼쪽 팔꿈치 안쪽 접히는 부분에 올려놓습니다. 오른쪽 무릎을 옆으로 가져가 무릎을 오른쪽 팔꿈치 안쪽에 가져갑니다. 이렇게 하면 마치 아기를 안고 흔드는 것처럼 오른쪽 다리를 양팔 위에 올려놓게 됩니다. 이 단계에서 몇 차례 호흡을 하면서 골반을 벌려주어도 좋습니다.

3. 오른손을 오른쪽 다리 정강이나 종아리 아래로 가져와 바닥을 짚고 살짝 앞으로 굽혀서 오른쪽 무릎이 오른쪽 어깨 위로 올라가게 합니다. 가능한 한 다리를 어깨 위로 최대한 높이 올려주세요.

4. 오른쪽 다리를 오른쪽 어깨 위에 올려 놓은 상태로 두 손을 바닥에 밀착시킵니다. 그런 다음 왼쪽 다리를 바닥에서 들어올리고 왼쪽 발목을 오른쪽 발목 위로 교차해줍니다.

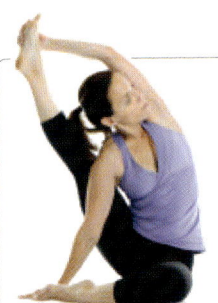

변형 자세

낮은 난이도: 옆으로 몸을 비튼 후 체중을 팔에 싣고 균형을 잡는 대신, 한쪽 다리를 굽혀서 몸 앞쪽 바닥 위에 두세요. 다른 쪽 다리를 쭉 뻗은 다음 그 다리와 반대쪽 손으로 발을 잡으세요. 시선은 들어올린 다리와 반대쪽으로 돌리고 이 상태를 유지하세요. 이것이 바로 나침반 자세랍니다.

3. 골반은 위로 들어올린 다음, 팔 굽혀 엎드리기 자세 (114-115쪽 참조)처럼 팔꿈치를 굽히면서 상체를 바닥과 평행이 되게 앞으로 숙여주세요. 발목을 교차시킨 상태를 유지하면서 다리를 오른쪽으로 뻗어주세요. 이 자세로 1~5회 호흡합니다. 반대쪽으로도 반복합니다.

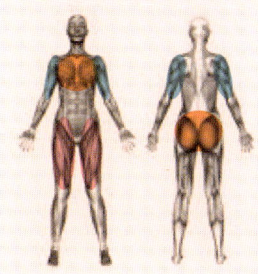

레벨
- 상급

수련시간
- 1~5회 호흡

효과
- 팔과 손목 강화
- 햄스트링, 골반, 어깨 스트레칭
- 복부 탄력 강화

주의 대상
- 팔꿈치가 약한 사람
- 어깨가 약한 사람
- 손목이 약한 사람

POINT

올바른 자세
- 완전한 자세를 취할 준비가 되기 전에는 중간에 어느 단계에서든 동작을 멈추어도 됩니다.
- 골반과 다리를 들어올리는 데 도움이 되도록 두 손으로 바닥을 짚고 밀어주세요.
- 시선은 전방을 응시하세요.

피해야 할 자세
- 억지로 어깨를 자세에 끼워 맞추기. 이렇게 하면 어깨에 부담이 되거나 부상이 발생할 수 있어요.

주석 설명
굵게 표시된 단어는 이 자세로 강화되는 근육을 지칭함.
검은색 단어는 스트레칭 되는 근육을 지칭함.
* 는 심부 근육을 지칭함.

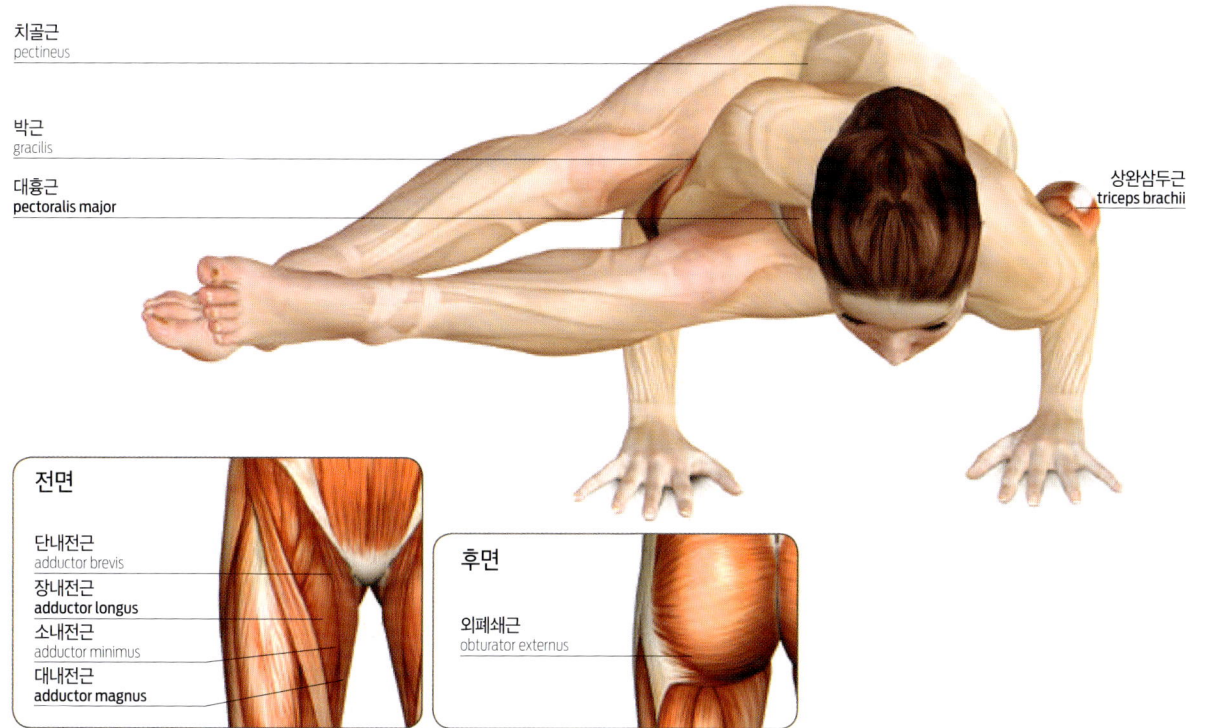

제4장 두 팔로 몸을 지지하는 자세 | 123

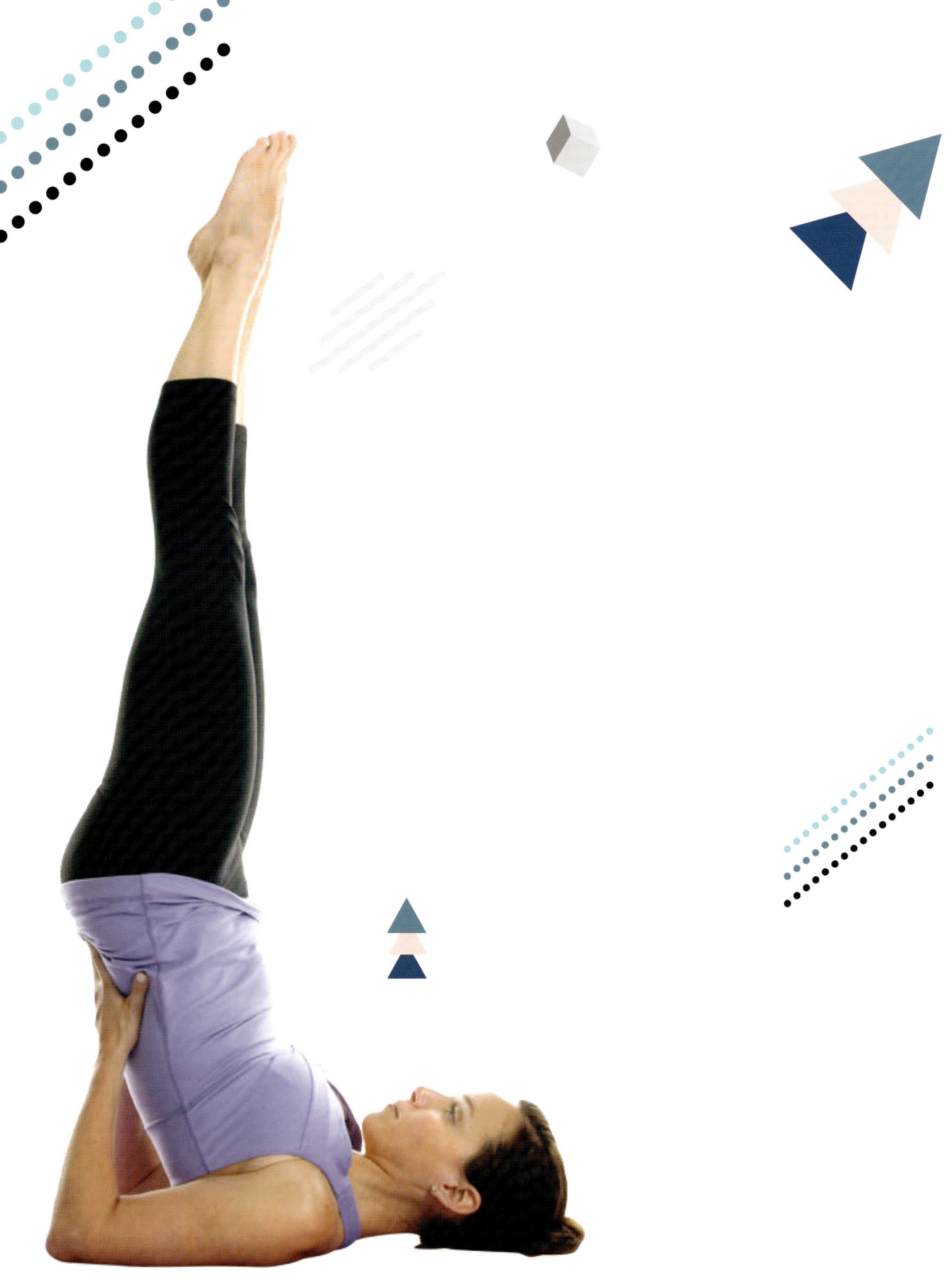

제 5 장

역자세

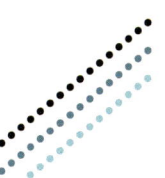
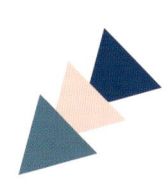
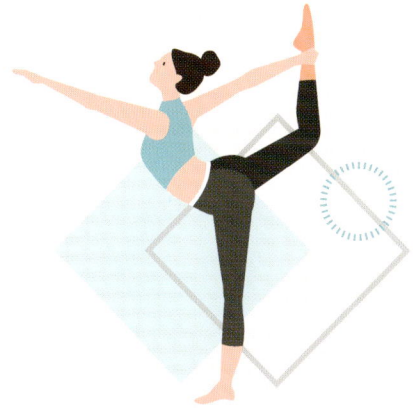

역자세란 머리가 심장보다 낮은 위치에 오는 자세를 말합니다. 이 같은 자세를 수련하는 일은 신체적으로나 정신적으로 큰 도전이 되지요. 부상을 방지하려면 자신의 몸의 한계를 늘 염두에 두고 너무 급하게 무리하지 않도록 조심해야 합니다. 만약 녹내장을 앓고 있거나 최근에 뇌졸중이 발생한 적이 있다면 역자세를 해서는 안됩니다. 역자세는 머리에 압력을 주기 때문입니다. 또한 이제 막 요가를 시작한 초보자라면 머리로 물구나무 서기나 어깨로 물구나무 서기처럼 발이 심장 위에 위치하게 되는 완전한 역자세를 수련하기 위해서는 처음에 지도자의 지도를 받아야 합니다. 이렇게 조심해야 하는 것은 물론이지만, 그래도 요가 하는 재미를 잊지 마세요! 매일 물구나무를 서는 일은 멋지거든요. 두려움도 없어지고 혈액순환도 개선되고 소화기능도 향상되고 인생을 보는 새로운 눈도 생기니까요.

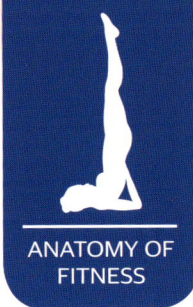

ANATOMY OF FITNESS

얼굴 아래로 향한 개 자세 아도 무카 스바나아사나

이 자세는 수많은 요가 자세 중 가장 빈번하게 수련하는 자세 중 하나로 손꼽힙니다. 여러분도 앞으로 수없이 되풀이해서 하게 될 자세이지요. "아래로 향한 개 자세"로도 흔히 알려져 있는 이 자세는 전신 근육을 강화하고 스트레칭 합니다.

1. 먼저 손과 무릎을 바닥에 대고 기어가는 자세를 취합니다. 이때 두 손은 어깨 아래로 정렬하고 무릎은 골반 아래로 정렬합니다.

2. 발가락은 아래로 향하게 하고 손은 "걸어가듯" 어깨 앞으로 손바닥 하나만큼 이동시킵니다. 손과 발가락을 이렇게 바닥에 고정시킨 상태에서 골반을 위로 들면서 다리를 쭉 뻗고 뒤꿈치를 바닥 쪽으로 끌어내립니다.

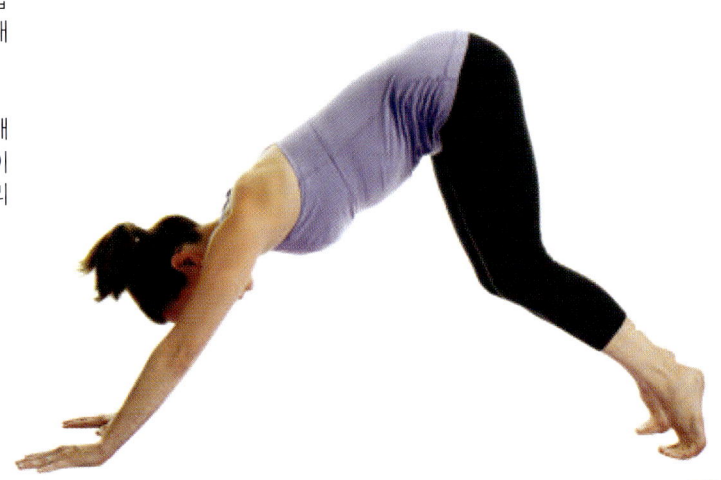

POINT

올바른 자세
- 어깨가 딱딱하게 굳어 있으면 두 손을 어깨 너비보다 더 넓게 벌려서 바닥을 짚으세요.
- 다리 뒤쪽이 뻣뻣하다면 두 발을 골반 너비보다 더 넓게 벌리세요.
- 올바른 발 위치를 찾으려면, 발가락을 들어서 넓게 벌린 후 아래로 내립니다. 발 전체를 고르게 밀착시켜 누르고 발목 안쪽을 위로 끌어올려 발바닥의 아치를 위로 올리세요 그런 다음 뒤꿈치를 바닥 쪽으로 가져옵니다.
- 팔과 손에 집중하기 위해 손목이 접히는 부분을 매트 앞면과 평행한 위치에 오게 하세요. 이때 팔뚝은 바닥에서 떨어지도록 하고 상완 바깥쪽을 외회전하여 팔꿈치 안쪽을 앞으로 끌어당기세요. 손가락은 쫙 벌려서 손가락 마디마다 단단히 바닥에 밀착시키세요. 중지는 계속해서 앞쪽을 가리키도록 합니다.

피해야 할 자세
- 팔을 내회전시키기. 어깨가 내려앉기
- 허리를 구부리거나 과도한 아치 만들기
- 앞쪽 갈비뼈를 앞으로 돌출시키기

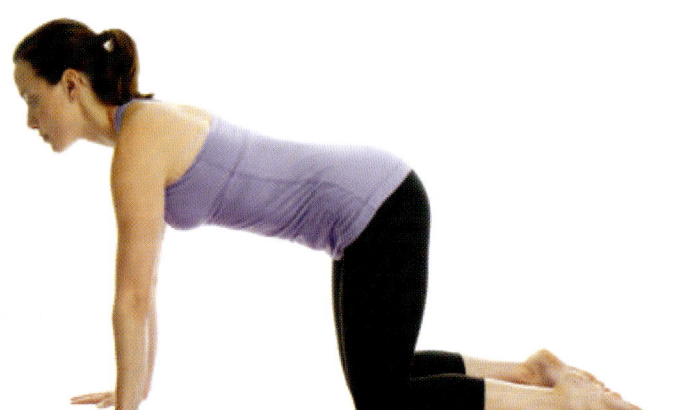

3. 가슴을 허벅지 쪽으로 밀고 머리는 두 팔 사이에 오게 합니다. 미추까지 몸을 길게 늘이고 허벅지를 살짝 내회전시켜서 골반이 중립 위치에 오게 합니다. 두 다리 사이 또는 배꼽 방향을 응시하세요. 적어도 5~10회 호흡하는 동안 자세를 유지한다는 목표를 세우세요.

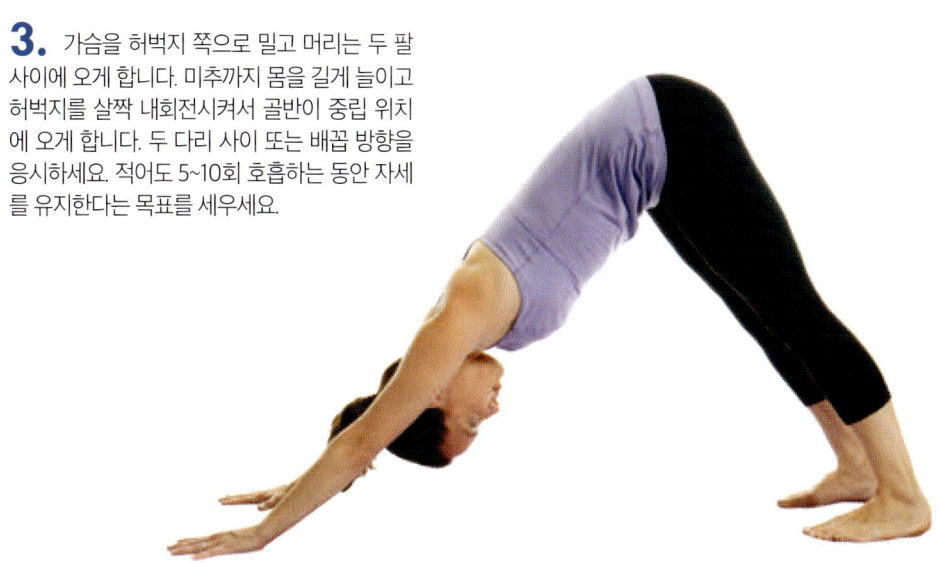

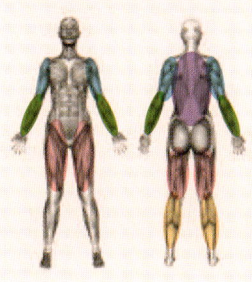

레벨
- 초급

수련시간
- 5~10회 호흡 또는 그 이상

효과
- 팔과 다리 강화
- 척추, 햄스트링, 종아리, 발바닥 아치 스트레칭
- 소화 촉진
- 생리통 완화
- 두통 완화

주의 대상
- 저혈압 환자
- 어깨 부상 환자
- 햄스트링 파열 환자

주석 설명
굵게 표시된 단어는 이 자세로 강화되는 근육을 지칭함.
검은색 단어는 스트레칭 되는 근육을 지칭함.
* 는 심부 근육을 지칭함.

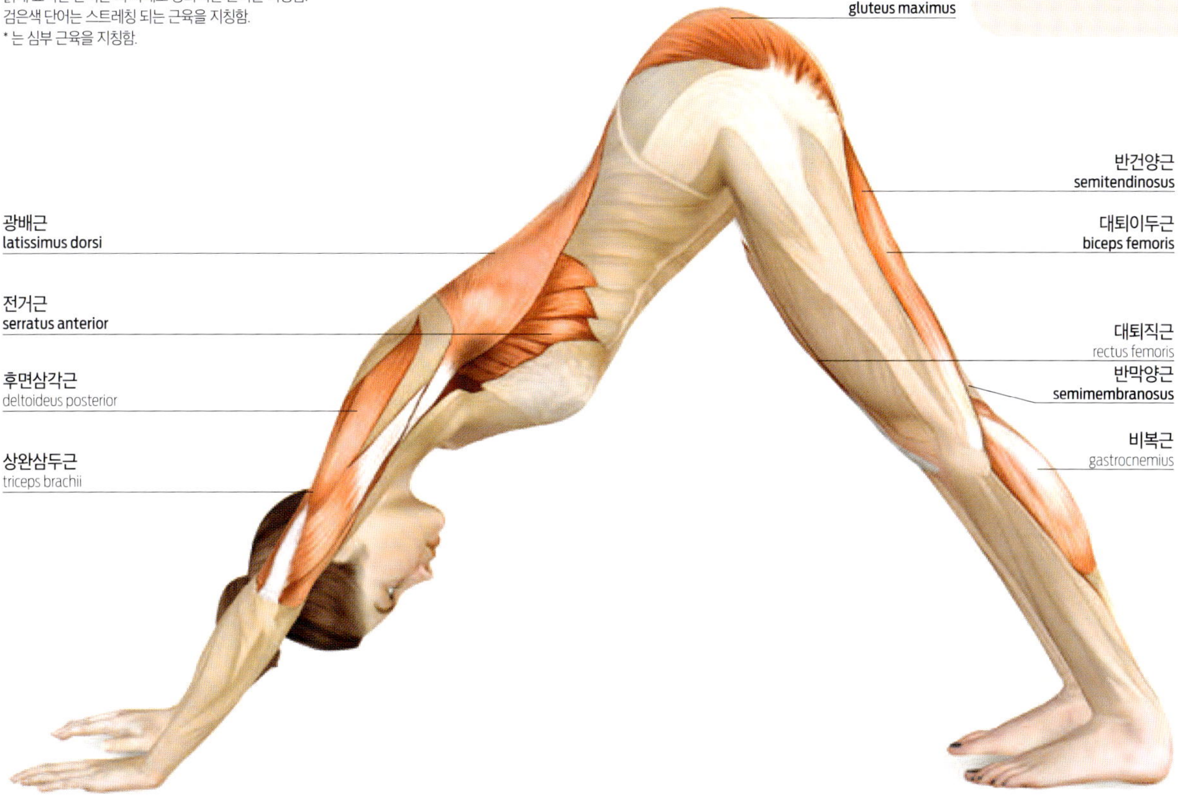

- 광배근 / latissimus dorsi
- 전거근 / serratus anterior
- 후면삼각근 / deltoideus posterior
- 상완삼두근 / triceps brachii
- 대둔근 / gluteus maximus
- 반건양근 / semitendinosus
- 대퇴이두근 / biceps femoris
- 대퇴직근 / rectus femoris
- 반막양근 / semimembranosus
- 비복근 / gastrocnemius

제5장 역자세 | 127

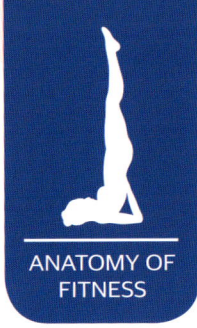

쟁기 자세 **할라아사나**

대개 어깨로 물구나무서기 자세로 접어들 때나 자세를 풀 때 행해지는 쟁기 자세는 단독으로 수련할 수 있는 훌륭한 자세입니다. 등 윗부분의 긴장을 풀어주려면 5분 정도까지 자세를 유지하도록 노력해보세요.

1. 등을 바닥에 대고 눕습니다. 이때 다리를 굽힌 채 팔은 몸 양옆에 두고 손바닥을 바닥에 밀착시킵니다. 복근을 조여주고 무릎을 바닥에서 들어올리면서 다리를 위로 곧게 뻗습니다. 숨을 내쉬면서 팔로 바닥을 밀어 무릎을 더 높이 올려서 엉덩이와 골반이 바닥에서 떨어지게 하세요.

2. 등을 구부려 매트에서 떨어지게 들어올린 다음, 계속해서 무릎을 얼굴 쪽으로 올리고 골반을 어깨 방향으로 당깁니다.

3. 숨을 들이마시면서 미추를 밀면서 다리를 머리 방향으로 곧게 펴줍니다. 이렇게 하면 상체가 바닥에 수직을 이루게 됩니다. 숨을 내쉬면서 발가락이 바닥에 닿도록 머리 위로 다리를 계속해서 뻗어줍니다. 이 자세로 5~10회 호흡합니다. 가능하다면 더 오랫동안 자세를 유지하도록 도전해보세요.

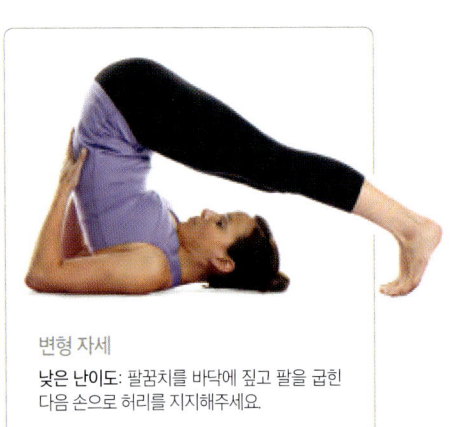

변형 자세
낮은 난이도: 팔꿈치를 바닥에 짚고 팔을 굽힌 다음 손으로 허리를 지지해주세요.

POINT

올바른 자세
- 목 아래로 공간이 생기도록 경추의 자연스러운 굴곡을 유지하세요.
- 어깨를 외회전시키세요.

피해야 할 자세
- 턱을 과도하게 끌어당기기
- 턱을 너무 높이 들어올리기. 이렇게 하면 목에 부담이 갈 수 있어요.

목표 근육

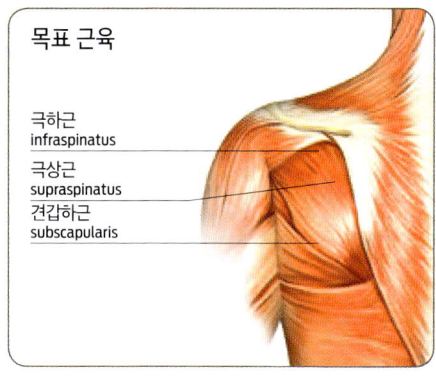

극하근
infraspinatus

극상근
supraspinatus

견갑하근
subscapularis

주석 설명
굵게 표시된 단어는 이 자세로 강화되는 근육을 지칭함.
검은색 단어는 스트레칭 되는 근육을 지칭함.
* 는 심부 근육을 지칭함.

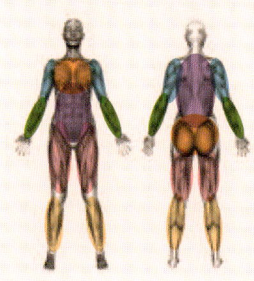

레벨
- 초급

수련시간
- 5~10회 호흡 또는 그 이상

효과
- 햄스트링, 사타구니, 척추 스트레칭 및 강화

주의 대상
- 허리가 약한 사람

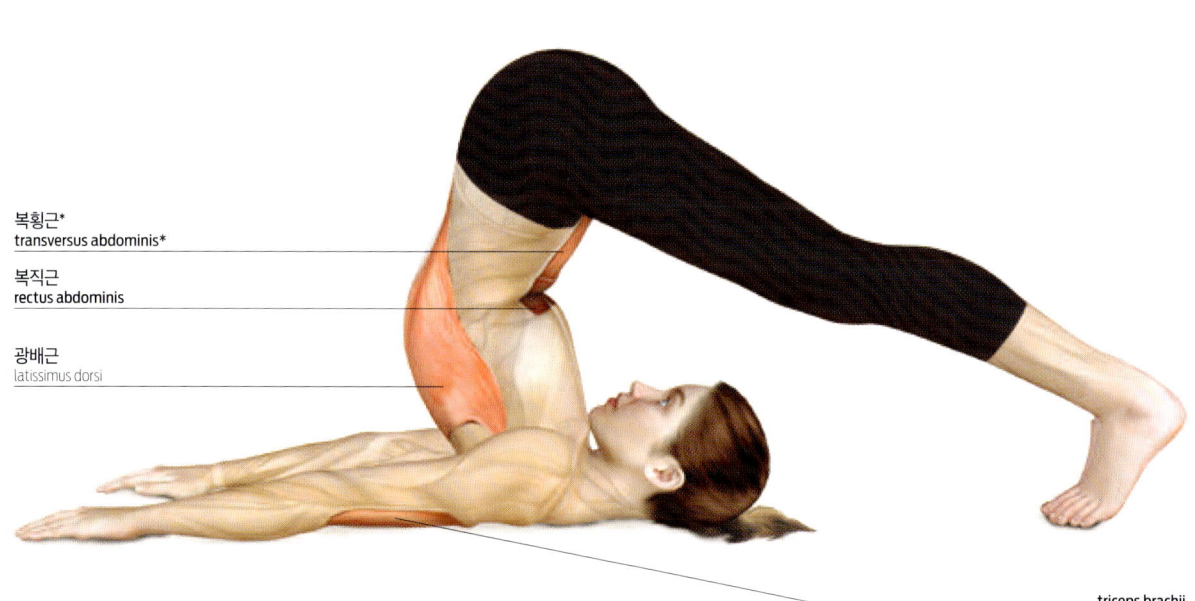

복횡근*
transversus abdominis*

복직근
rectus abdominis

광배근
latissimus dorsi

triceps brachii

제5장 역자세 | 129

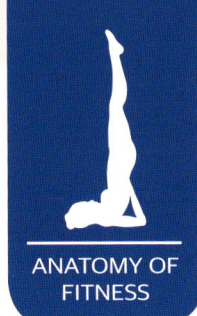

ANATOMY OF FITNESS

어깨서기 살람바 사르반가아사나

어깨서기는 공히 아사나의 여왕 또는 아사나의 어머니라고 불리는 자세입니다.

1. 등을 바닥에 대고 눕고 두 팔을 몸 양옆에 내려 놓습니다. 무릎을 굽혀 가슴으로 끌어당긴 다음, 미추와 골반을 말아서 바닥에서 들어올리고 다리를 뒤로 보내어 쟁기 자세(128-129쪽 참조)를 만듭니다. 다리를 머리 뒤로 쭉 뻗어서 곧게 펴고 발가락은 바닥에 닿게 합니다.

2. 두 팔을 외회전시키고 등 아래로 어깨를 더 구부려서 어깨로부터 지지를 더 받을 수 있게 합니다. 팔꿈치를 굽히고 서로 양쪽 방향으로 끌어당겨서 견갑골을 탄탄하게 만듭니다. 손바닥을 허리에 대고 손가락은 천장을 향하게 합니다.

3. 한 번에 한쪽 다리씩 또는 두 다리를 동시에 위로 올립니다. 발가락이 골반 바로 위쪽에 오도록 다리를 바닥과 수직이 되게 합니다. 이렇게 다리를 위로 쭉 뻗었으면, 마치 하나의 다리인 것처럼 두 다리에 힘을 주어 탄탄하게 만들어 안쪽으로 모아서 붙여줍니다.

4. 두 다리는 산 자세(36-37쪽 참조)에서와 같이 정렬합니다. 미추를 뒤꿈치 쪽으로 위로 끌어당겨서 골반이 중립 위치에 오게 합니다. 허벅지 안쪽은 살짝 안쪽 방향으로 돌리면서 숨을 들이쉬고 내쉽니다. 이 자세를 30초에서 5분까지 유지합니다.

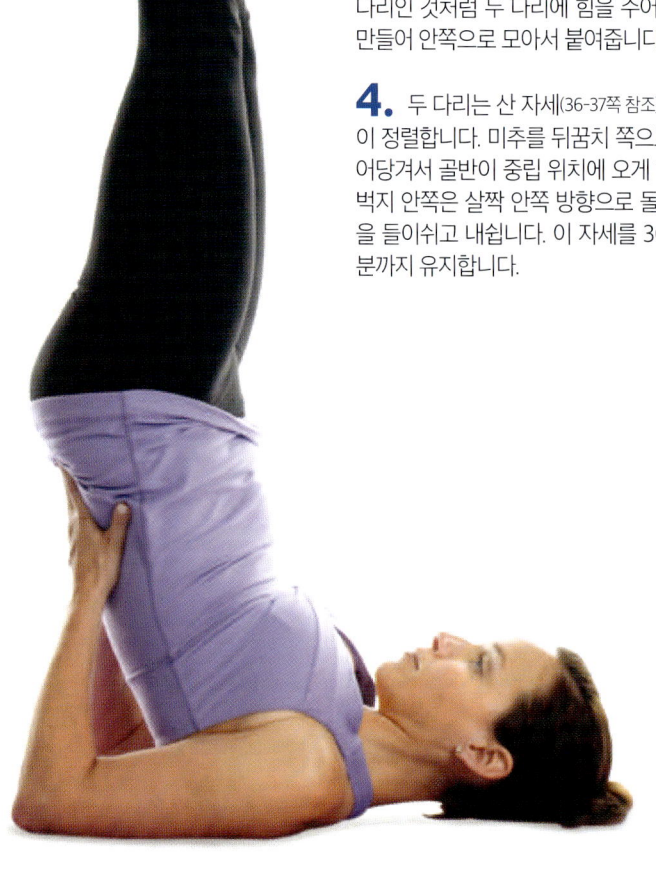

POINT

올바른 자세
- 목 뒷부분에 압박이 느껴지면 어깨 아래에 담요를 깔아주세요.
- 턱은 아주 살짝만 당기세요.
- 목의 자연스러운 굴곡을 유지하세요. 목과 바닥 사이에 손이 들어갈 수 있어야 해요.
- 배꼽 쪽으로 편안하게 응시할 지점을 정해서 거기에 시선을 집중하세요. 혹은 두 눈을 감으세요.

피해야 할 자세
- 머리 돌리기. 이렇게 하면 목에 부상을 입을 수 있답니다.
- 턱을 가슴으로 과도하게 끌어당기기

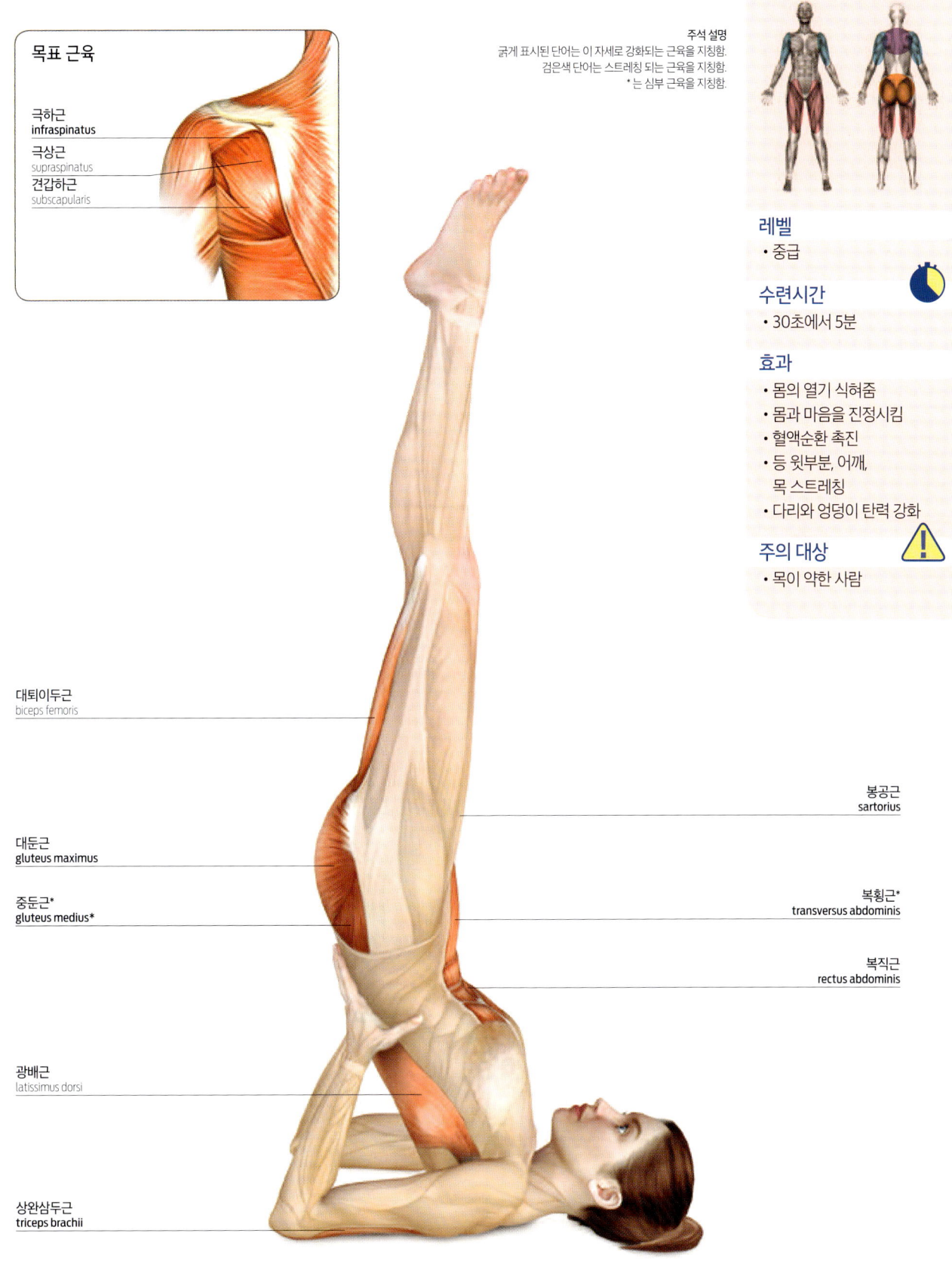

목표 근육

- 극하근 infraspinatus
- 극상근 supraspinatus
- 견갑하근 subscapularis

주석 설명
굵게 표시된 단어는 이 자세로 강화되는 근육을 지칭함.
검은색 단어는 스트레칭 되는 근육을 지칭함.
*는 심부 근육을 지칭함.

레벨
- 중급

수련시간
- 30초에서 5분

효과
- 몸의 열기 식혀줌
- 몸과 마음을 진정시킴
- 혈액순환 촉진
- 등 윗부분, 어깨, 목 스트레칭
- 다리와 엉덩이 탄력 강화

주의 대상
- 목이 약한 사람

대퇴이두근 biceps femoris
대둔근 gluteus maximus
중둔근* gluteus medius*
광배근 latissimus dorsi
상완삼두근 triceps brachii

봉공근 sartorius
복횡근* transversus abdominis
복직근 rectus abdominis

제5장 역자세 | 131

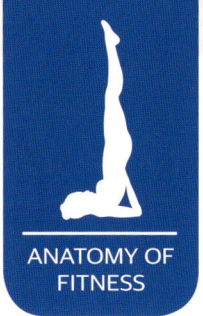

물구나무서기 살람바 시르사아사나

흔히 모든 요가 자세의 왕이라고 불리며 몸을 뜨겁게 해주는 이 역자세로 마음을 깨끗하게 정화하세요. 만약 이 자세를 처음 시도하는 경우라면, 벽에 기대어 물구나무서는 것부터 시작하세요. 벽에 기대어 하면서 안정감이 느껴지면 벽에서 떨어져서 혼자 균형을 잡으면 됩니다.

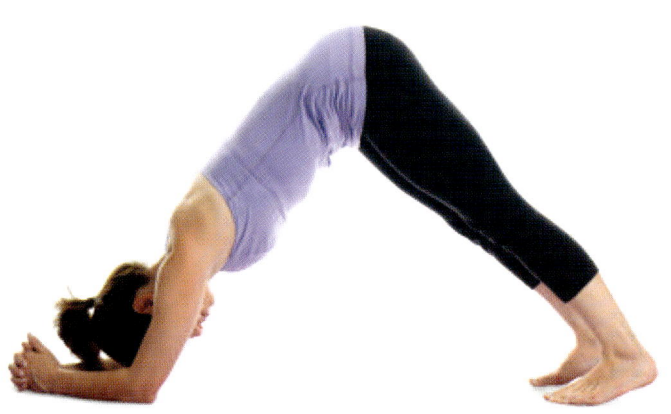

1. 원한다면 매트를 벽 앞에 깝니다. 먼저 손과 무릎을 바닥에 대고 기어가는 자세를 취합니다. 팔뚝을 어깨 너비 간격으로 바닥에 내려놓은 다음, 상완 바깥쪽을 외회전하고 손가락을 깍지 낍니다. 발가락으로 바닥을 짚고 골반을 위로 들어올립니다. 이 상태를 가리켜 돌고래 자세라고 합니다. 물구나무서기 자세로 들어가기 전에 하는 훌륭한 준비 자세이지요. 이 자세로 5~10회 호흡해도 좋습니다.

2. 정렬 상태를 유지하면서 깍지 낀 손가락을 살짝 헐렁하게 풀어줍니다. 그러면 깍지 낀 상태를 유지하면서 손바닥을 조금 더 열리게 만들 수 있습니다. 정수리는 바닥에 대고 뒤통수는 손으로 가져갑니다. 팔뚝과 손목 바깥쪽으로 바닥을 누르면서 몸을 지탱할 지지대를 견고히 합니다.

3. 뒤꿈치를 바닥에서 들어올린 채, 골반이 어깨 바로 위에 위치할 때까지 두 발로 머리 쪽으로 걸어옵니다. 이와 동시에 가슴을 허벅지 쪽으로 밀어주세요. 이렇게 하면 몸을 들어올려서 완전한 자세를 만드는 데 도움이 될뿐더러, 압박이 가해지지 않도록 목을 보호할 수도 있습니다.

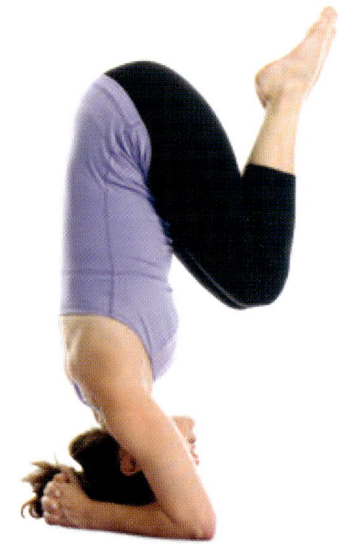

4. 무릎을 한쪽씩 차례차례 가슴으로 굽혀주세요. 그런 다음 두 다리를 천장을 향해 위로 곧게 뻗으세요. 다리를 펴기 전에 두 발을 벽에 기대어도 좋습니다. 자세를 유지할 수 있을 때까지 최대한 오랫동안 유지하세요.

5. 미추를 뒤꿈치 쪽으로 늘여줄 때 허벅지를 살짝 내회전시킵니다. 발 앞꿈치를 천장으로 쭉 뻗어서 다리 뒤쪽과 둔근을 자극합니다. 10~30초 동안 자세를 유지하도록 노력하고, 최대 1~3분까지 유지하세요.

6. 자세를 풀 때는 무릎을 굽혀 가슴으로 가져온 뒤 천천히 몸을 바닥으로 내립니다.

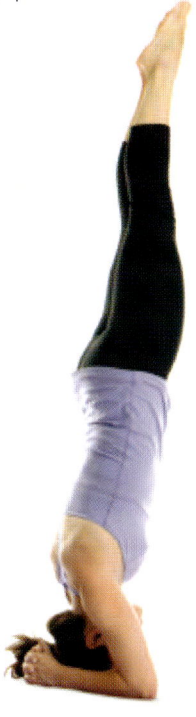

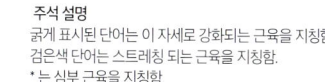

주석 설명
굵게 표시된 단어는 이 자세로 강화되는 근육을 지칭함.
검은색 단어는 스트레칭 되는 근육을 지칭함.
* 는 심부 근육을 지칭함.

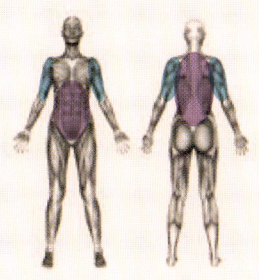

레벨
- 상급

수련시간
- 10~30초, 최대 1~3분

효과
- 몸과 마음을 진정시킴
- 스트레스 완화
- 혈액순환 촉진
- 다리, 팔, 척추 강화
- 소화 기능 향상

주의 대상
- 등이 약한 사람
- 고혈압 환자
- 목이 약한 사람
- 녹내장 환자

중둔근*
gluteus medius

복횡근*
transversus abdominis

광배근
latissimus dorsi

복직근
rectus abdominis

극하근
infraspinatus

승모근
trapezius

내측삼각근
deltoideus medialis

상완삼두근
triceps brachii

POINT

올바른 자세
- 팔뚝을 바닥에 안정감 있게 단단히 밀착시켜서 누르세요.

피해야 할 자세
- 이마를 바닥에 대기. 이렇게 하면 목에 압박이 가해지기 때문이에요.

제5장 역자세 | 133

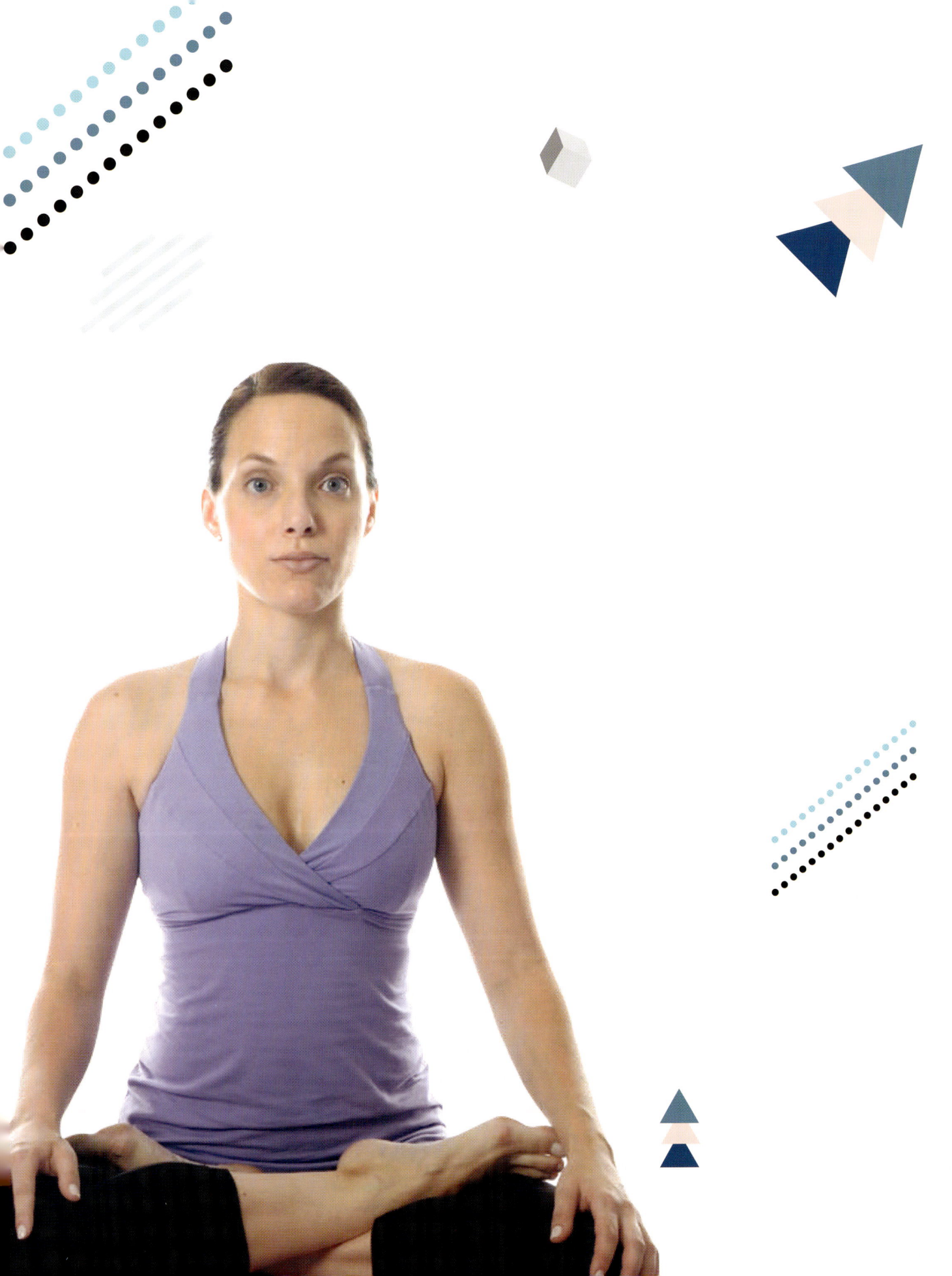

제 6 장

앉은 자세 &
앉아 비틀기 자세

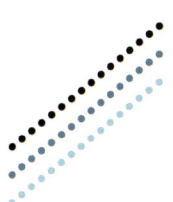

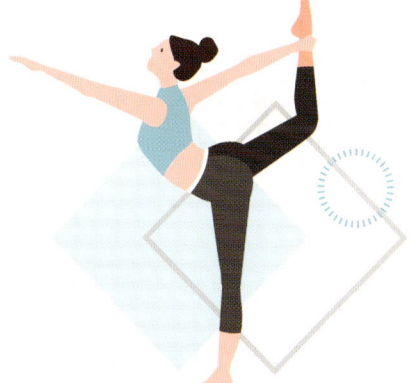

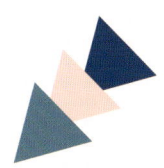

앉아서 하는 요가 자세를 수련하면 명상을 할 수 있으며 다양한 호흡 연습(프라나야마)을 할 수도 있습니다. 허리나 햄스트링이 뻣뻣하다면 블록이나 담요 위에 앉아서 수행하세요. 이렇게 하면 척추를 늘이고 공간을 만들어주는 데 도움이 됩니다. 앉아서 하는 비틀기 동작은 체내 독소를 배출하기 위해 수련합니다. 몸을 비틀 때마다 여러분은 내장기관을 "마사지"하는 셈이 되며 이로써 소화를 촉진시킵니다. 아주 흔한 일이지만, 골반은 비틀어지는 경향이 많습니다. 따라서 골반을 수평 상태로 유지하도록 노력하세요. 머릿속으로 빨래를 짜는 장면을 상상해보세요. 이와 마찬가지로 숨을 들이마시면서 척추를 늘려주고 숨을 내쉬면서 더 많이 비틀어주세요.

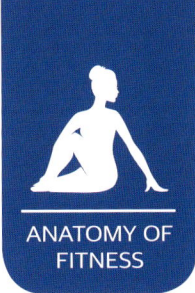

ANATOMY OF FITNESS

막대 자세 단다아사나

막대 자세는 앉아서 하는 산 자세에 해당됩니다. 따라서 앉아서 하는 다른 많은 자세가 바로 막대 자세를 바탕으로 합니다.

1. 등을 세우고 바닥에 앉아 다리를 가지런히 모아 앞으로 뻗습니다. 허벅지에 힘을 주어 바닥에 닿게 하고 다리에도 자극을 줍니다. 발뒤꿈치를 앞으로 밀면서 발에 힘을 주어 발가락을 얼굴 쪽으로 뒤로 끌어당기세요.

2. 미추를 바닥 쪽으로 끌어내리면서 좌골 앞면을 향해 앉으면서 골반이 중립 위치에 오게 합니다. 두 팔은 몸 양옆에 오게 하고 손으로 바닥을 누릅니다.

3. 복근을 끌어당기며 에너지를 위로 올려주세요. 미추 밑바닥부터 정수리까지 에너지를 전달하세요. 이 상태로 1~5회 호흡하거나 원한다면 더 오랫동안 있어도 됩니다.

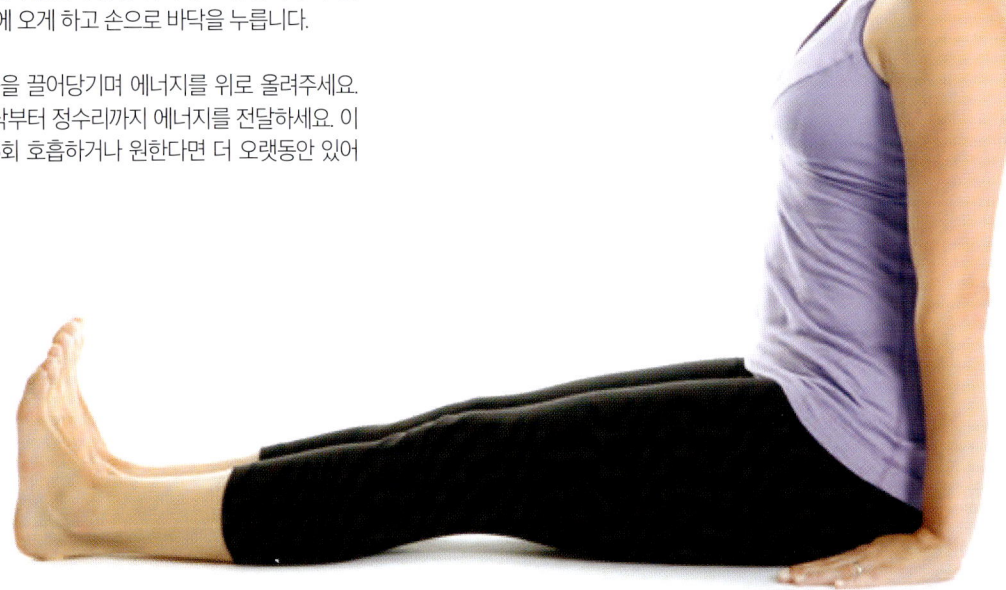

POINT

올바른 자세
- 다리는 탄탄하고 활력 있는 상태를 유지하세요.
- 견갑골을 서로 마주하게 끌어당기세요.
- 다리를 곧게 폈을 때 허리가 구부려지고 골반이 아래로 밀리는 것 같으면 블록이나 담요를 바닥에 깔고 그 위에 앉도록 하세요.

피해야 할 자세
- 두 다리에 힘을 빼고 부드러운 상태로 만들기
- 갈비뼈를 바깥쪽으로 돌출시키기

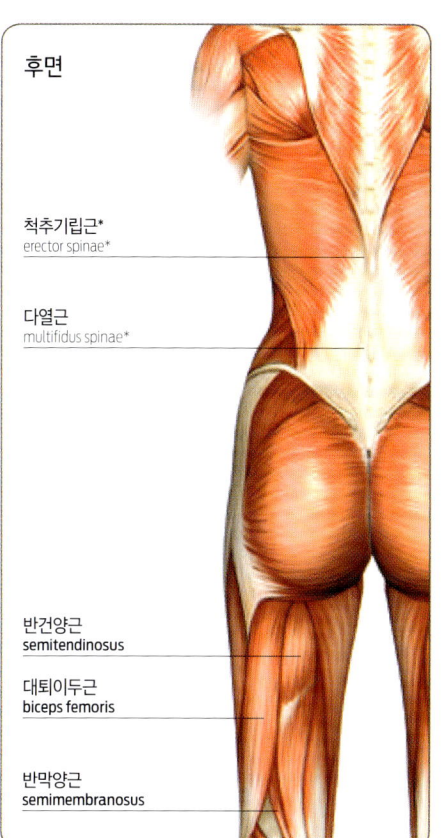

후면

- 척추기립근*
  erector spinae*
- 다열근
  multifidus spinae*
- 반건양근
  semitendinosus
- 대퇴이두근
  biceps femoris
- 반막양근
  semimembranosus

- 비복근
  gastrocnemius

주석 설명
굵게 표시된 단어는 이 자세로 강화되는 근육을 지칭함.
검은색 단어는 스트레칭 되는 근육을 지칭함.
* 는 심부 근육을 지칭함.

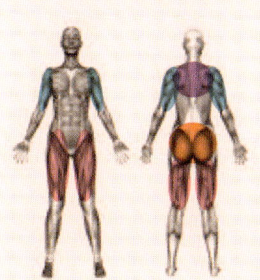

레벨
- 중급

수련시간
- 30초에서 5분

효과
- 몸의 열기 식혀줌
- 몸과 마음을 진정시킴
- 혈액순환 촉진
- 등 윗부분, 어깨, 목 스트레칭
- 다리와 엉덩이 탄력 강화

주의 대상
- 목이 약한 사람

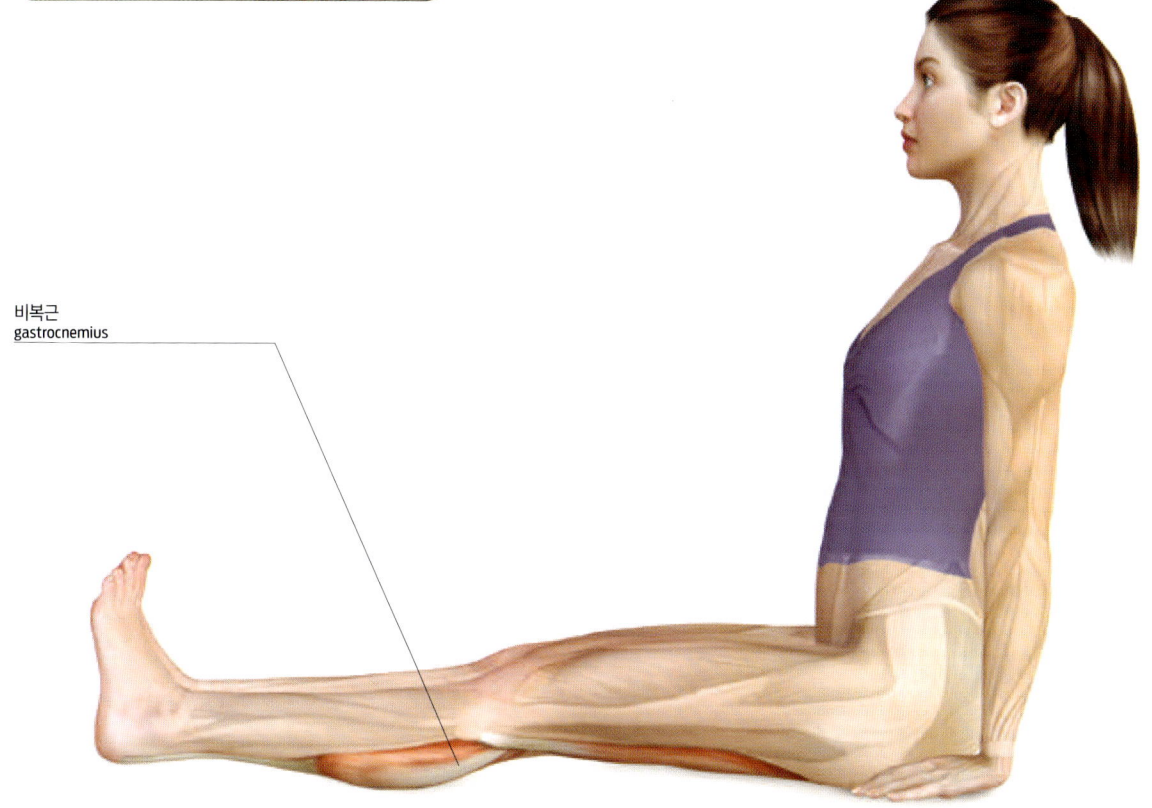

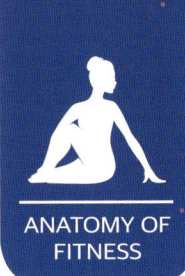
ANATOMY OF FITNESS

책상다리 자세 수카사나

만약 여러분의 햄스트링, 허리, 또는 엉덩이 굴근이 뻣뻣하다면, 책상다리 자세가 결코 그렇게 편안하지만은 않게 느껴질 거예요! 하지만 수련을 계속하면 이 자세가 훨씬 편해질 거예요. 이윽고 몇 시간이고 이 자세로 앉아서 명상을 할 수도 있게 되겠지요.

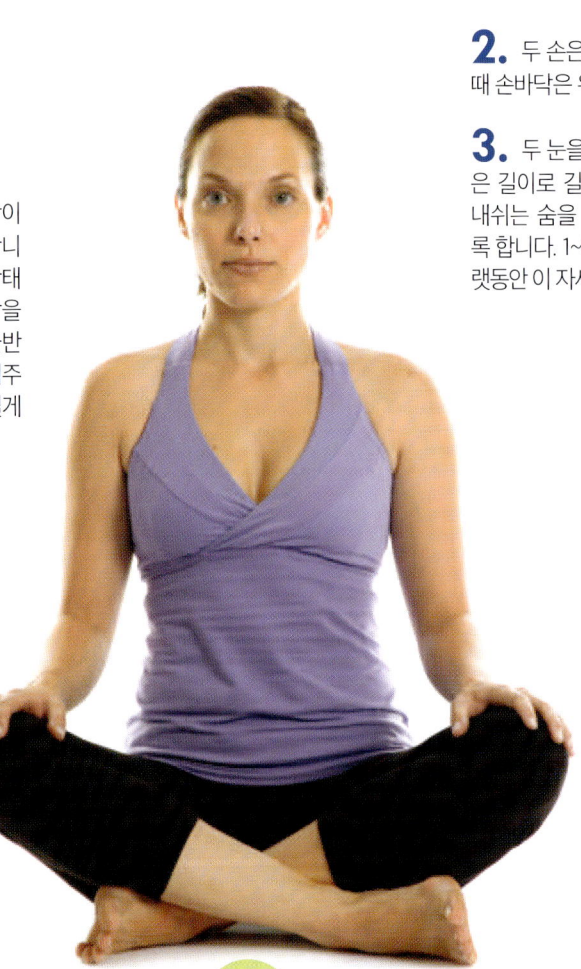

1. 바닥에 앉아 무릎을 굽혀서 정강이 부분에서 서로 교차하여 양반다리를 합니다. 발을 힘주어 당겨서 무릎이 정렬상태를 유지하게 합니다. 양쪽 좌골이 바닥을 단단히 누르는 느낌이 들게 앉아서 골반이 중립 위치에 오게 합니다. 쇄골을 펴주면서 등을 곧게 펴고 앉아서 척추를 길게 늘여줍니다.

2. 두 손은 허벅지 위에 올려놓습니다. 이때 손바닥은 위나 아래를 향하게 하세요.

3. 두 눈을 감고 내면으로 집중하세요. 같은 길이로 길게 숨을 들이마시고 내쉬세요. 내쉬는 숨을 들이마시는 숨 길이에 맞추도록 합니다. 1~5회 호흡하거나 원한다면 더 오랫동안 이 자세를 취해도 좋습니다.

POINT

올바른 자세
- 골반 위치가 무릎 위에 오도록 블록이나 담요를 깔고 앉으세요.
- 교차한 다리 위치를 교대로 바꿔주세요. 우리 모두는 왼손잡이건 오른손잡이건 익숙한 쪽이 정해져 있습니다. 그러므로 다리를 교대로 바꿔줌으로써 덜 익숙한 쪽을 스트레칭해주고 골반에 균형을 잡아주세요.

피해야 할 자세
- 무릎이 골반 위에 위치하기
- 어깨 구부리기

주석 설명
굵게 표시된 단어는 이 자세로 강화되는 근육을 지칭함.
검은색 단어는 스트레칭 되는 근육을 지칭함.
*는 심부 근육을 지칭함.

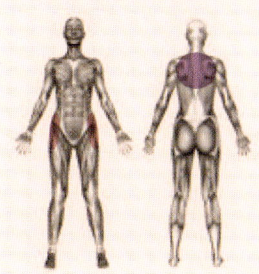

레벨
- 초급

수련시간
- 1~5회 이상 호흡

효과
- 골반 스트레칭
- 등 강화
- 몸과 마음을 진정시킴

주의 대상
- 무릎이 약한 사람

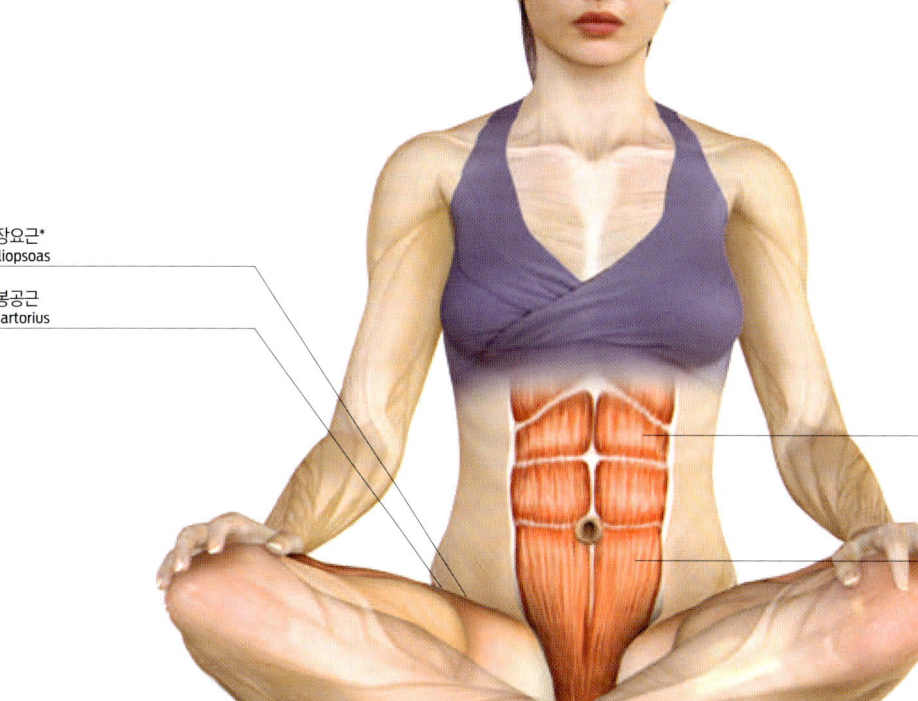

장요근*
iliopsoas

봉공근
sartorius

복직근
rectus abdominis

복횡근*
transversus abdominis

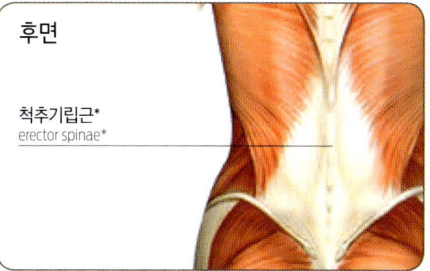

후면

척추기립근*
erector spinae*

제6장 앉은 자세 & 앉아 비틀기 자세 | 139

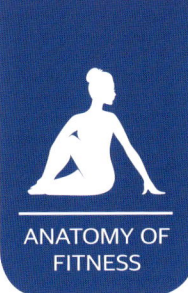

영웅 자세 비라아사나

연꽃 자세(144-145쪽 참조)나 책상다리 자세(138-139쪽 참조) 대신 영웅 자세로 앉아서 명상해도 됩니다. '금강좌'라고 불리기도 한답니다.

1. 무릎 꿇은 자세로 시작합니다. 무릎과 정강이를 바닥에 대고 발등을 바닥에 밀착시키고 발가락은 뒤를 향하게 합니다.

2. 무릎은 가지런히 모으면서 두 발은 골반 너비보다 조금 더 넓게 벌립니다. 손가락으로 무릎 뒤쪽 종아리 살을 뒤꿈치 쪽으로 아래로 밀어도 됩니다.

3. 엉덩이를 양발 뒤꿈치 사이에 내려놓고 앉습니다. 이때 상체는 곧게 세운 상태를 유지하세요. 허벅지에 내회전을 시키고 아래쪽으로 눌러줍니다. 미추는 뒤꿈치 쪽으로 아래로 늘여주고 치골은 배꼽 방향으로 위로 올려줍니다.

4. 두 손은 허벅지 위에 올려놓습니다. 이때 손바닥을 위로 향하게 하면 기를 받는다는 제스처가 되며, 아래로 향하게 하면 진정 효과가 있습니다. 이 자세로 1~5회 호흡하거나, 원한다면 더 오랫동안 자세를 유지해도 됩니다.

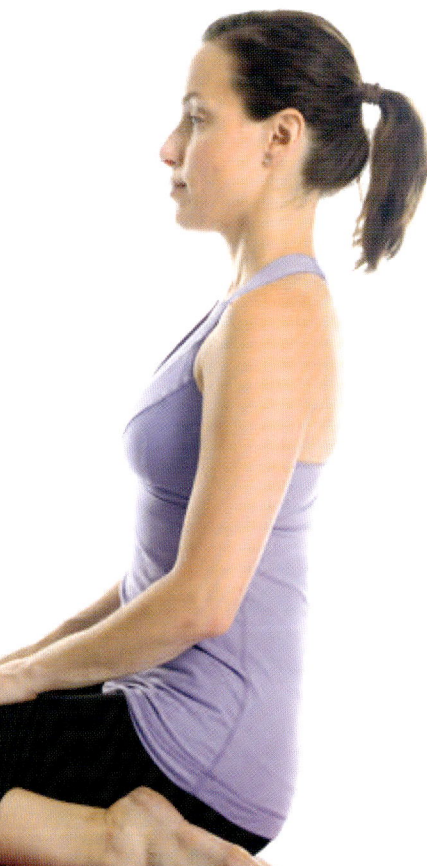

변형 자세

낮은 난이도: 허벅지가 뻣뻣하다면 블록을 한두 개 깔고 앉으세요.

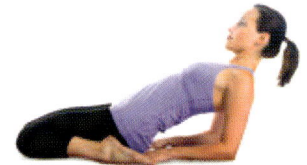

높은 난이도: 두 손을 몸 뒤로 가져가 팔뚝으로 바닥을 짚으면서 더 깊이 스트레칭하세요.

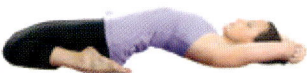

높은 난이도: 사두근이나 엉덩이 굴근이 뻣뻣하지 않다면 뒤로 기대는 영웅 자세를 시도해보세요. 먼저 영웅 자세에서 시작해서 몸을 뒤로 기울여 손부터 시작해서 상체, 팔꿈치로 바닥을 짚으세요. 두 손을 골반 뒤쪽에 두고 허리와 엉덩이를 아래 바닥 쪽으로 풀어주고 이 상태를 유지하세요. 두 무릎은 반드시 가지런히 모아야 해요.

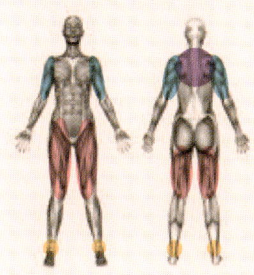

주석 설명
굵게 표시된 단어는 이 자세로 강화되는 근육을 지칭함.
검은색 단어는 스트레칭 되는 근육을 지칭함.
* 는 심부 근육을 지칭함.

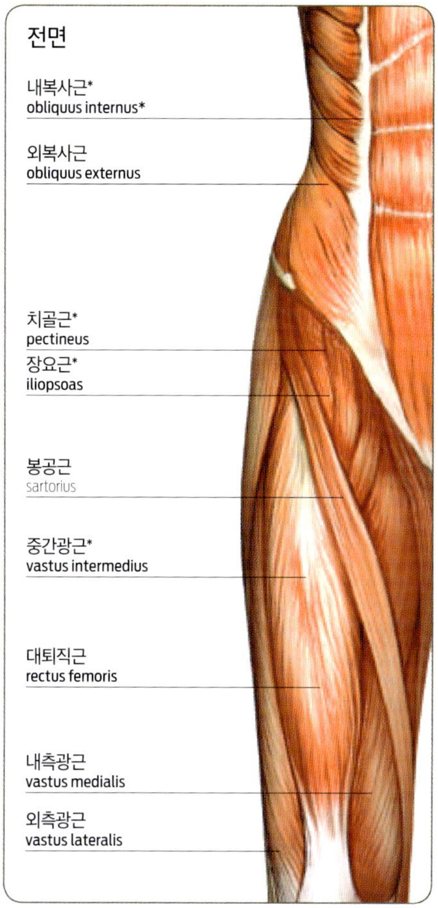

전면
- 내복사근* / obliquus internus*
- 외복사근 / obliquus externus
- 치골근* / pectineus
- 장요근* / iliopsoas
- 봉공근 / sartorius
- 중간광근* / vastus intermedius
- 대퇴직근 / rectus femoris
- 내측광근 / vastus medialis
- 외측광근 / vastus lateralis
- 대퇴근막장근 / tensor fasciae latae
- 비골근 / peroneus
- 무지신근 / extensor hallucis
- 전경골근 / tibialis anterior

레벨
- 초급

수련시간
- 1~5회 호흡 이상

효과
- 허벅지, 무릎, 발목 스트레칭

주의 대상
- 발목이 약한 사람
- 무릎이 약한 사람

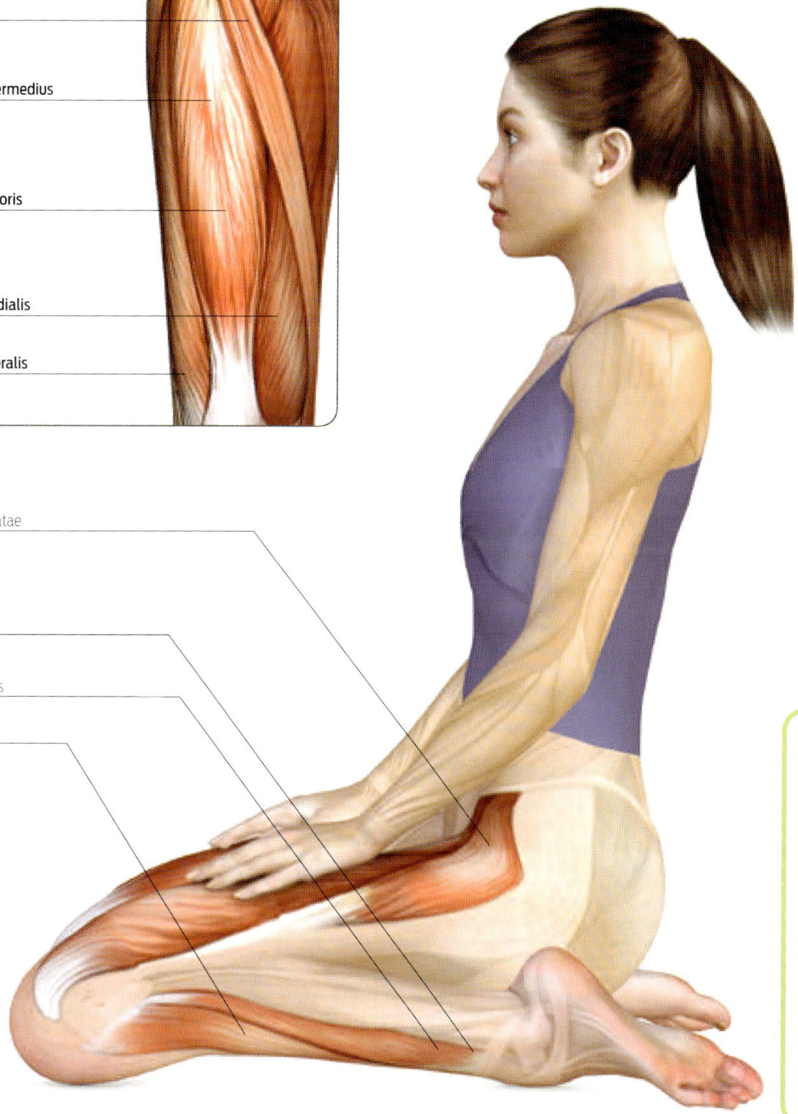

올바른 자세 — POINT
- 어깨를 뒤로 끌어당기고 견갑골을 서로 마주닿게 당기세요
- 허벅지가 뻣뻣하게 느껴진다면 블록 위에 앉아 골반 높이를 높이세요

피해야 할 자세
- 갈비뼈를 바깥쪽으로 돌출시키기
- 무릎에 통증이 느껴지거나 무릎을 굽히는 것이 불편한데도 이 자세를 취하기

제6장 앉은 자세 & 앉아 비틀기 자세 | 141

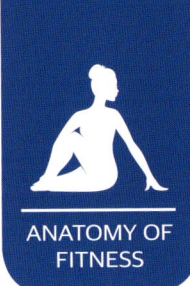

ANATOMY OF FITNESS

소머리 자세 고무카사나

한 번에 소머리 자세의 모든 구성요소를 다 정확하게 행하는 것은 어려울 수 있습니다. 다른 많은 요가 자세와 마찬가지로 이 자세도 성실히 연습하다보면 발전하게 된답니다.

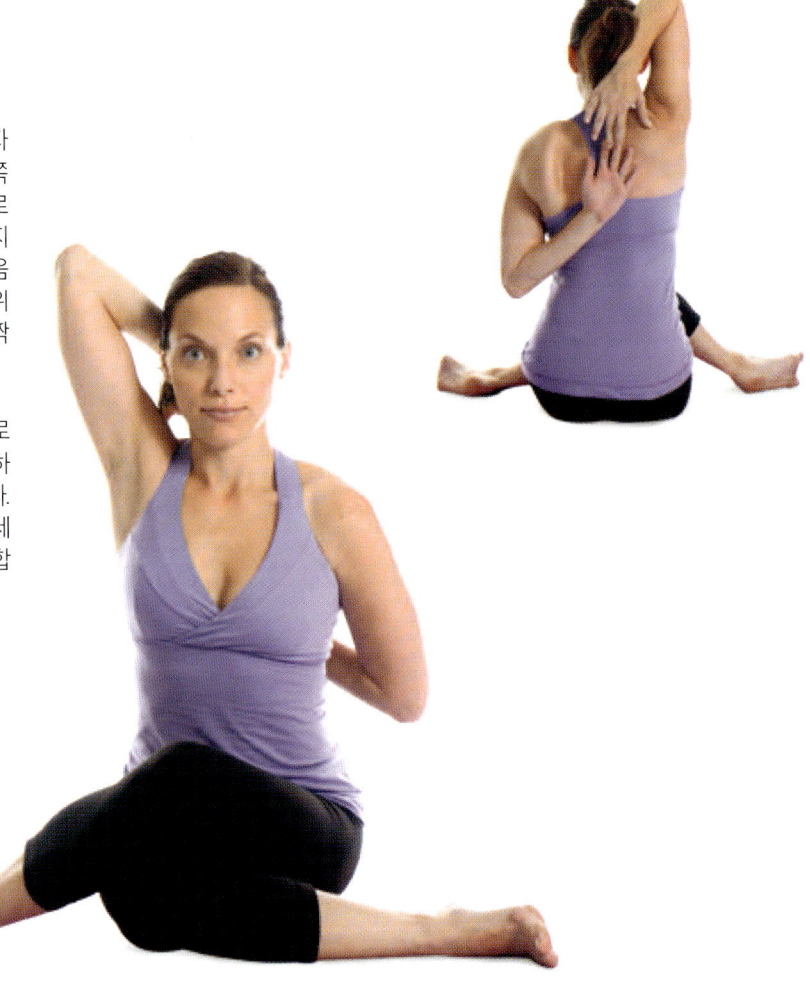

1. 두 다리를 앞으로 쭉 뻗고 앉는 막대 자세(136-137쪽 참조)로 시작합니다. 여기서 왼쪽 무릎을 굽혀서 왼쪽 다리를 오른쪽 다리 위로 교차시킵니다. 이렇게 하면 두 다리의 허벅지 안쪽이 서로 맞닿아 엇갈립니다. 그런 다음 오른쪽 다리를 굽혀서 두 허벅지가 서로 위아래에 오게 합니다. 정강이와 뒤꿈치는 살짝 앞으로 끌어당기세요.

2. 오른팔은 바닥과 평행하게 오른쪽으로 뻗어줍니다. 오른손을 돌려 천장을 향하게 하고 오른팔은 외회전시켜서 귀 옆에 붙입니다. 팔꿈치를 굽혀서 팔꿈치 끝이 천장을 향하세 하고 손가락은 척추 쪽으로 아래를 향하게 합니다.

3. 왼팔은 왼쪽으로 바닥과 평행하게 뻗고 내회전시켜서 왼손이 등 뒤편을 향하세 하고 엄지는 아래쪽을 향하게 합니다. 왼팔을 굽혀서 팔꿈치가 바닥을 가리키게 한 뒤 왼손을 등 뒤로 가져옵니다. 이때 손바닥은 몸에서 떨어뜨리고 손가락은 척추 쪽으로 위를 향하게 합니다.

4. 이렇게 등 뒤에서 두 손을 맞잡고 그 상태로 1~5회 호흡합니다. 반대쪽으로도 같은 방법으로 반복합니다.

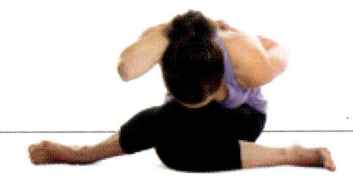

변형 자세

높은 난이도: 척추를 늘리고 위쪽에 있는 팔꿈치를 위로 들어주세요. 그런 다음 가슴을 올리며 앞으로 몸을 숙입니다. 이 자세를 유지하는 동안 두 다리는 제자리를 지키고 골반은 전방을 향하게 하세요.

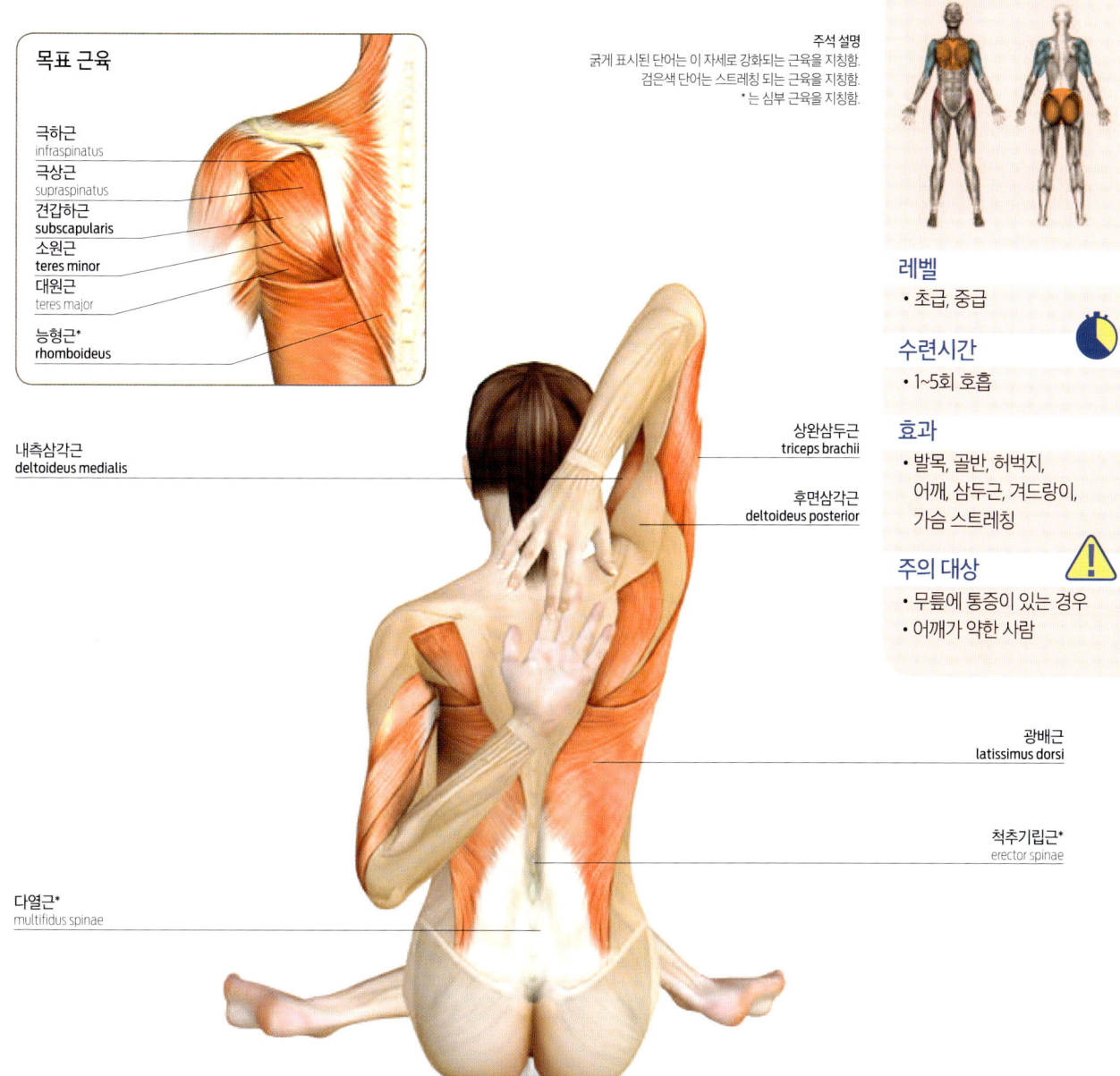

목표 근육

- 극하근 infraspinatus
- 극상근 supraspinatus
- 견갑하근 subscapularis
- 소원근 teres minor
- 대원근 teres major
- 능형근* rhomboideus
- 내측삼각근 deltoideus medialis
- 상완삼두근 triceps brachii
- 후면삼각근 deltoideus posterior
- 광배근 latissimus dorsi
- 척추기립근* erector spinae
- 다열근* multifidus spinae

주석 설명
굵게 표시된 단어는 이 자세로 강화되는 근육을 지칭함.
검은색 단어는 스트레칭 되는 근육을 지칭함.
* 는 심부 근육을 지칭함.

레벨
- 초급, 중급

수련시간
- 1~5회 호흡

효과
- 발목, 골반, 허벅지, 어깨, 삼두근, 겨드랑이, 가슴 스트레칭

주의 대상
- 무릎에 통증이 있는 경우
- 어깨가 약한 사람

POINT

올바른 자세
- 왼발과 오른발이 골반에서 같은 거리에 위치하게 하세요.
- 바닥에 앉았을 때 골반이 평평하지 않다면 블록이나 담요 위에 앉으세요.
- 등 뒤에서 양손이 서로 닿지 않는다면 스트랩을 활용해보세요.
- 자세를 유지하는 동안 두 팔꿈치를 서로 반대 방향으로 끌어당기세요.
- 머리와 시선은 전면을 바라봅니다.

피해야 할 자세
- 자세를 잡는 동안 다른 사람이 여러분의 손을 억지로 맞물리게 하지 마세요. 이렇게 하면 여러분의 어깨나 회선건판에 부담을 줄 수 있답니다.

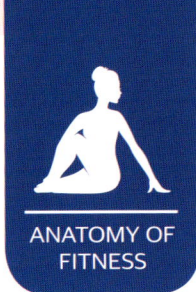

연꽃 자세 파드마아사나

매우 효과적으로 골반을 벌려주는 힙 오프너 동작인 연꽃 자세는 보통 명상을 할 때 흔히 취하는 자세입니다. 처음에는 반 연꽃 자세로 시작해서 상급 자세도 편안하게 느껴지는 경지가 되면 완전한 연꽃 자세를 취하세요.

1. 먼저 막대 자세(136-137쪽 참조)를 취한 뒤, 무릎을 굽혀서 책상다리 자세(138-139쪽 참조)를취합니다. 손으로 오른발과 정강이를 위로 들어올리고 오른쪽 뒤꿈치를 왼쪽 골반 쪽으로 안으로 끌어당겨서 오른발을 왼쪽 허벅지 위에 올려놓습니다. 원한다면 다음에 나오는 2단계는 건너뛰고 두 다리를 이 자세로 계속 유지한 채 3단계와 4단계로 넘어가서 반 연꽃 자세(아르드하 파드마아사나)를 완성해도 됩니다.

2. 왼발을 오른쪽 허벅지 위에 올리면 양쪽 발이 각기 반대쪽 허벅지 위에 오게 됩니다. 양쪽 발목은 골반 쪽으로 당기면서 허벅지 위에 가능한 한 멀리 걸어줍니다. 발에 힘을 주어 발가락을 앞으로 당깁니다. 이렇게 하면 무릎과 발목이 정렬 상태를 유지하는 데 도움이 됩니다.

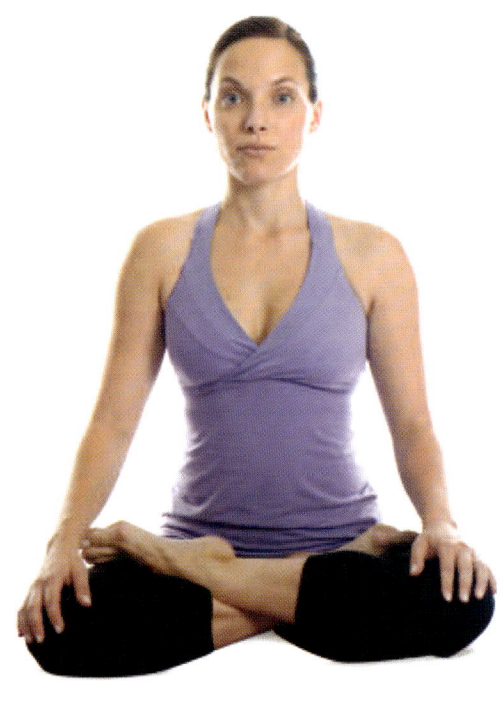

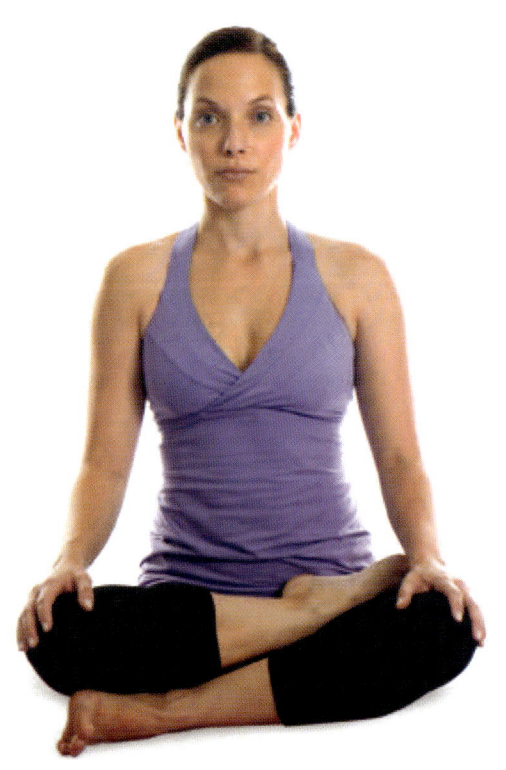

3. 양쪽 좌골의 균형을 잡고 고르게 바닥으로 눌러줍니다. 골반을 외회전시키면 양쪽 무릎 안쪽이 벌어지는 것이 느껴집니다. 미추를 바닥 쪽으로 끌어내리면서 골반은 중립 위치에 오게 합니다. 복부는 척추 쪽으로 안으로 끌어당기세요.

4. 등을 꼿꼿이 펴고 바르게 앉습니다. 상체를 길게 늘이고 쇄골을 넓게 벌려서 흉골을 들어올립니다. 가슴이 활짝 펴진다고 상상하면서 두 팔을 벌립니다. 양손은 손바닥을 위로 하여 기를 받는 제스처를 취하거나 손바닥을 아래로 하여 땅에 기초를 두는 제스처를 취합니다. 두 눈을 감고 적어도 5회 이상 호흡합니다. 반대쪽으로도 마찬가지 방법으로 반복합니다.

POINT

올바른 자세
- 등을 곧게 편 자세를 유지하세요. 등을 펴는 데 문제 있다면, 골반 아래에 담요를 접어 넣어서 골반을 무릎보다 높은 위치에 오게 하세요.
- 교차시킨 두 다리의 위치를 서로 바꿔주세요. 양쪽으로 교대로 같은 시간 동안 자세를 취해주세요.
- 상체는 곧게 세운 상태를 유지하고 몸통은 길게 늘인 상태를 유지하세요.

피해야 할 자세
- 자세를 취할 준비가 되지 않은 상태에서 무리하게 자세를 취하여 무릎에 부담 주기
- 발목 바깥쪽을 과도하게 뻗기
- 상체를 한쪽을 쏠리게 하거나 기울이기

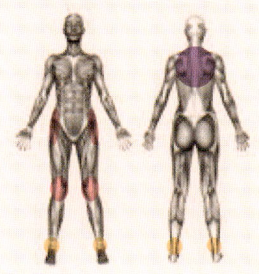

주석 설명
굵게 표시된 단어는 이 자세로 강화되는 근육을 지칭함.
검은색 단어는 스트레칭 되는 근육을 지칭함.
* 는 심부 근육을 지칭함.

레벨
- 상급

수련시간
- 5회 호흡 이상

효과
- 골반, 허벅지, 무릎, 발목, 엉덩이 스트레칭
- 소화 촉진
- 몸과 마음을 진정시킴

주의 대상
- 발목이 약한 사람
- 골반이 약한 사람
- 무릎이 약한 사람

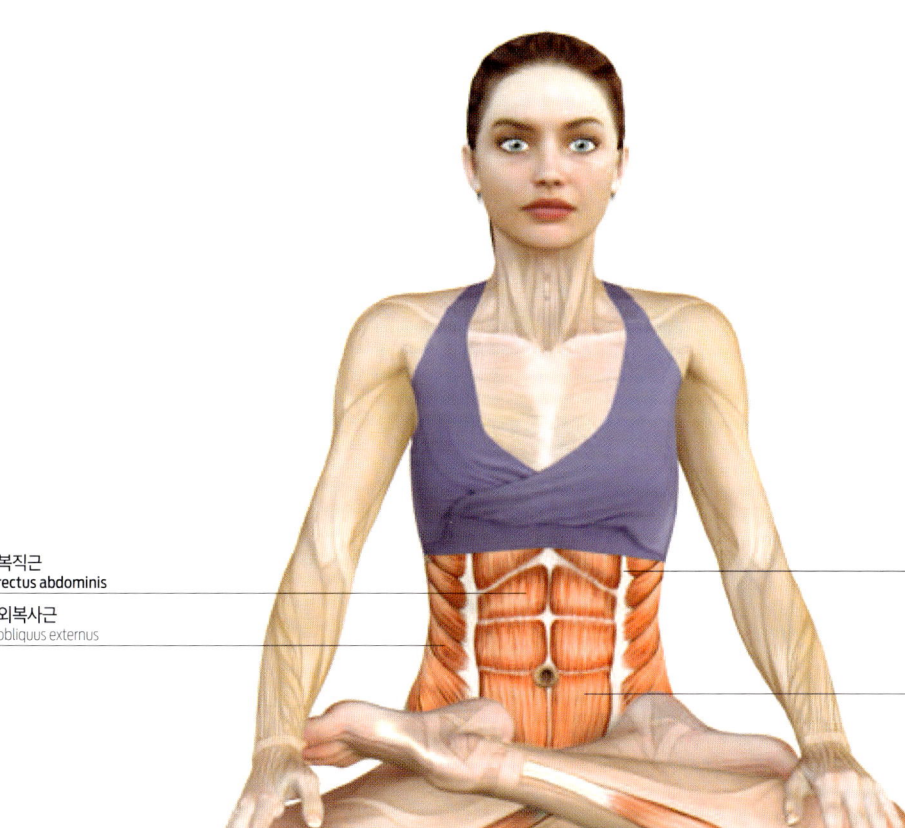

복직근 rectus abdominis
외복사근 obliquus externus
내복사근* obliquus internus
복횡근* transversus abdominis
전경골근 tibialis anterior

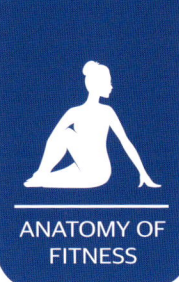

ANATOMY OF FITNESS

보트 자세 <small>파리푸르나 나바아사나</small>

보트 자세를 수련하면 코어근육 쪽에 믿기지 않을 정도의 힘과 안정감이 키워집니다. 이 자세를 열심히 연습할수록, 복근과 엉덩이 굴근이 더 많이 작용하는 것이 느껴질 거예요.

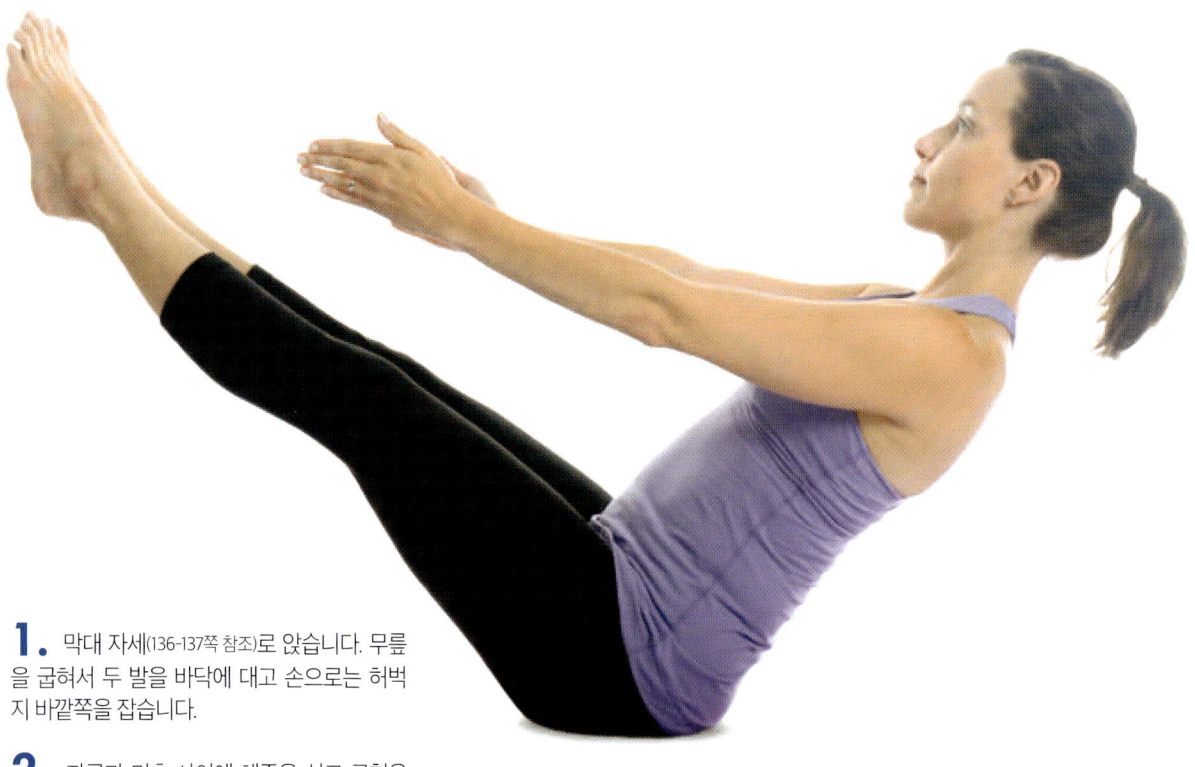

1. 막대 자세(136-137쪽 참조)로 앉습니다. 무릎을 굽혀서 두 발을 바닥에 대고 손으로는 허벅지 바깥쪽을 잡습니다.

2. 좌골과 미추 사이에 체중을 싣고 균형을 잡으세요. 두 발을 바닥에서 들어올려서 무릎과 일직선이 되게 하여 정강이가 바닥과 평행을 이루게 합니다. 두 팔도 바닥과 평행하게 앞으로 쭉 뻗어주세요. 이때 손바닥은 안쪽 방향으로 무릎 쪽으로 향하게 합니다. 잠시 시간을 두고 몸의 균형을 잡으세요.

3. 천천히 다리를 곧게 펴주어 45도 각도를 만듭니다. 이때 발가락은 아주 약간만 머리보다 높이 올라오게 합니다.

4. 허벅지를 내회전하면서 골반 바깥쪽에 힘을 주어 단단하게 만들어 안정되게 합니다. 두 다리는 마치 하나의 다리인 것처럼 조이듯 모아줍니다. 흉골을 들어올려 쇄골을 넓게 펴주면서 손가락과 발가락을 쭉 뻗어주세요. 척추를 길게 늘이고 복근을 끌어들여 자세를 유지한 채 1~5회 호흡합니다.

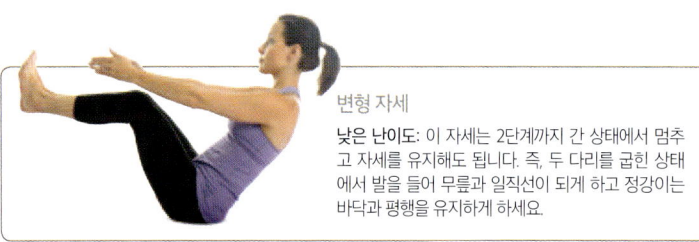

변형 자세

낮은 난이도: 이 자세는 2단계까지 간 상태에서 멈추고 자세를 유지해도 됩니다. 즉, 두 다리를 굽힌 상태에서 발을 들어 무릎과 일직선이 되게 하고 정강이는 바닥과 평행을 유지하게 하세요.

주석 설명
굵게 표시된 단어는 이 자세로 강화되는 근육을 지칭함.
검은색 단어는 스트레칭 되는 근육을 지칭함.
* 는 심부 근육을 지칭함.

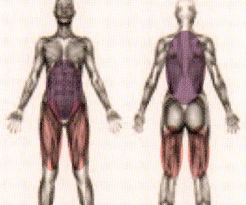

POINT

올바른 자세
- 배꼽은 척추를 향해 안으로 끌어당기세요.
- 두 다리는 민첩하고 강한 상태에서 본래 위치를 유지하세요.
- 천골을 몸 쪽으로 끌어당기면 척추를 길고 곧게 펴 준 상태로 유지하는 데 도움이 될 거예요.

피해야 할 자세
- 다리를 아래로 떨어뜨리기
- 허리를 구부리기
- 배를 밖으로 툭 튀어나오게 하기

레벨
- 초급, 중급

수련시간
- 1~5회 호흡

효과
- 복부, 등, 엉덩이 굴근 강화
- 소화 촉진

주의 대상
- 임산부

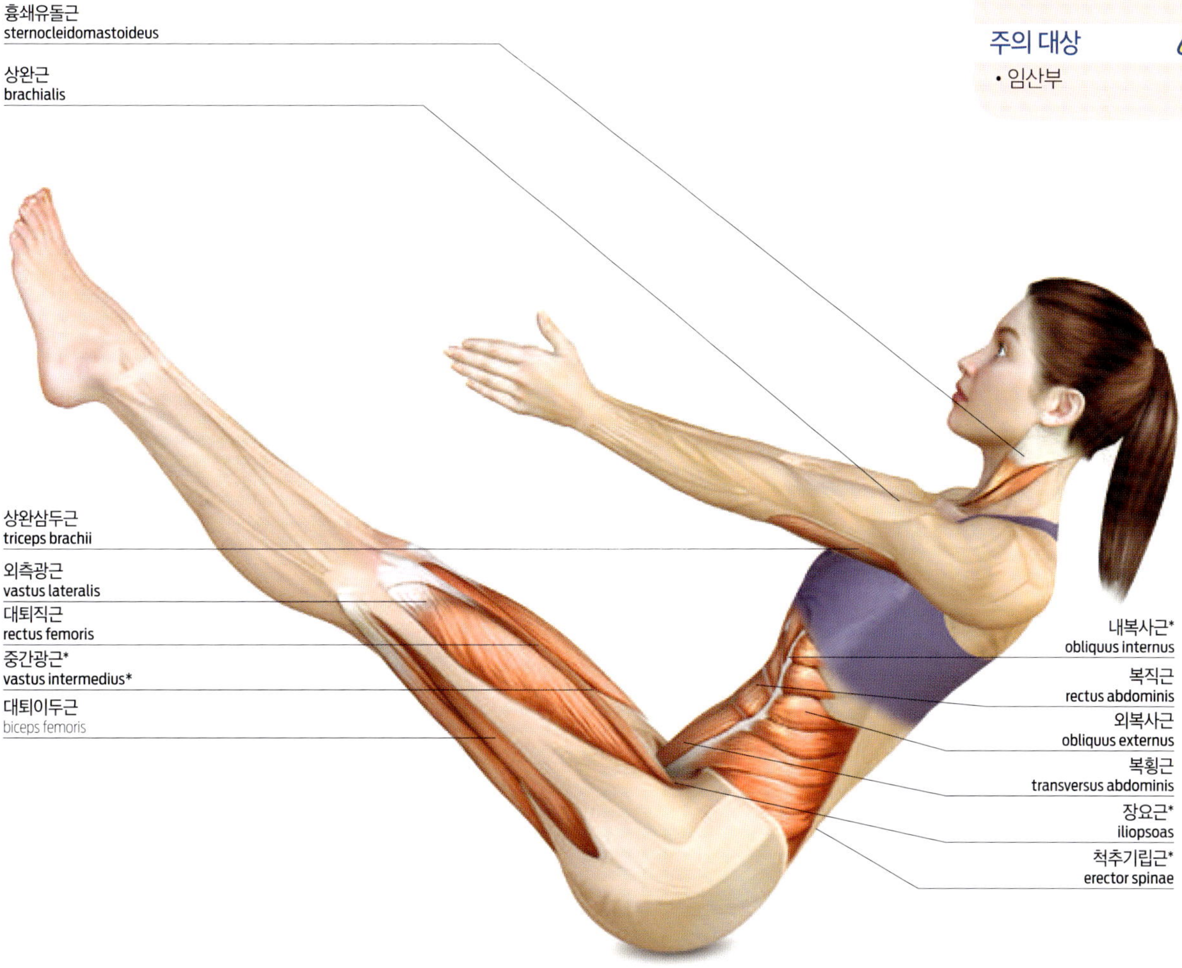

흉쇄유돌근
sternocleidomastoideus

상완근
brachialis

상완삼두근
triceps brachii

외측광근
vastus lateralis

대퇴직근
rectus femoris

중간광근*
vastus intermedius*

대퇴이두근
biceps femoris

내복사근*
obliquus internus

복직근
rectus abdominis

외복사근
obliquus externus

복횡근
transversus abdominis

장요근*
iliopsoas

척추기립근*
erector spinae

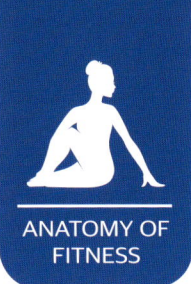

ANATOMY OF FITNESS

현자 자세 <small>마리치아사나</small>

앉아서 하는 이 단순한 비틀기 동작은 척추를 스트레칭해줄 뿐만 아니라 강화해줍니다.

1. 두 다리를 앞으로 뻗고 막대 자세(136-137쪽 참조)로 앉습니다. 왼쪽 무릎을 굽혀서 발바닥을 오른쪽 무릎 옆 바닥에 둡니다. 오른쪽 허벅지를 바닥을 향해 아래로 누르면서 살짝 내회전합니다. 오른발은 발끝을 몸 쪽으로 당기면서 뒤꿈치를 바닥에 밀착시키고 발가락을 얼굴 쪽으로 당깁니다.

2. 왼손으로 왼쪽 골반 뒤편 바닥을 짚고 손가락은 뒤쪽을 향하게 합니다. 숨을 들이마시면서 오른팔을 들어서 오른편 몸을 길게 늘여줍니다.

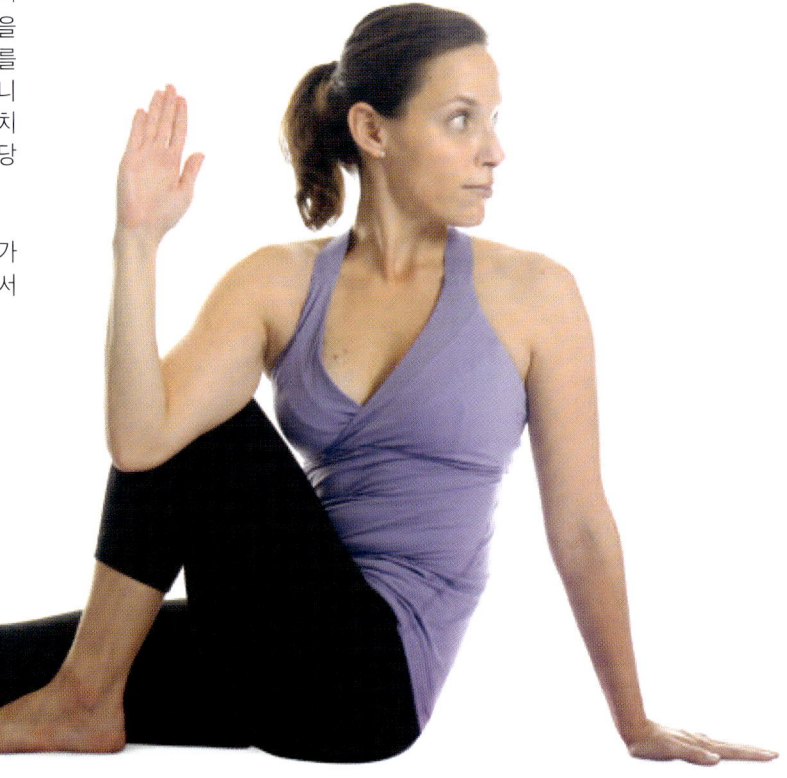

POINT

올바른 자세
- 척추에서부터 몸을 비트세요.
- 굽힌 무릎은 똑바로 세운 자세를 유지하세요.
- 쭉 뻗은 무릎은 곧게 펴지고 힘이 들어간 상태를 유지하세요.
- 굽힌 무릎 쪽 발로 바닥을 누르세요.

피해야 할 자세
- 목을 비틀어 불편한 자세를 만들기
- 쭉 뻗은 다리를 바깥쪽으로 향하게 만들기

3. 숨을 내쉬면서 상체를 왼쪽으로 비틀고 오른쪽 팔꿈치를 왼쪽 무릎 바깥쪽으로 가져갑니다.

4. 양쪽 좌골을 고르게 바닥에 밀착시킵니다. 이 자세로 1~5회 호흡합니다. 반대쪽으로도 반복합니다.

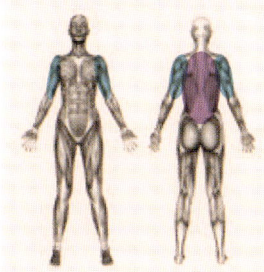

후면

- 승모근 trapezius
- 후면삼각근 deltoideus posterior
- 극하근* infraspinatus
- 극상근* supraspinatus
- 견갑하근* subscapularis
- 대원근 teres major
- 능형근* rhomboideus
- 광배근 latissimus dorsi
- 척추기립근* erector spinae
- 다열근* multifidus spinae
- 요방형근 quadratus lumborum
- 중둔근* gluteus medius*

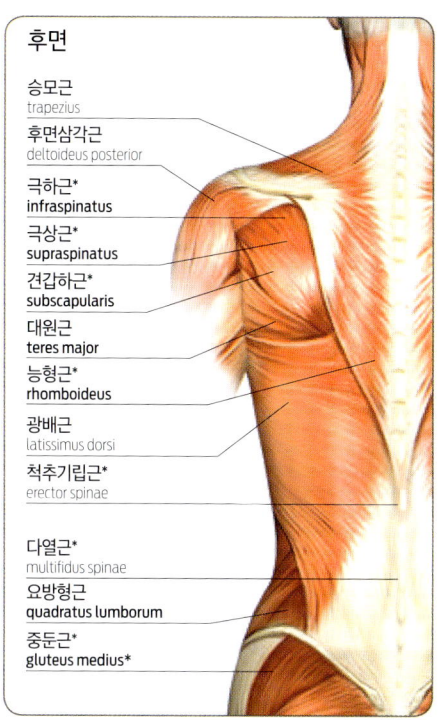

전면

- 복직근 rectus abdominis
- 치골근* pectineus
- 장요근* iliopsoas

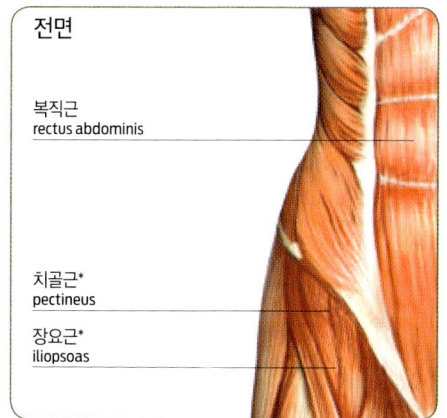

주석 설명
굵게 표시된 단어는 이 자세로 강화되는 근육을 지칭함.
검은색 단어는 스트레칭 되는 근육을 지칭함.
* 는 심부 근육을 지칭함.

레벨
- 초급

수련시간
- 1~5회 호흡

효과
- 소화 촉진
- 척추 스트레칭 및 강화
- 어깨 스트레칭

주의 대상
- 등이 약한 사람

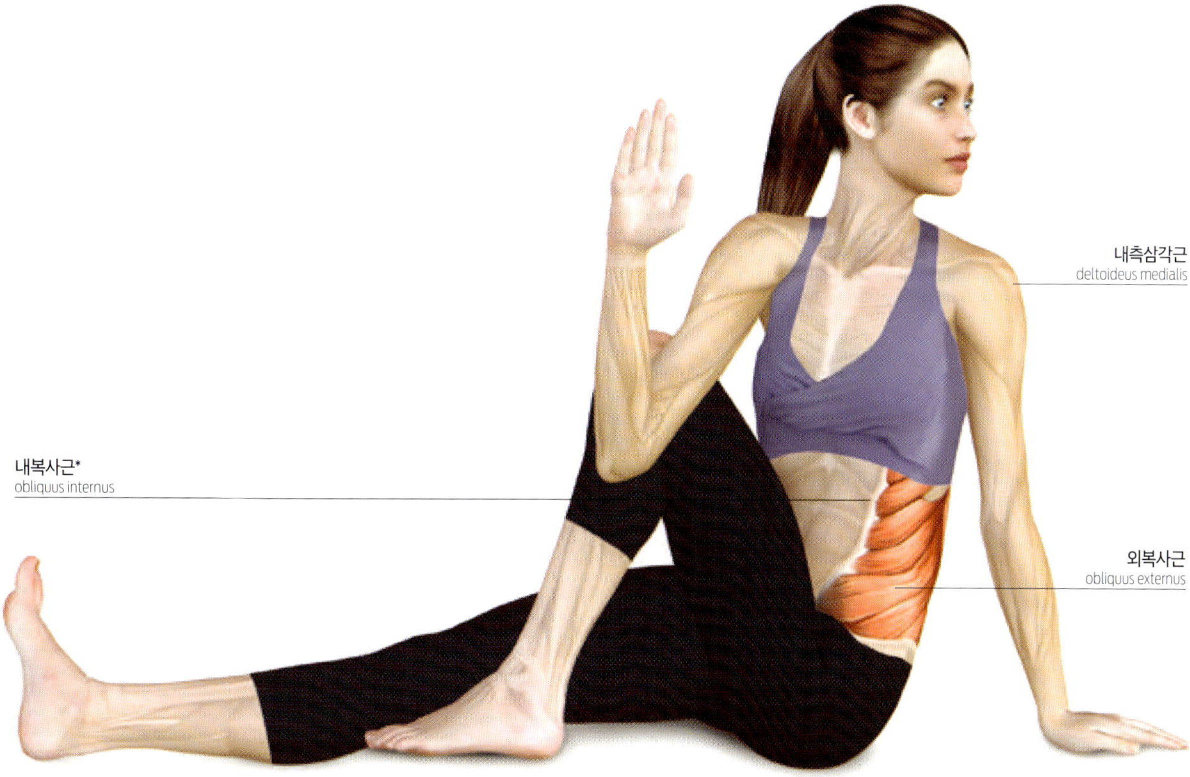

내복사근*
obliquus internus

내측삼각근
deltoideus medialis

외복사근
obliquus externus

제6장 앉은 자세 & 앉아 비틀기 자세 | 149

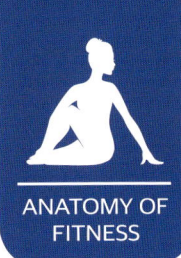

ANATOMY OF FITNESS

반 물고기 신 자세 <small>아르다 마첸드라아사나</small>

반 물고기 신 자세는 현자 자세(148-149쪽 참조)를 더 심도 있게 변형한 자세입니다. 앉아서 척추를 비트는 이 자세는 척추를 스트레칭해줄 뿐만 아니라 골반과 어깨도 열어주는 역할을 합니다.

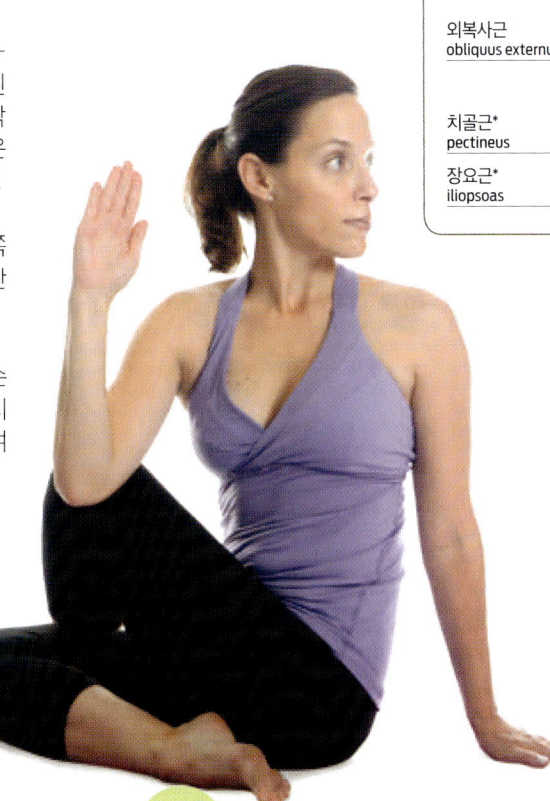

전면
- 내복사근* / obliquus internus*
- 복직근 / rectus abdominis
- 외복사근 / obliquus externus
- 치골근* / pectineus
- 장요근* / iliopsoas

1. 두 다리를 앞으로 뻗어서 막대 자세(136-137쪽 참조)로 앉습니다. 왼쪽 무릎을 굽혀서 왼발을 오른쪽 다리 바깥쪽으로 가져와 발바닥을 바닥에 밀착시킵니다. 이때 왼쪽 무릎은 천장을 향해 똑바로 위쪽을 가리켜야 합니다.

2. 체중을 살짝 왼쪽으로 옮기면서 오른쪽 다리를 안쪽으로 굽히고 뒤꿈치를 왼쪽 골반 가까이 붙입니다.

3. 왼손은 왼쪽 골반 뒤편 바닥을 짚고 손가락도 뒤쪽을 향하게 합니다. 숨을 들이마시면서 오른팔을 들어서 몸 오른편을 길게 늘어 줍니다.

POINT

올바른 자세
- 등을 펴고 바르게 앉아서 몸을 비틀 때 척추를 길게 늘여주세요.
- 양쪽 좌골에 체중을 고르게 배분하세요. 여러분의 골반이 고르지 못하다는 사실을 알게 되면 블록이나 담요를 깔고 그 위에 앉으세요.
- 쇄골을 넓게 펴주세요.
- 견갑골을 서로 끌어당기세요.
- 미추를 바닥에 밀착시키세요.

피해야 할 자세
- 목을 비틀어서 불편한 자세 만들기

4. 숨을 내쉬면서 상체를 왼쪽으로 비틀고 오른쪽 팔꿈치를 왼쪽 무릎 바깥쪽으로 가져옵니다. 양쪽 좌골을 고르게 바닥에 밀착시킵니다.

5. 더 깊이 비틀려면 팔과 굽힌 다리 사이의 저항력을 이용합니다. 원한다면 시선은 왼쪽 어깨 위로 돌리고, 손바닥을 몸에서 떨어지게 한 채 오른손을 올립니다. 이 자세로 1~5회 호흡합니다. 반대쪽으로도 반복합니다.

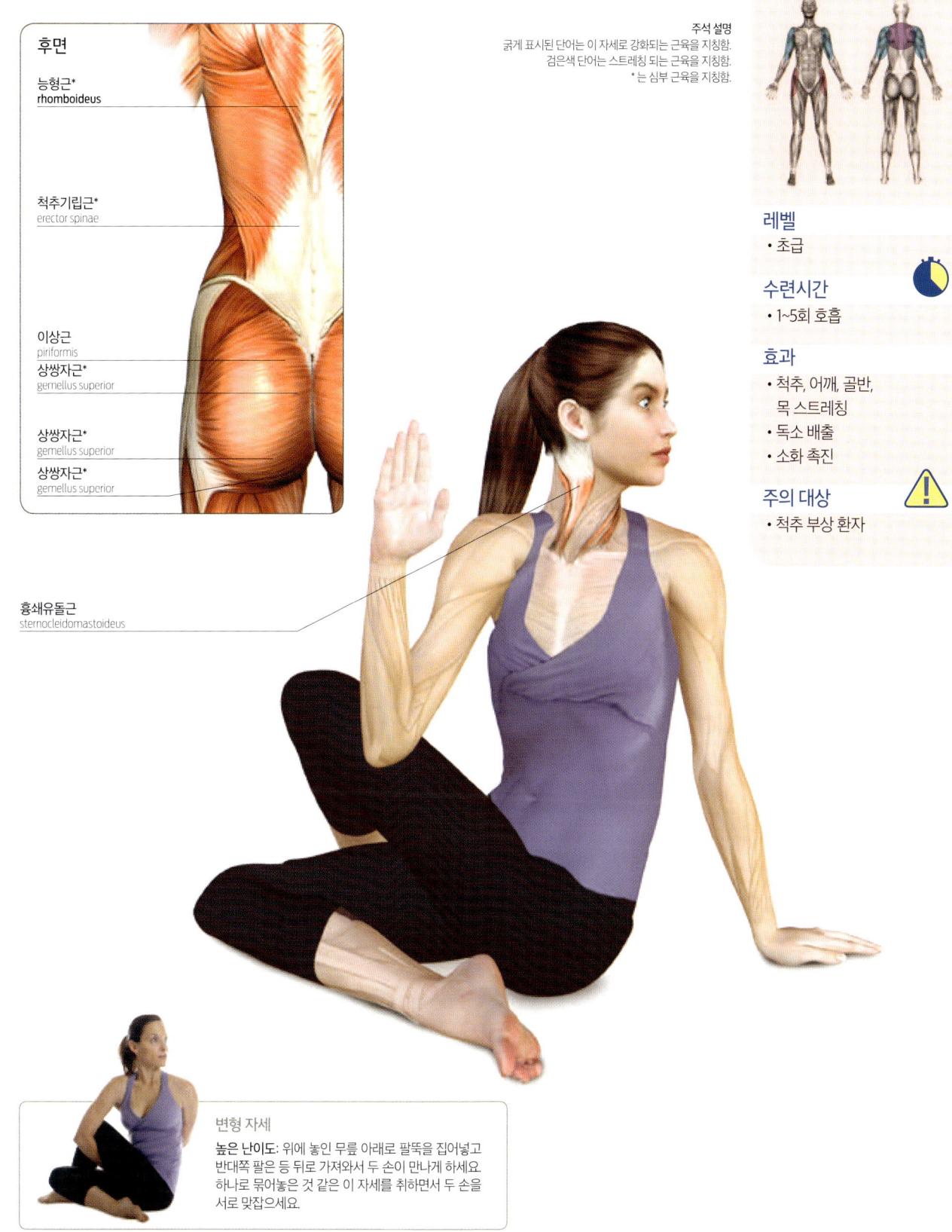

후면
- 능형근* rhomboideus
- 척추기립근* erector spinae
- 이상근 piriformis
- 상쌍자근* gemellus superior
- 상쌍자근* gemellus superior
- 상쌍자근* gemellus superior
- 흉쇄유돌근 sternocleidomastoideus

주석 설명
굵게 표시된 단어는 이 자세로 강화되는 근육을 지칭함.
검은색 단어는 스트레칭 되는 근육을 지칭함.
* 는 심부 근육을 지칭함.

레벨
- 초급

수련시간
- 1~5회 호흡

효과
- 척추, 어깨, 골반, 목 스트레칭
- 독소 배출
- 소화 촉진

주의 대상
- 척추 부상 환자

변형 자세
높은 난이도: 위에 놓인 무릎 아래로 팔뚝을 집어넣고 반대쪽 팔은 등 뒤로 가져와서 두 손이 만나게 하세요. 하나로 묶어놓은 것 같은 이 자세를 취하면서 두 손을 서로 맞잡으세요.

제6장 앉은 자세 & 앉아 비틀기 자세 | 151

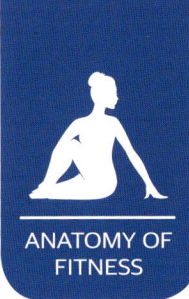

원숭이 자세 하누만아사나

원숭이 자세는 의욕을 불러일으키는 매우 도전적인 자세입니다. 이 자세를 제대로 수련하려면 시간, 인내, 연습이 필요합니다. 다리를 완전히 찢을 수 있어야 하거든요.

1. 바닥에 무릎을 꿇고서 등을 똑바로 세우고 양팔은 양옆에 둡니다. 오른발을 앞으로 내디뎌 로우 런지 자세(62-63쪽 참조)를 취하고 손가락 끝으로 발 옆 바닥을 짚습니다.

2. 오른쪽 다리를 전방으로 뻗으면서 발 앞쪽 끝을 몸 쪽으로 당겨서 뒤꿈치가 바닥에 닿고 발가락이 몸을 가리키게 합니다. 마음 내키는 대로 이 자세에서 동작을 멈추고 몇 차례 호흡하면서 햄스트링을 스트레칭해도 됩니다.

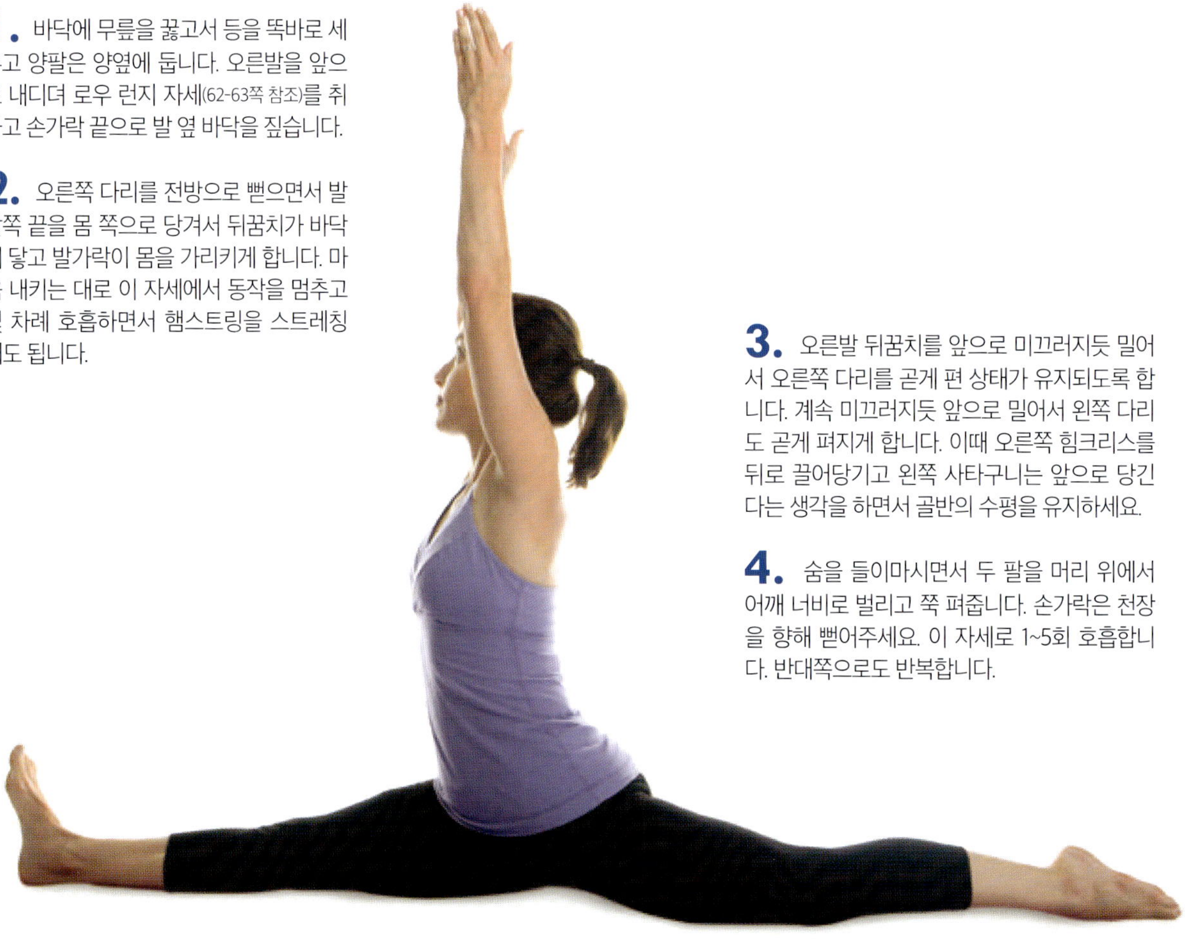

3. 오른발 뒤꿈치를 앞으로 미끄러지듯 밀어서 오른쪽 다리를 곧게 편 상태가 유지되도록 합니다. 계속 미끄러지듯 앞으로 밀어서 왼쪽 다리도 곧게 펴지게 합니다. 이때 오른쪽 힙크리스를 뒤로 끌어당기고 왼쪽 사타구니는 앞으로 당긴다는 생각을 하면서 골반의 수평을 유지하세요.

4. 숨을 들이마시면서 두 팔을 머리 위에서 어깨 너비로 벌리고 쭉 펴줍니다. 손가락은 천장을 향해 뻗어주세요. 이 자세로 1~5회 호흡합니다. 반대쪽으로도 반복합니다.

POINT

올바른 자세
- 자신에게 편한 방법으로 다리를 찢으세요.
- 몸을 아래로 낮출 때에는 앞쪽 발뒤꿈치와 뒤쪽 발등으로 바닥을 누르세요.

피해야 할 자세
- 뒤쪽 다리의 고관절을 바깥쪽으로 돌리기
- 자세를 완성할 경지에 오르지 못한 상태에서 억지로 완전한 자세를 취하기

주석 설명
굵게 표시된 단어는 이 자세로 강화되는 근육을 지칭함.
검은색 단어는 스트레칭 되는 근육을 지칭함.
* 는 심부 근육을 지칭함.

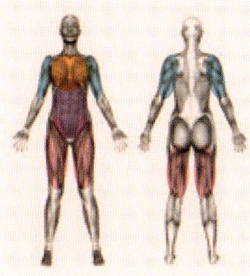

레벨
- 중급, 상급

수련시간
- 1~5회 호흡

효과
- 햄스트링, 사타구니, 허벅지, 골반 스트레칭

주의 대상
- 사타구니가 약한 사람
- 햄스트링이 약한 사람

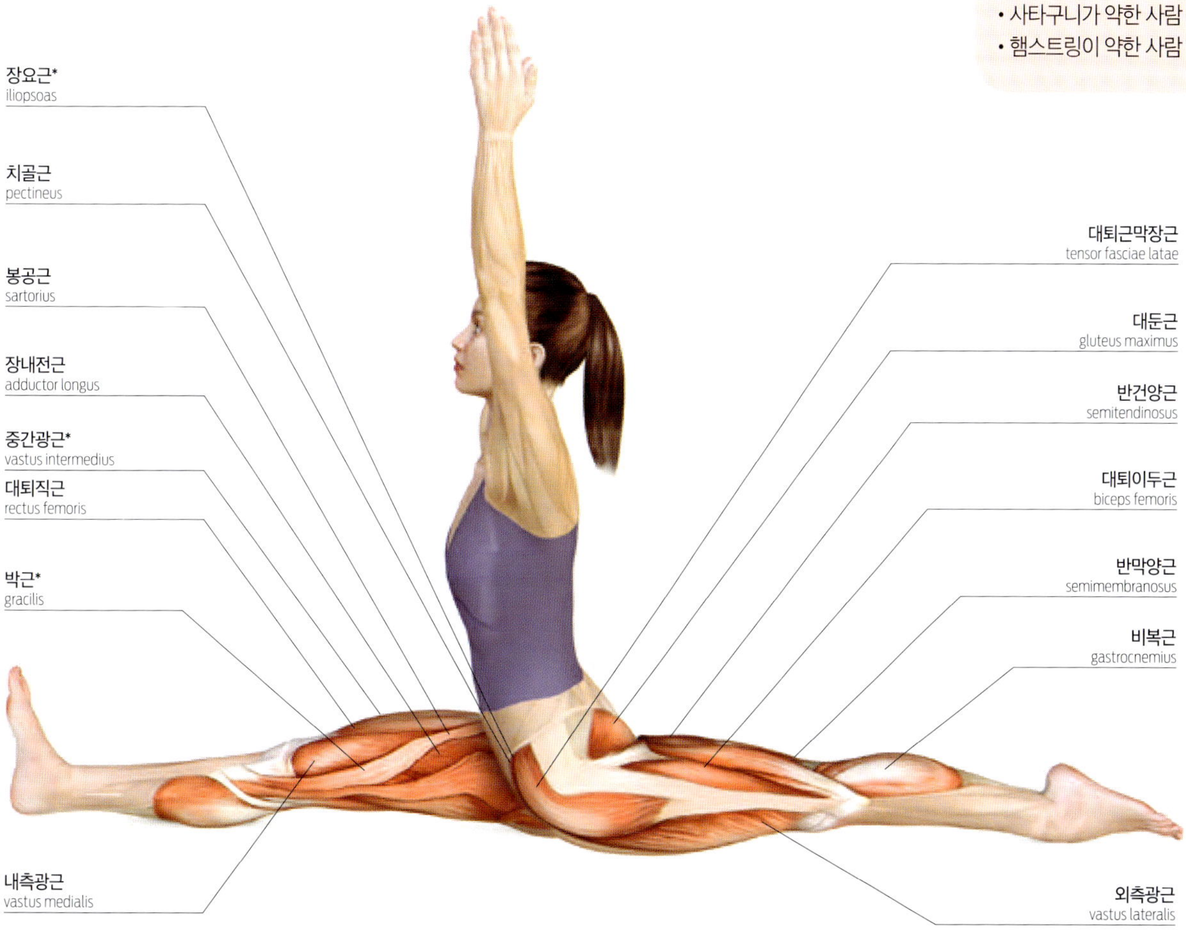

장요근*
iliopsoas

치골근
pectineus

봉공근
sartorius

장내전근
adductor longus

중간광근*
vastus intermedius

대퇴직근
rectus femoris

박근*
gracilis

내측광근
vastus medialis

대퇴근막장근
tensor fasciae latae

대둔근
gluteus maximus

반건양근
semitendinosus

대퇴이두근
biceps femoris

반막양근
semimembranosus

비복근
gastrocnemius

외측광근
vastus lateralis

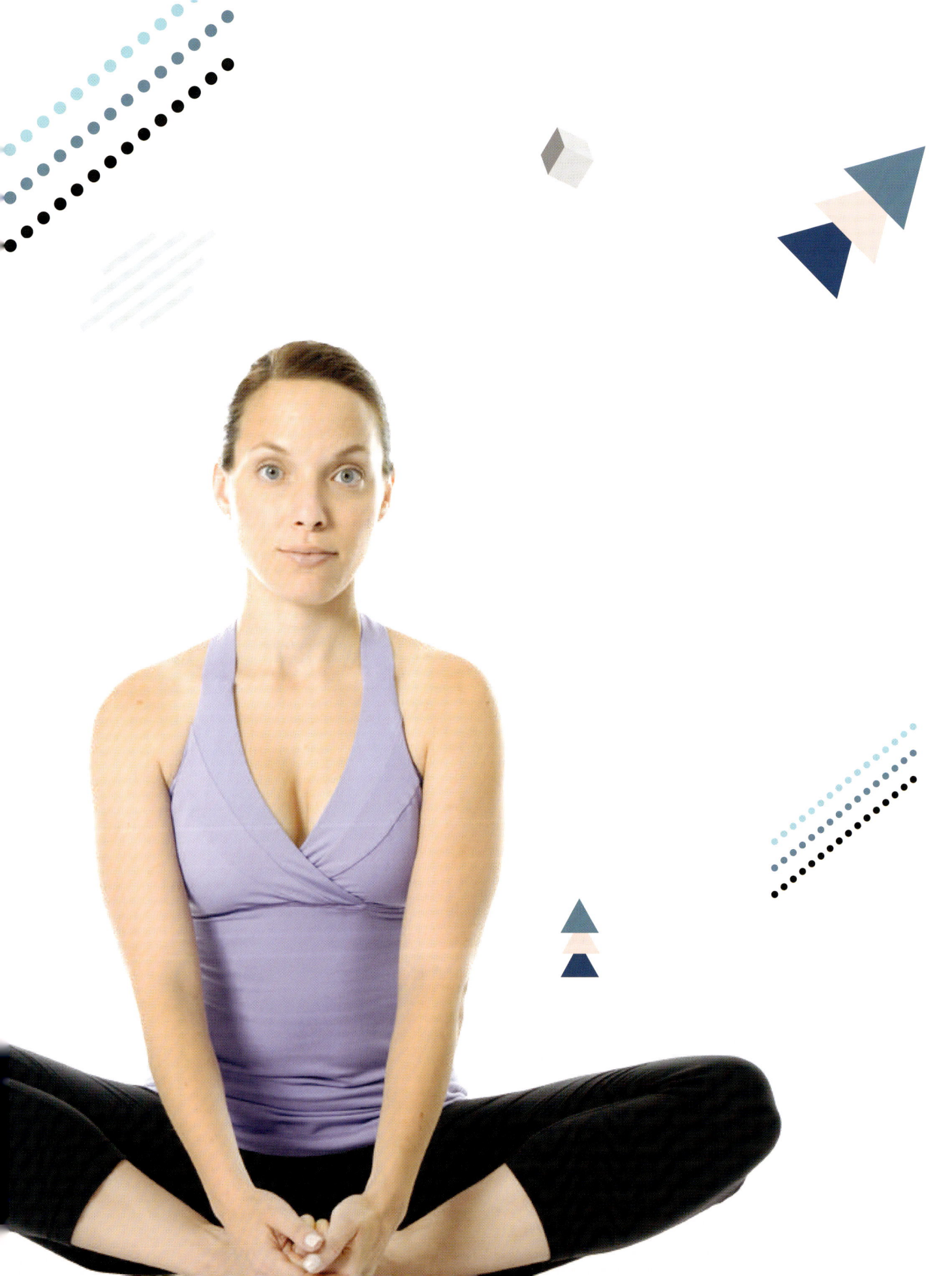

제 7 장

앉아서 하는 전굴 자세

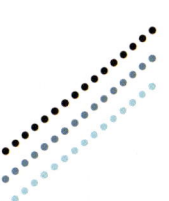
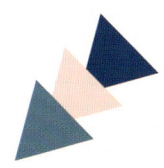
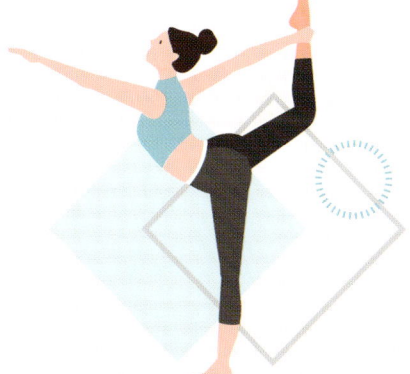

앉아서 하는 전굴 자세는 열기를 가라앉히고 마음을 진정시키는 효과가 있는데, 흔히 요가 클래스의 마무리 시퀀스에 행해집니다. 이러한 자세는 자기 성찰적이고 치유적인 성격을 지니고 있기 때문에 이를 수련하는 동안 자기 자신 속으로 깊이 파고들어가게 됩니다. 앞으로 깊게 몸을 숙일 때 내쉬는 숨을 길게 가져가세요. 그러다가 편안함이 느껴지면 두 눈을 감아보세요. 이 외에도 앉아서 하는 전굴 자세는 소화를 촉진시키는 것으로 알려져 있습니다. 또한 경미한 우울증, 두통, 불안, 스트레스 증상을 개선하는 데 도움이 되기도 합니다.

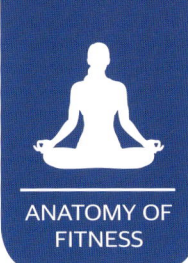

아기 자세 발라아사나

긴장을 제대로 풀어주고 원기를 회복시켜주는 아기 자세는 수련 중 언제라도 할 수 있는 완벽한 휴식 자세랍니다.

1. 손과 무릎을 바닥에 대고 무릎을 꿇으세요. 이때 두 손은 어깨 너비로 간격을 둡니다.

2. 엄지발가락을 가지런히 모으고 무릎은 대략 골반 너비만큼 벌립니다.

3. 몸통을 앞으로 뻗어주면서 골반을 뒤쪽으로 발뒤꿈치 위로 가져갑니다. 그러면 복부가 허벅지 위에 놓이게 됩니다. 어깨는 앞으로 구부러지게 하여 이마가 바닥 위에 사뿐히 닿도록 합니다.

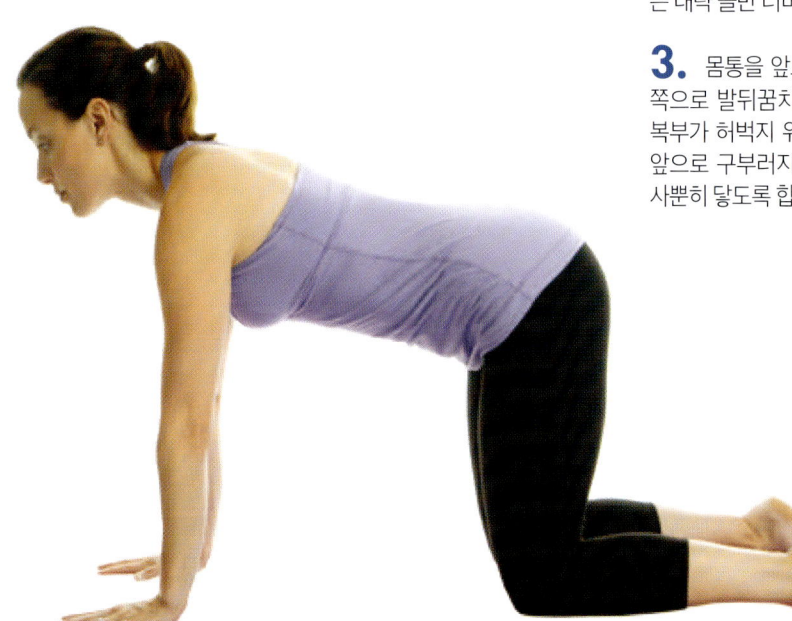

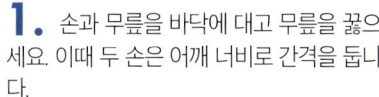

올바른 자세
- 턱과 안면 근육에 있을 수 있는 긴장을 모두 풀고 이완하세요.
- 호흡하면서 견갑골 사이를 벌려서 열어주세요.

피해야 할 자세
- 두 무릎의 간격을 너무 멀리 떨어뜨리기

4. 손바닥을 위로 향하게 한 뒤 두 팔을 몸 양옆으로 가져옵니다. 이 자세로 5~10회 호흡합니다.

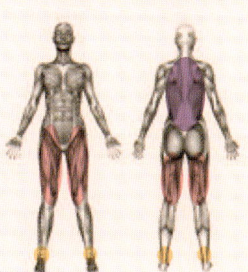

레벨
- 초급

수련시간
- 1~5회 호흡

효과
- 스트레스와 불안감 감소
- 소화 촉진
- 등의 통증 완화
- 발목, 등, 골반 스트레칭

주의 대상
- 무릎이 약한 사람

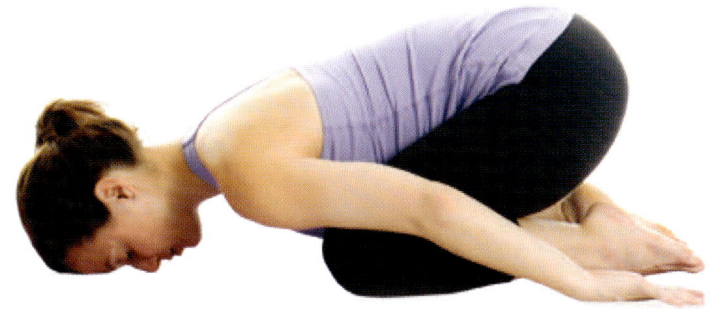

주석 설명
굵게 표시된 단어는 이 자세로 강화되는 근육을 지칭함.
검은색 단어는 스트레칭 되는 근육을 지칭함.
* 는 심부 근육을 지칭함.

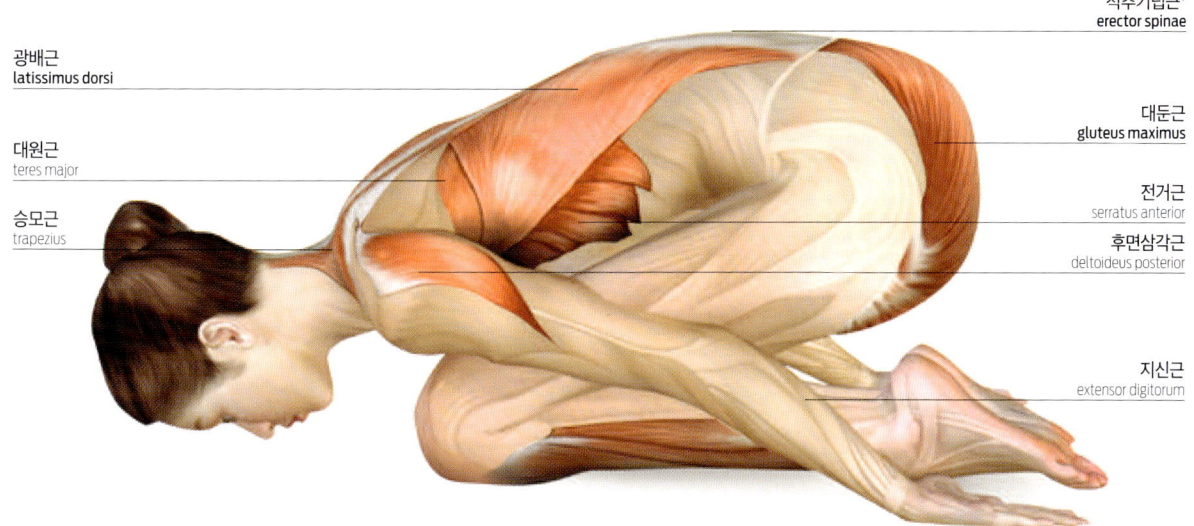

광배근 latissimus dorsi
대원근 teres major
승모근 trapezius
척추기립근* erector spinae
대둔근 gluteus maximus
전거근 serratus anterior
후면삼각근 deltoideus posterior
지신근 extensor digitorum

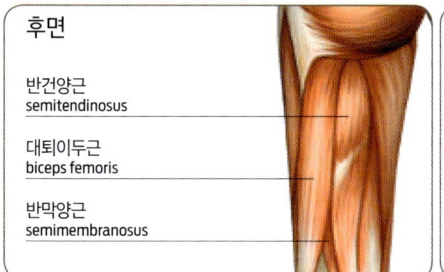

후면
반건양근 semitendinosus
대퇴이두근 biceps femoris
반막양근 semimembranosus

전면
전경골근 tibialis anterior
비골근 peroneus

제7장 앉아서 하는 전굴 자세 | 157

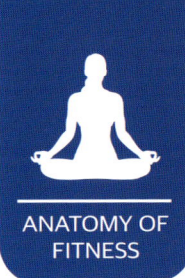

쭉 뻗은 강아지 자세 우타나 시소사나

이 자세는 일종의 휴식 자세입니다. 얼굴 아래로 향하는 개 자세처럼 어깨와 팔을 스트레칭하면서 이와 동시에 아기 자세를 취할 때처럼 이완해주는 효과도 있지요.

1. 손과 무릎을 바닥에 대고 기어가는 자세로 시작합니다. 이때 두 손은 어깨 아래에, 무릎은 골반 바로 아래에 옵니다.

2. 무릎은 제자리에 그대로 있으면서 손을 앞으로 걸어가듯 이동시켜서 팔을 곧게 스트레칭 합니다. 상완 바깥쪽을 귀 방향으로 외회전하세요. 팔 근육을 계속 사용하세요.

3. 상체는 얼굴 아래로 향하는 개(126-127쪽 참조) 자세를 채택합니다. 손은 어깨 너비로 벌리고 손가락도 넓게 벌립니다. 척추를 늘리기 위해 손을 아래로 누릅니다. 팔꿈치가 올라간 상태를 유지하기 위해 팔뚝을 바닥에서 떨어뜨려줍니다.

4. 스트레칭 할 때 복부를 안으로 끌어당겨서 허리를 지지해줍니다.

5. 이마는 바닥을 향하도록 하고 목은 유연하게 합니다. 두 눈을 감고 그대로 1~5회 호흡합니다.

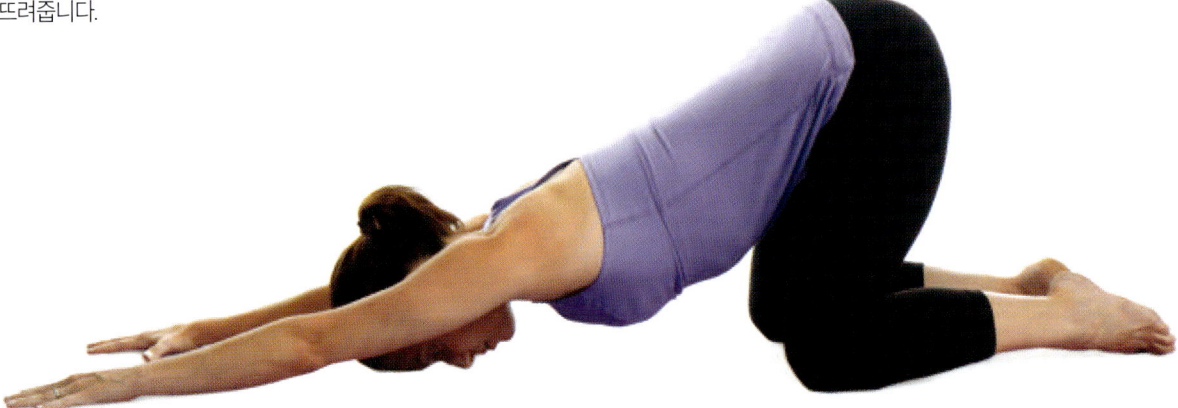

POINT

올바른 자세
- 목과 어깨는 유연한 상태를 유지하세요

피해야 할 자세
- 갈비뼈를 앞으로 돌출시키기
- 허리로 주저앉기

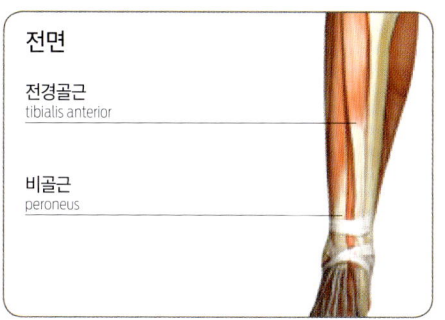

전면
전경골근
tibialis anterior

비골근
peroneus

주석 설명
굵게 표시된 단어는 이 자세로 강화되는 근육을 지칭함.
검은색 단어는 스트레칭 되는 근육을 지칭함.
* 는 심부 근육을 지칭함.

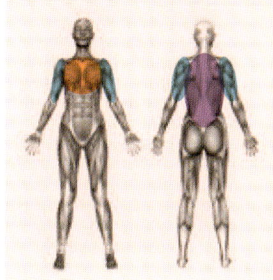

레벨
- 초급

수련시간
- 1~5회 호흡

효과
- 척추 늘이기
- 어깨 스트레칭
- 몸과 마음의 긴장 풀기

주의 대상
- 무릎이 약한 사람
- 허리가 약한 사람

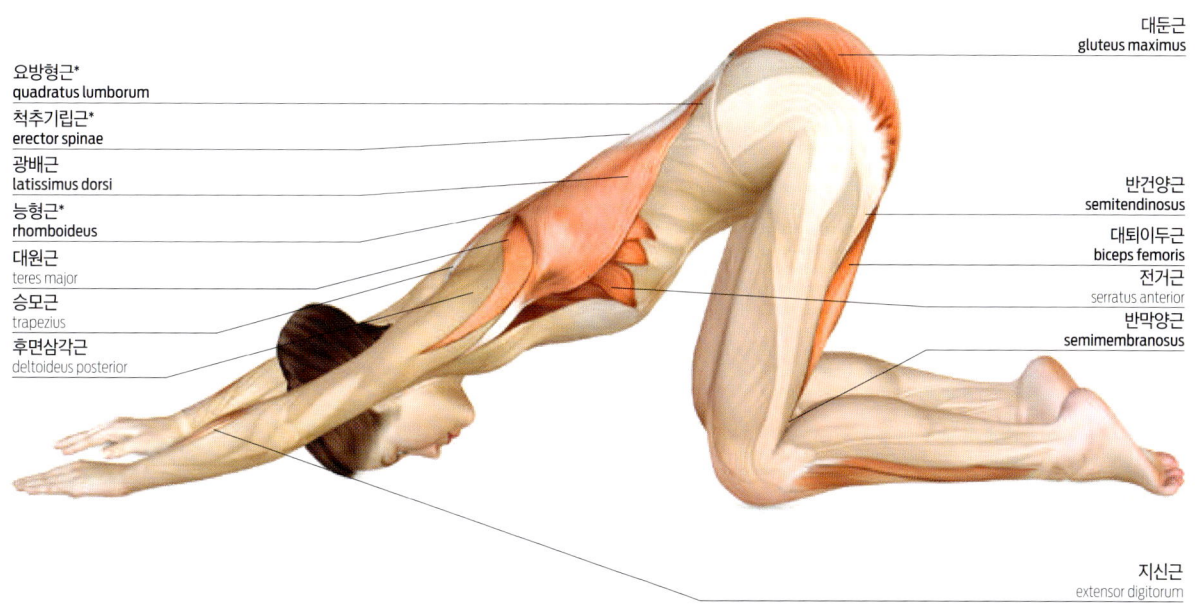

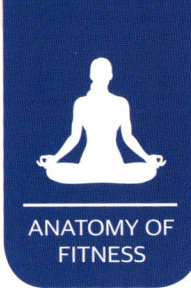

ANATOMY OF FITNESS

나비 자세 받다 코나아사나

레벨에 상관없이 초급자나 중고급자 모두에게 유익한 이 자세는 훌륭한 힙 오프너 자세입니다. 이 자세를 제대로 수행하려면 머리가 아니라 배꼽을 발에 닿게 한다는 목표로 해야 합니다.

1. 막대 자세(136-137쪽 참조)로 앉으세요.

2. 두 무릎을 굽혀서 양쪽 발바닥을 서로 맞닿게 합니다. 이때 두 발은 골반을 향해 안으로 끌어당기고 무릎은 서로 떨어지게 합니다. 발목을 잡고 양쪽 발 새끼발가락 옆면을 눌러줍니다. 마치 책을 펼치듯 두 발 안쪽 면을 "펼쳐주세요".

3. 숨을 들이마시면서 흉골을 길게 늘여주고 쇄골을 활짝 열어줍니다. 숨을 내쉬면서 원한다면 심장부터 시작해서 전방으로 몸을 숙여줍니다. 이 상태로 5~20회 호흡합니다.

POINT

올바른 자세
- 좌골에서부터 어깨까지 직선을 이루게 하세요. 척추에서부터 몸을 위로 들어올리고 가슴과 어깨를 눌러서 열어주세요.
- 이 자세를 통해 기운이 회복되는 느낌이 더 나게 하려면 몸을 앞으로 숙였을 때 이마를 블록 위에 올려주세요.

피해야 할 자세
- 몸을 앞으로 숙이기 위해 등 윗부분 굽히기
- 억지로 무릎을 아래로 내리기

전면

- 대퇴근막장근 tensor fasciae latae
- 장요근 iliopsoas
- 치골근* pectineus
- 대내전근 adductor magnus
- 중간광근* vastus intermedius
- 대퇴이두근 rectus femoris
- 박근 gracilis
- 외측광근 vastus lateralis

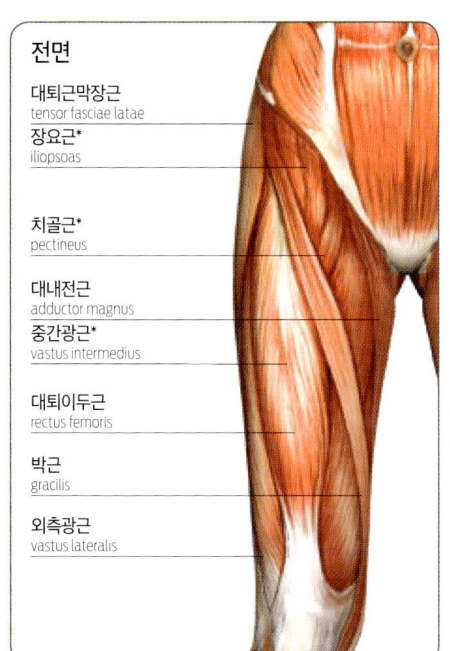

후면

- 능형근* rhomboideus
- 소둔근* gluteus minimus
- 중둔근* gluteus medius
- 대둔근 gluteus maximus

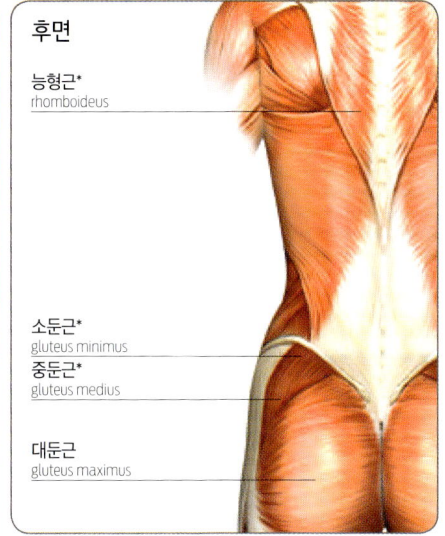

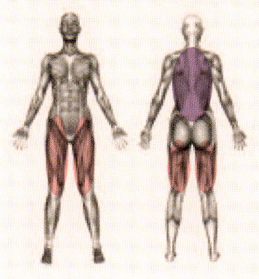

레벨
- 초급

수련시간

- 5~20회 호흡

효과
- 허벅지 안쪽과 바깥쪽, 사타구니, 척추 스트레칭
- 마음을 진정시킴

주의 대상
- 사타구니가 약한 사람

주석 설명
굵게 표시된 단어는 이 자세로 강화되는 근육을 지칭함.
검은색 단어는 스트레칭 되는 근육을 지칭함.
* 는 심부 근육을 지칭함.

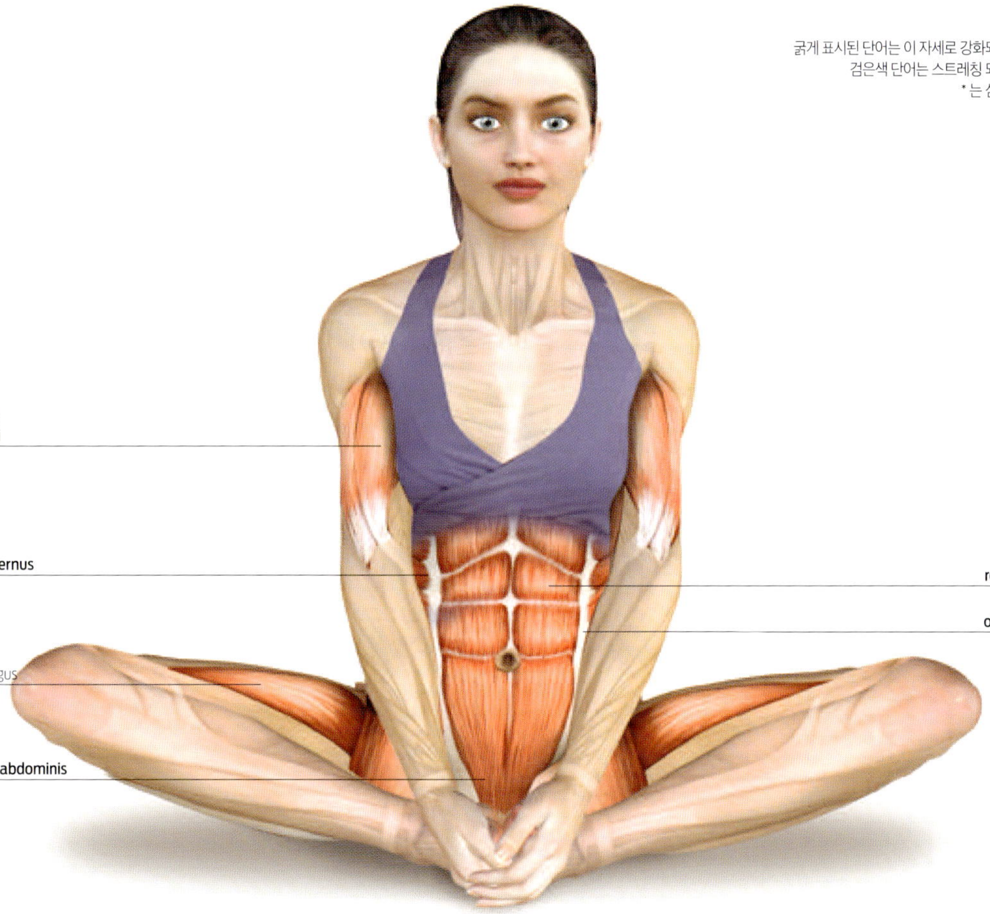

- 상완이두근 biceps brachii
- 내복사근* obliquus internus
- 장내전근 adductor longus
- 복횡근* transversus abdominis
- 복직근 rectus abdominis
- 내복사근* obliquus internus

제7장 앉아서 하는 전굴 자세 | 161

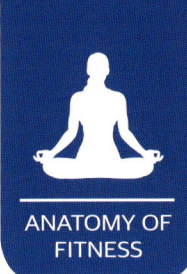

ANATOMY OF FITNESS

장작 자세 아그니스탐바아사나

장작 자세는 매우 강도 높은 힙 오프너 동작이자 엉덩이 스트레칭 자세입니다. 이 자세는 요가 수련을 진행해서 마무리할 즈음에 몸에 충분한 열기가 생기고 고관절이 부드러워진 다음에 실시하도록 합니다.

1. 막대 자세(136-137쪽 참조)로 앉습니다.

2. 오른쪽 무릎을 굽혀서 오른쪽 발목을 곧게 뻗은 왼쪽 무릎 위에 올립니다. 왼쪽 다리를 굽혀서 왼쪽 발목을 오른쪽 무릎 아래에 놓습니다. 이렇게 하면 발목과 무릎이 위아래에 와서 정강이가 서로 평행해집니다. 두 발은 앞쪽 발끝을 당기고 뒤꿈치를 눌러주어 양 무릎이 정렬 상태를 유지하게 합니다.

3. 어쩌면 여러분은 이 상태만으로도 골반 스트레칭으로 충분하다고 여길 수 있습니다. 특히 오른쪽 무릎이 왼쪽 발목 위로 높이 올라가 있으면 더욱 그런 마음이 들 수 있습니다. 그렇다면 이 단계에서 진행을 멈추고 골반이 열려서 펴지는 것을 느끼도록 하세요. 하지만 스트레칭 강도를 더 높이고 싶다면 숨을 들이마시고 몸통을 길게 늘여준 다음 숨을 내쉬면서 엉덩이에서부터 몸을 앞으로 숙이세요. 이 상태를 유지한 채 5~10회 호흡합니다.

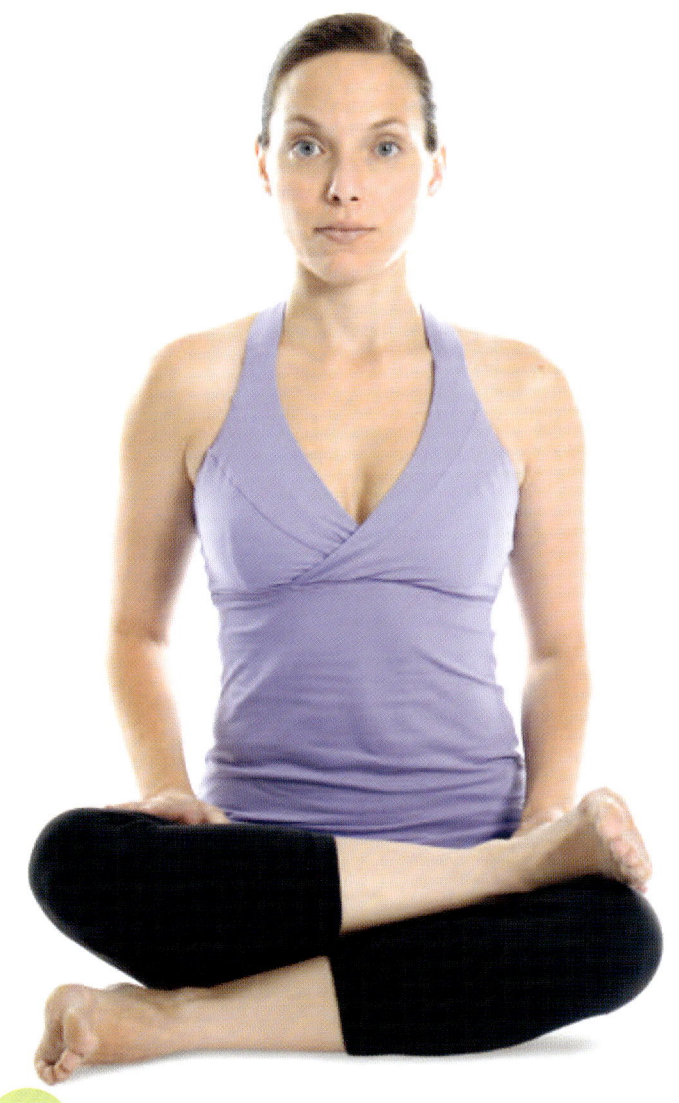

POINT

올바른 자세
- 몸을 앞으로 숙이는 동안이더라도 척추를 길게 늘여주세요.
- 앞으로 숙이기 전에 엉덩이 살이 밑에 깔려 있지 않도록 위로 추켜세우세요.

피해야 할 자세
- 발과 발목을 안쪽으로 함몰되게 만들기
- 몸을 앞으로 숙일 때 어깨나 등 윗부분을 구부리기

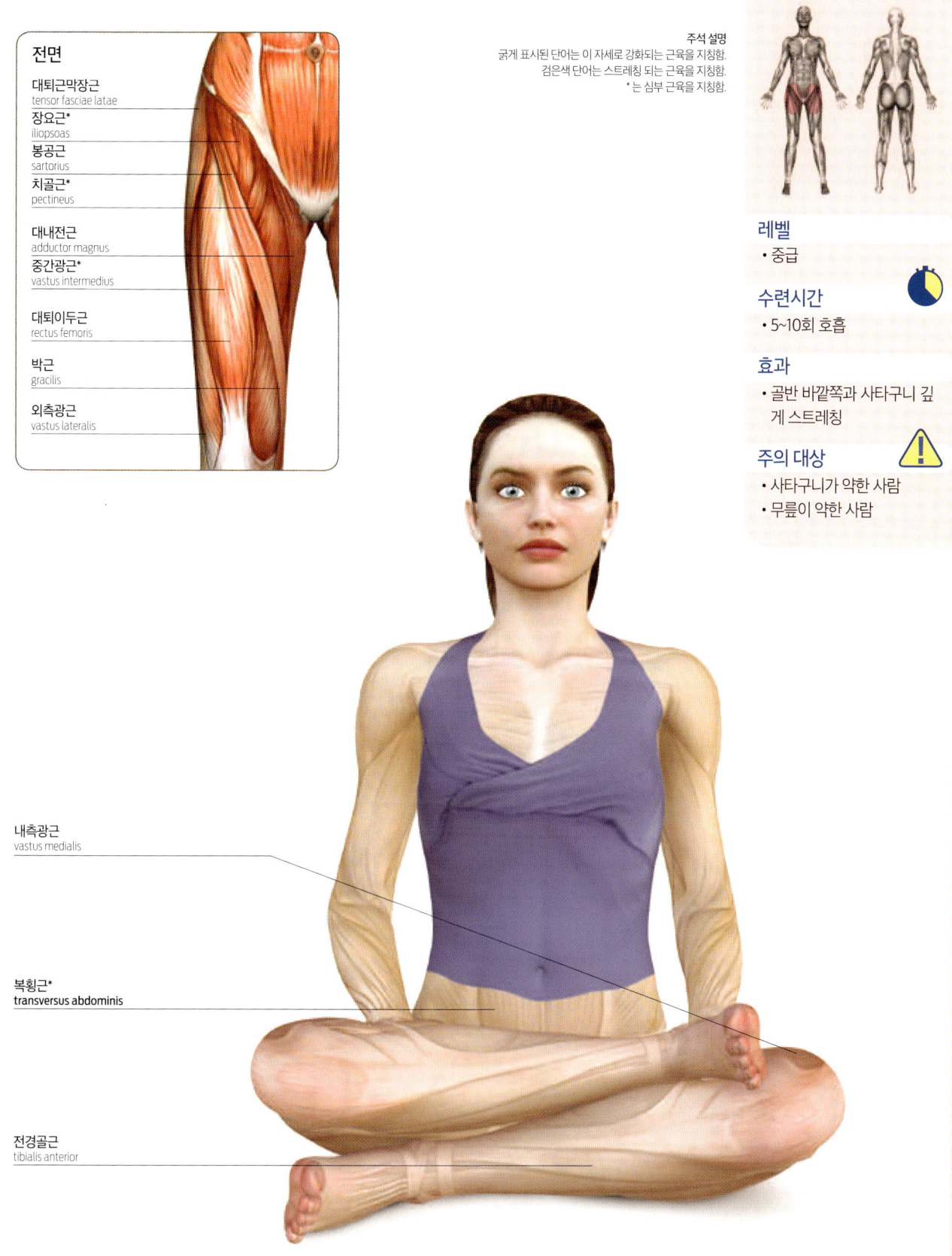

전면

- 대퇴근막장근 / tensor fasciae latae
- 장요근* / iliopsoas
- 봉공근 / sartorius
- 치골근* / pectineus
- 대내전근 / adductor magnus
- 중간광근* / vastus intermedius
- 대퇴이두근 / rectus femoris
- 박근 / gracilis
- 외측광근 / vastus lateralis

- 내측광근 / vastus medialis
- 복횡근* / transversus abdominis
- 전경골근 / tibialis anterior

주석 설명
굵게 표시된 단어는 이 자세로 강화되는 근육을 지칭함.
검은색 단어는 스트레칭 되는 근육을 지칭함.
* 는 심부 근육을 지칭함.

레벨
- 중급

수련시간
- 5~10회 호흡

효과
- 골반 바깥쪽과 사타구니 깊게 스트레칭

주의 대상
- 사타구니가 약한 사람
- 무릎이 약한 사람

제7장 앉아서 하는 전굴 자세 | 163

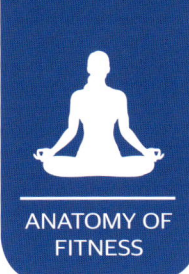

무릎 향해 머리 숙이기 자세 자누 시르사아사나

무릎 향해 머리 숙이기 자세를 수련하면 몸을 살짝 비틀게 되고 햄스트링, 골반, 몸 뒤쪽을 효과적으로 스트레칭해줍니다.

ANATOMY OF FITNESS

1. 막대 자세(136-137쪽 참조)로 등을 세우고 바르게 앉습니다. 무릎이 왼쪽으로 나오도록 왼쪽 다리를 굽히면서 골반을 외회전시킵니다. 왼발 발바닥을 오른쪽 다리 허벅지 안쪽에 붙입니다.

2. 쭉 뻗은 오른쪽 다리의 허벅지를 바닥을 향해 아래로 힘을 주어 단단하게 만듭니다. 허벅지를 살짝 내회전하여 다리가 한쪽으로 쏠리지 않고 중립 위치를 유지하게 하세요.

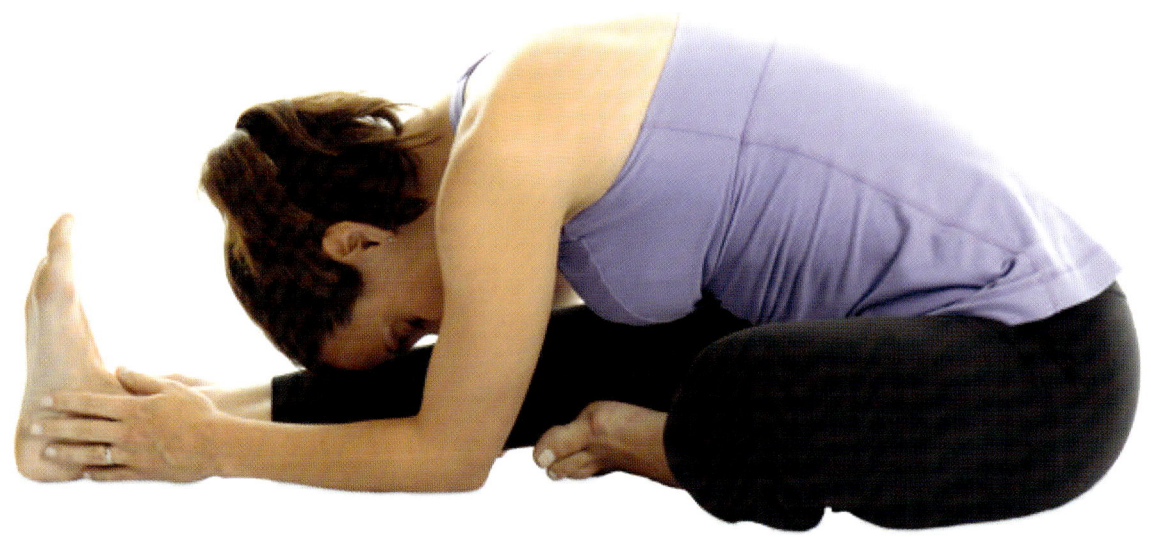

3. 척추를 길게 늘여주면서 미추로부터 에너지를 끌어내리고 정수리로 에너지를 위로 뻗어 올려주세요. 숨을 들이마시면서 두 팔을 머리 위로 올려 서로 평행하게 합니다.

4. 몸통을 길게 늘여주면서 살짝 오른쪽으로 돌릴 때 숨을 내쉬고 등을 평평하게 해서 앞으로 숙여줍니다. 이때 두 팔은 오른발 쪽으로 뻗어주세요. 이 자세로 5회 호흡합니다. 반대쪽으로도 반복합니다.

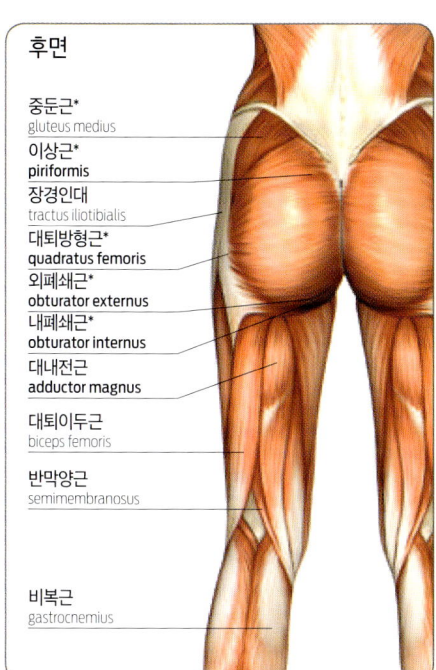

후면

- 중둔근* gluteus medius
- 이상근* piriformis
- 장경인대 tractus iliotibialis
- 대퇴방형근* quadratus femoris
- 외폐쇄근* obturator externus
- 내폐쇄근* obturator internus
- 대내전근 adductor magnus
- 대퇴이두근 biceps femoris
- 반막양근 semimembranosus
- 비복근 gastrocnemius

POINT

올바른 자세
- 허리보다는 엉덩이에서부터 몸을 숙이도록 하세요. 그렇게 하려면 몸을 앞으로 굽힐 때 골반을 뒤로 젖히고 천골을 허리 쪽으로 움직이면 도움이 됩니다.
- 머리는 아래로 내려가게 하세요.
- 어깨가 유연해지도록 긴장을 푸세요.

피해야 할 자세
- 척추를 앞으로 구부리기. 몸을 숙여서 손이 발가락에 꼭 닿아야 할 필요는 없어요. 몸을 앞으로 숙일 때 척추가 구부러지는 것이 느껴지면 손을 발가락 대신 정강이까지 가져가거나 스트랩을 사용하세요.

주석 설명
굵게 표시된 단어는 이 자세로 강화되는 근육을 지칭함.
검은색 단어는 스트레칭 되는 근육을 지칭함.
* 는 심부 근육을 지칭함.

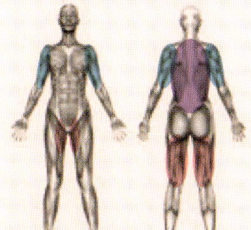

레벨
- 초급

수련시간
- 5회 호흡

효과
- 척추, 어깨, 사타구니, 골반, 햄스트링 스트레칭
- 마음을 진정시킴

주의 대상
- 무릎이 약한 사람

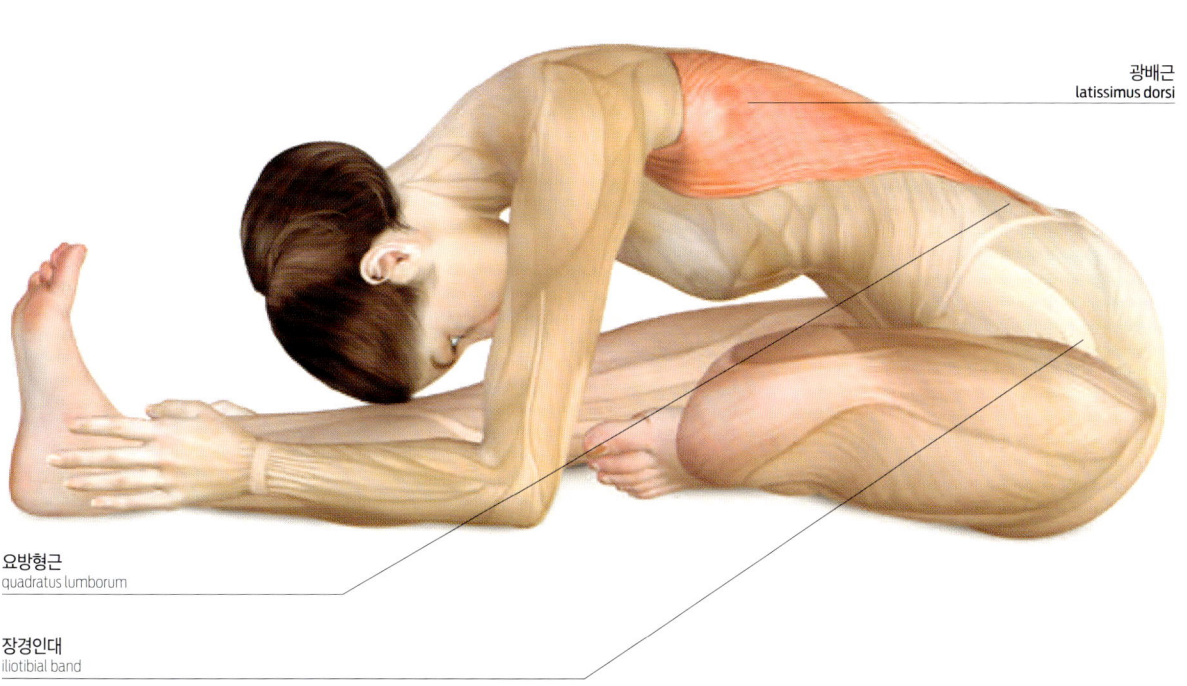

광배근 latissimus dorsi

요방형근 quadratus lumborum

장경인대 iliotibial band

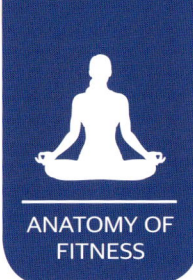

머리에서 무릎 회전 자세 파리브르타 자누 시르사아사나

무릎 향해 머리 숙이기 자세와 대치되는 머리에서 무릎 회전 자세를 수련하면 옆구리를 따라 깊이 스트레칭 되는 것이 느껴질 거예요.

1. 막대 자세(136-137쪽 참조)로 등을 똑바로 세우고 앉습니다. 무릎이 왼쪽으로 나오도록 왼쪽 다리를 굽히면서 골반을 외회전시킵니다. 왼발 발바닥을 오른쪽 다리 허벅지 안쪽에 붙입니다.

2. 오른발을 오른쪽으로 살짝 옮기면서 골반을 외회전합니다. 왼쪽 다리는 왼쪽으로 더 벌려서 자세를 떠받드는 기반을 넓혀줍니다.

3. 오른쪽 팔뚝을 오른쪽 정강이 안쪽에 붙입니다. 그리고 손으로 오른발 안쪽을 잡으세요.

4. 왼팔은 천장을 향해 뻗고 외회전하여 왼쪽 귀에 붙입니다. 오른쪽으로 몸을 굽혀서 오른발 바깥쪽에 왼손이 닿게 합니다.

5. 오른쪽 어깨는 오른쪽 다리 안쪽을 향해 눕힙니다. 양쪽 팔꿈치는 서로 멀리 떨어지도록 살짝 굽힌 다음, 상체를 뒤로 젖힙니다. 이때의 저항력을 이용해서 오른쪽 갈비뼈와 몸통을 천장을 향해 비틀어주세요. 이 자세로 5회 호흡합니다. 반대쪽도 반복합니다.

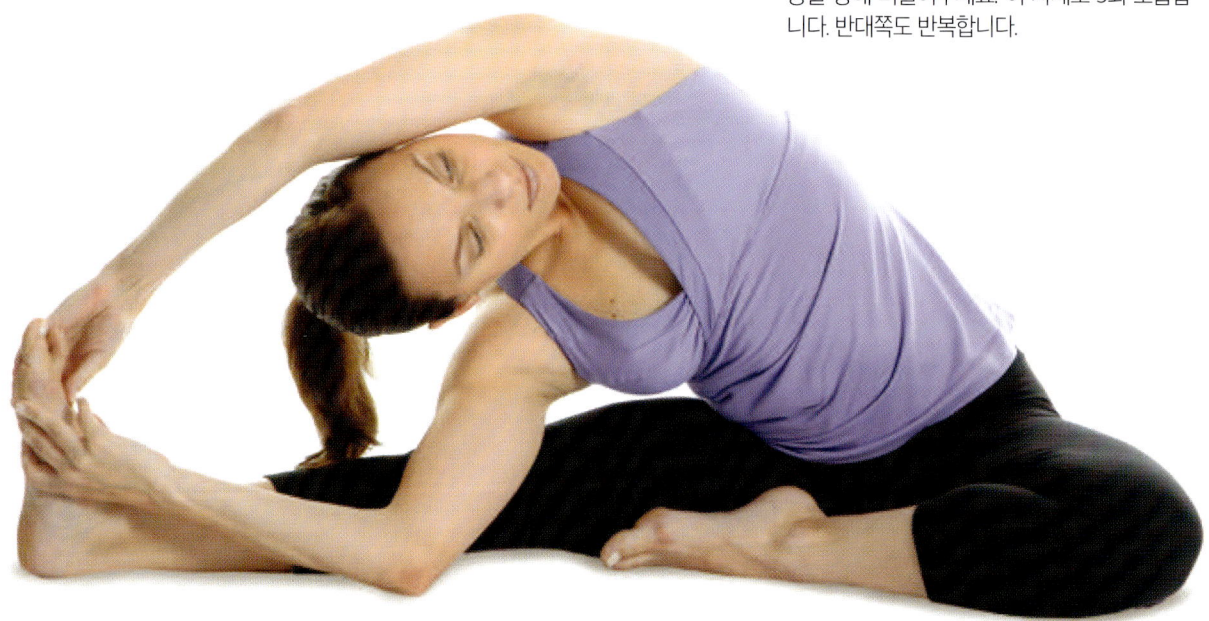

POINT

올바른 자세
- 쭉 뻗은 다리는 허벅지로 바닥을 누르면서 다리에 힘을 주세요

피해야 할 자세
- 어깨를 구부리거나 굽히는 자세

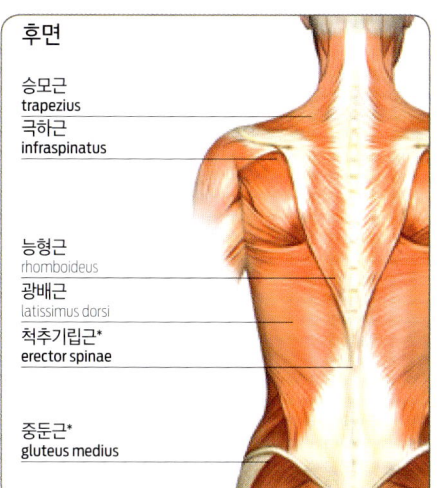

후면

- 승모근 trapezius
- 극하근 infraspinatus
- 능형근 rhomboideus
- 광배근 latissimus dorsi
- 척추기립근* erector spinae
- 중둔근* gluteus medius

주석 설명
굵게 표시된 단어는 이 자세로 강화되는 근육을 지칭함.
검은색 단어는 스트레칭 되는 근육을 지칭함.
* 는 심부 근육을 지칭함.

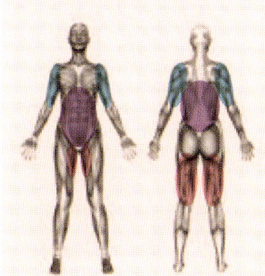

레벨
- 초급

수련시간
- 5회 호흡

효과
- 어깨, 햄스트링, 척추 스트레칭

주의 대상
- 무릎이 약한 사람
- 허리가 약한 사람

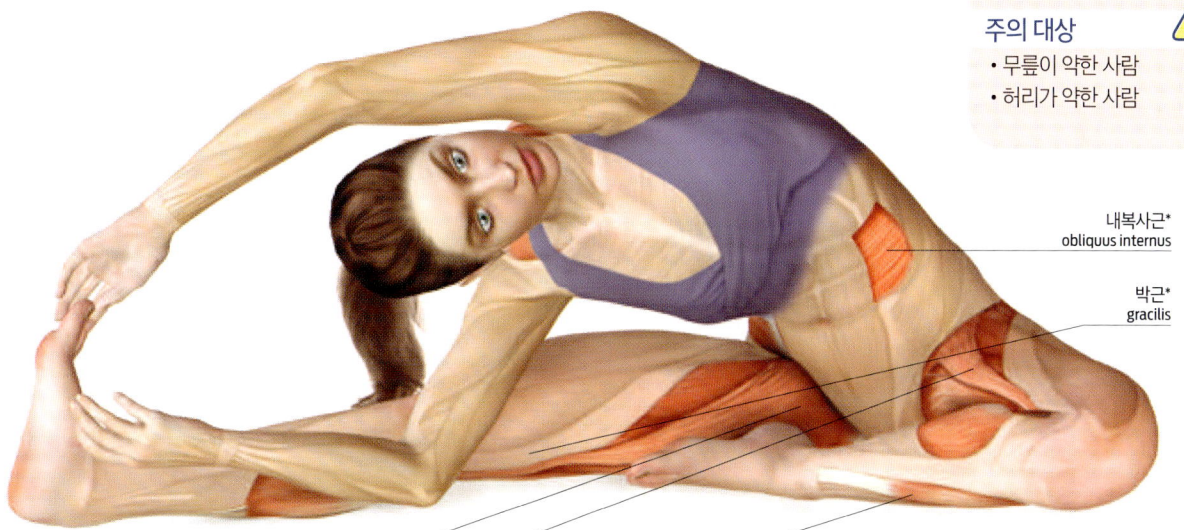

- 내복사근* obliquus internus
- 박근* gracilis
- 대내전근 adductor magnus
- 장내전근 adductor longus
- 전경골근 tibialis anterior

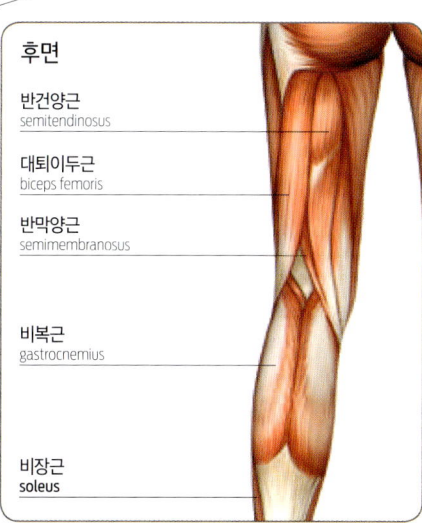

후면
- 반건양근 semitendinosus
- 대퇴이두근 biceps femoris
- 반막양근 semimembranosus
- 비복근 gastrocnemius
- 비장근 soleus

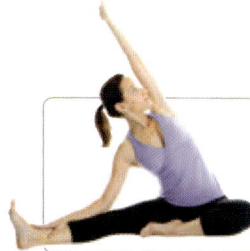

변형 자세
낮은 난이도: 옆으로 완전히 기울이는 대신, 한 손을 정강이 위에 놓고 다른 팔을 귀 위에서 쭉 뻗으면서 옆으로 살짝 몸을 굽히세요.

제7장 앉아서 하는 전굴 자세 | 167

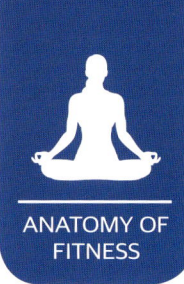
ANATOMY OF FITNESS

앉은 전굴 자세 파스치모타나사나

앉은 전굴 자세는 자기 성찰적 성향을 지닌 자세입니다. 항복한다는 듯한 움직임은 스트레스를 줄이고 마음을 진정시키는 데 도움을 줍니다.

1. 막대 자세(136-137쪽 참조)로 앉습니다. 두 다리는 몸 앞에서 쭉 뻗고 두 발은 발 앞쪽 끝을 몸을 향해 당깁니다. 숨을 들이마시면서 두 팔을 머리 위로 서로 평행하게 들어올립니다. 등을 높이 세우고 앉아서 척추를 길게 늘여줍니다.

POINT

올바른 자세
- 발은 앞쪽 끝을 당긴 자세를 유지하세요.
- 원한다면 담요를 깔고 그 위에 앉아도 좋아요.
- 더 깊이 숙이고 싶다면, 허벅지를 바닥에 딱 붙일 때 허리에 살짝 아치가 생긴다는 생각을 하세요.
- 편하다면 두 눈을 감으세요.
- 내쉬는 숨을 들이마시는 숨보다 길게 쉬세요.

피해야 할 자세
- 다른 발가락보다 엄지발가락이 여러분을 향해 움직이게 하기. 발 앞쪽 끝을 잡아당길 때, 마치 땅 위에 서 있는 것처럼 발이 똑바로 곧게 뻗어 있어야 합니다.

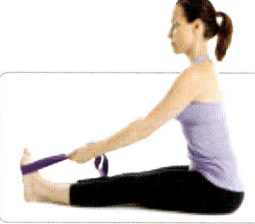

변형 자세
낮은 난이도: 햄스트링이나 허리에 뻐근한 느낌이 들면, 몸을 숙여 손이 발까지 닿는 대신 발 앞꿈치 둘레로 스트랩을 감아주세요.

2. 숨을 내쉬면서 몸을 앞으로 숙입니다. 오른손으로 오른발 바깥쪽을 잡고, 왼손으로 왼발 바깥쪽을 잡으세요.

3. 엉덩이에서부터 몸을 숙이면서 복부를 허벅지 쪽으로 가져갑니다. 머리는 아래쪽으로 내려가게 하고 이 자세로 5~10회 호흡합니다.

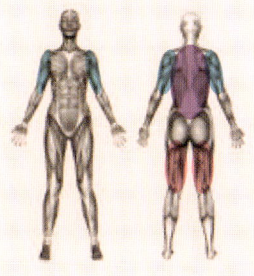

레벨
- 초급

수련시간
- 5~10회 호흡

효과
- 척추, 어깨, 햄스트링 스트레칭
- 몸과 마음을 진정시킴

주의 대상
- 햄스트링이 약한 사람
- 허리가 약한 사람

주석 설명
굵게 표시된 단어는 이 자세로 강화되는 근육을 지칭함.
검은색 단어는 스트레칭 되는 근육을 지칭함.
*는 심부 근육을 지칭함.

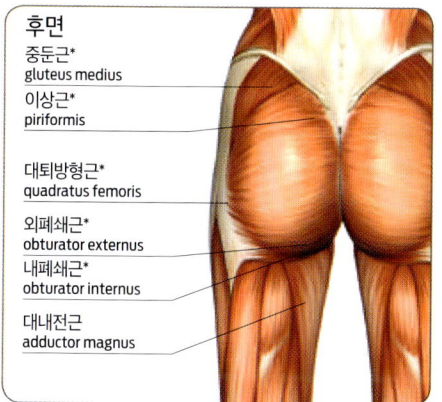

후면
중둔근* / gluteus medius
이상근* / piriformis
대퇴방형근* / quadratus femoris
외폐쇄근* / obturator externus
내폐쇄근* / obturator internus
대내전근 / adductor magnus

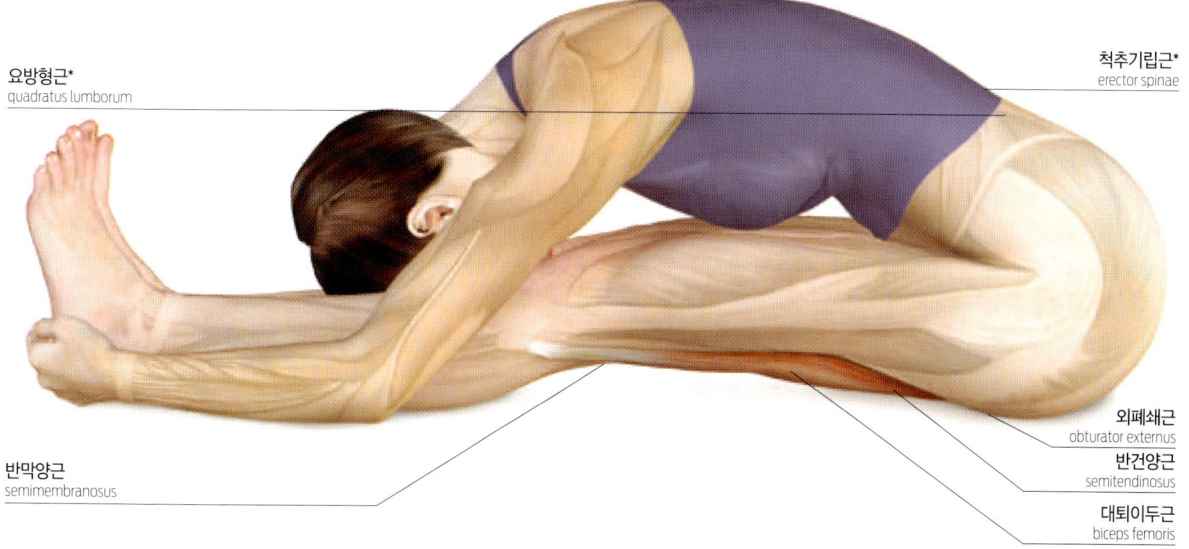

요방형근* / quadratus lumborum
척추기립근* / erector spinae
반막양근 / semimembranosus
외폐쇄근 / obturator externus
반건양근 / semitendinosus
대퇴이두근 / biceps femoris

제7장 앉아서 하는 전굴 자세 | 169

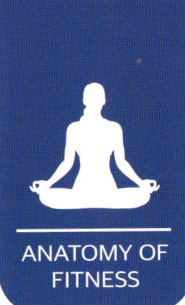

ANATOMY OF FITNESS

박쥐 자세 우파비스타 코나아사나

이 자세를 수련할 때는 척추를 길게 늘이고 골반을 열어주는 데 집중하세요. 이 자세는 여러분의 유연성에 도전하는 자세랍니다.

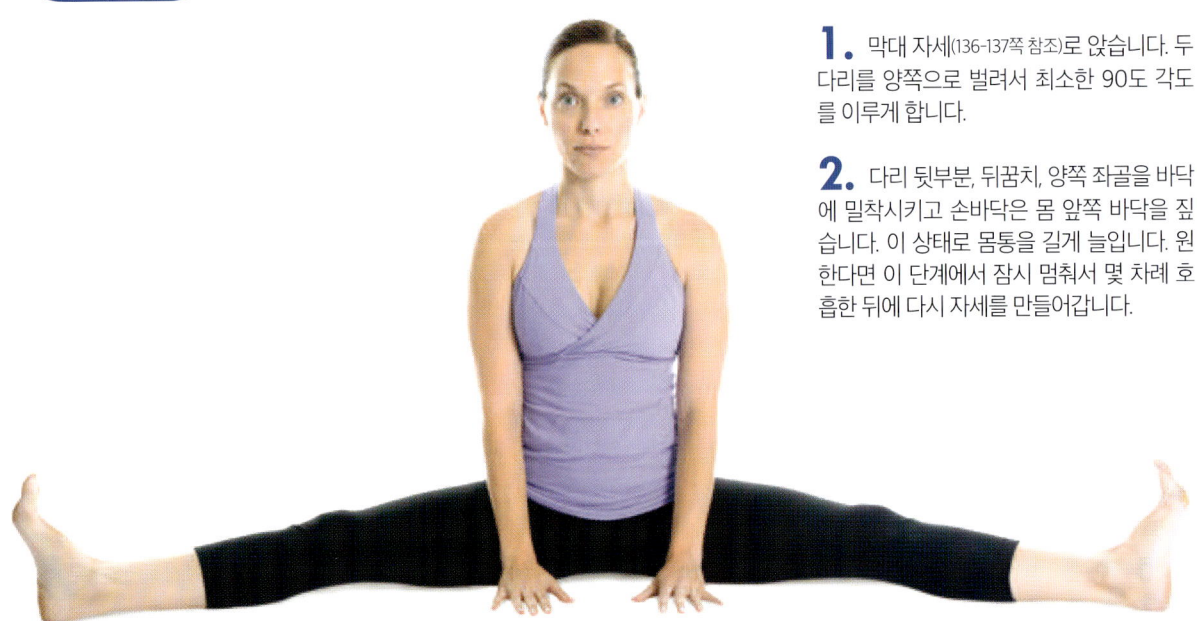

1. 막대 자세(136-137쪽 참조)로 앉습니다. 두 다리를 양쪽으로 벌려서 최소한 90도 각도를 이루게 합니다.

2. 다리 뒷부분, 뒤꿈치, 양쪽 좌골을 바닥에 밀착시키고 손바닥은 몸 앞쪽 바닥을 짚습니다. 이 상태로 몸통을 길게 늘입니다. 원한다면 이 단계에서 잠시 멈춰서 몇 차례 호흡한 뒤에 다시 자세를 만들어갑니다.

3. 숨을 들이마시면서 척추를 길게 늘여줍니다. 숨을 내쉬면서 흉골을 길게 늘이고 몸을 앞으로 숙입니다. 이때 허리에서부터 굽히고 복근을 끌어들이도록 하세요. 이 자세로 5~10회 호흡합니다.

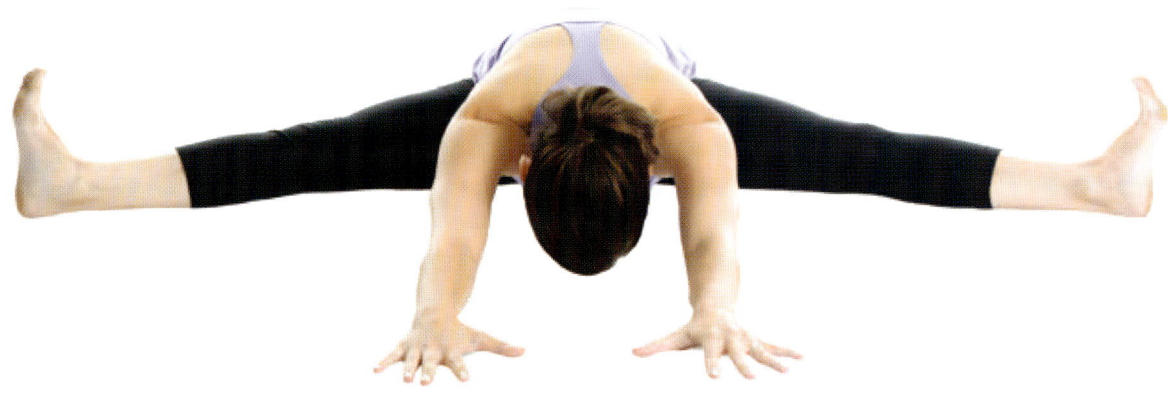

POINT

올바른 자세
- 발가락과 무릎 윗부분은 계속 천장을 향하게 하세요.
- 햄스트링이나 허리가 뻐근하다고 느껴지면 담요나 블록 위에 앉으세요.

피해야 할 자세
- 억지로 몸통을 바닥에 닿게 하기

후면

- 중둔근*
  gluteus medius
- 이상근*
  piriformis
- 반건양근
  semitendinosus
- 대퇴이두근
  biceps femoris
- 반막양근
  semimembranosus

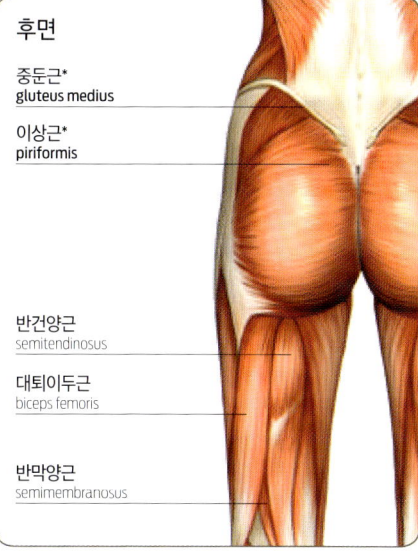

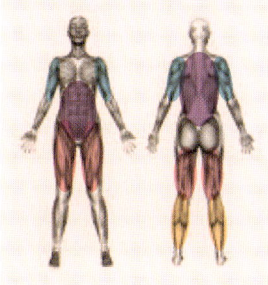

레벨
- 초급

수련시간
- 5~10회 호흡

효과
- 사타구니, 허벅지 안쪽과 바깥쪽 스트레칭 및 긴장 해소
- 척추 강화

주의 대상
- 햄스트링이 약한 사람
- 허리가 약한 사람
- 좌골에 문제가 있는 경우

척추기립근*
erector spinae

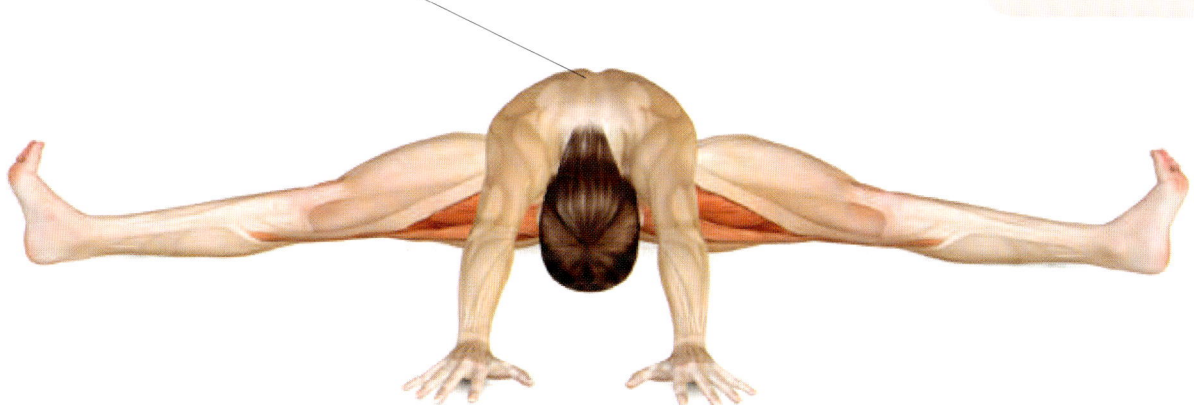

전면

- 대내전근
  adductor magnus
- 장내전근
  adductor longus
- 박근*
  gracilis

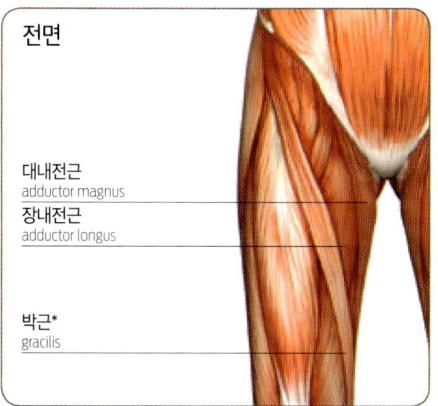

주석 설명
굵게 표시된 단어는 이 자세로 강화되는 근육을 지칭함.
검은색 단어는 스트레칭 되는 근육을 지칭함.
*는 심부 근육을 지칭함.

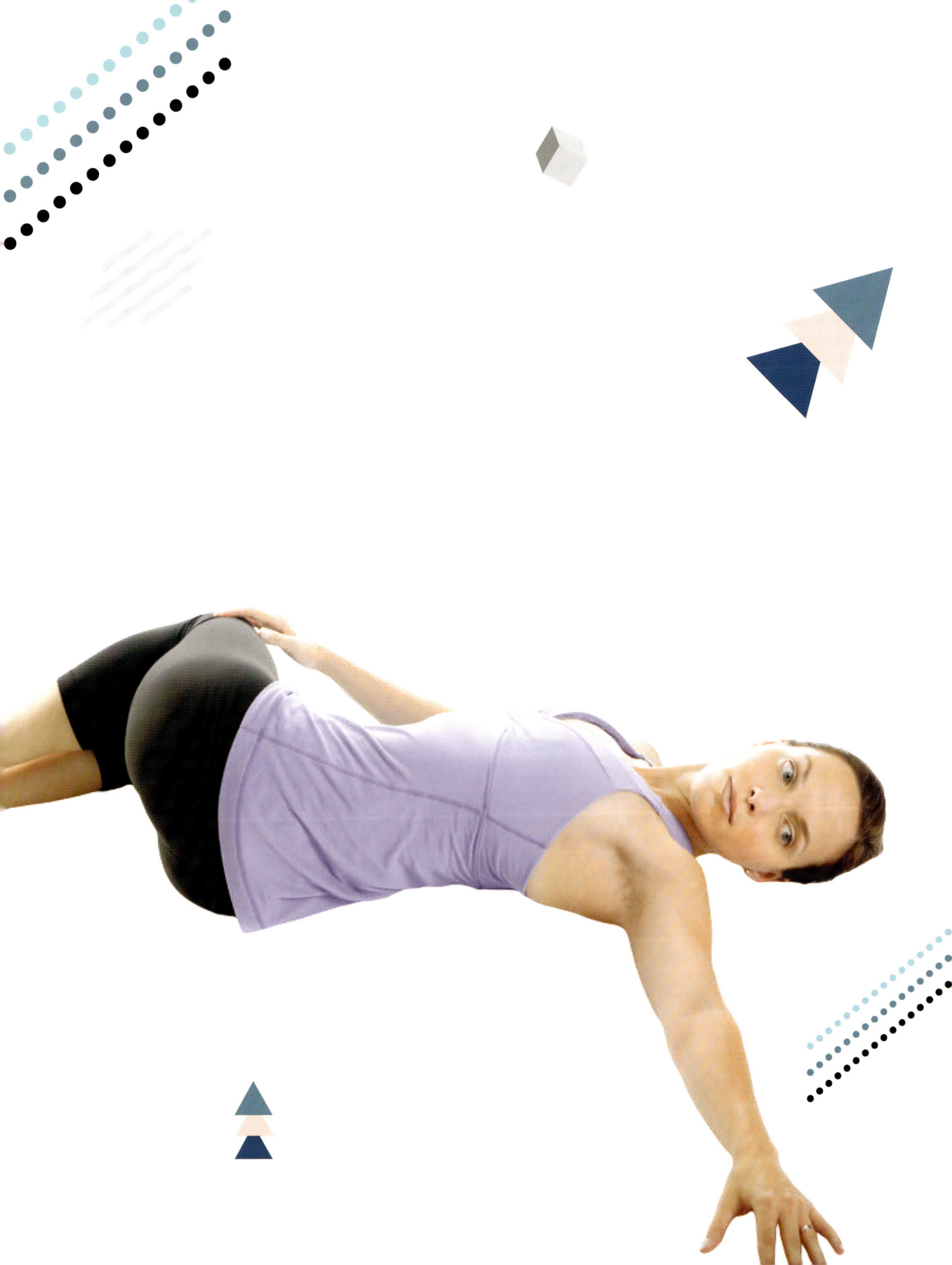

제 8 장

누운 자세

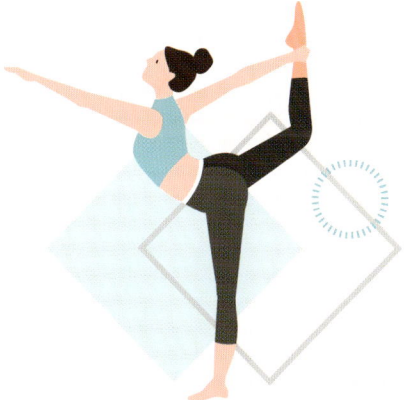

누운 자세는 몸과 마음을 이완시키고 활기를 되찾아줍니다. 따라서 요가 수련 마무리 단계에서 차분하게 정리하는 데 도움이 되는 자세입니다. 이런 자세는 신경계를 진정시키고 몸의 긴장을 완화해줄 것입니다. 또한 이제 막 끝낸 요가 수련이 주는 달콤한 결실을 여러분의 근육이 만끽할 기회를 준답니다. 누운 자세를 취할 때에는 각 동작들에 충분한 시간을 할애해주는 것이 좋습니다.

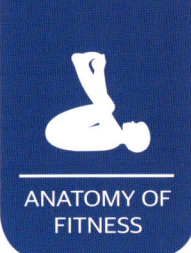

가슴으로 무릎 끌어당기기 자세 아파나아사나

이 자세는 요통을 완화하는 데 도움을 줄 수 있는 이완 자세입니다.

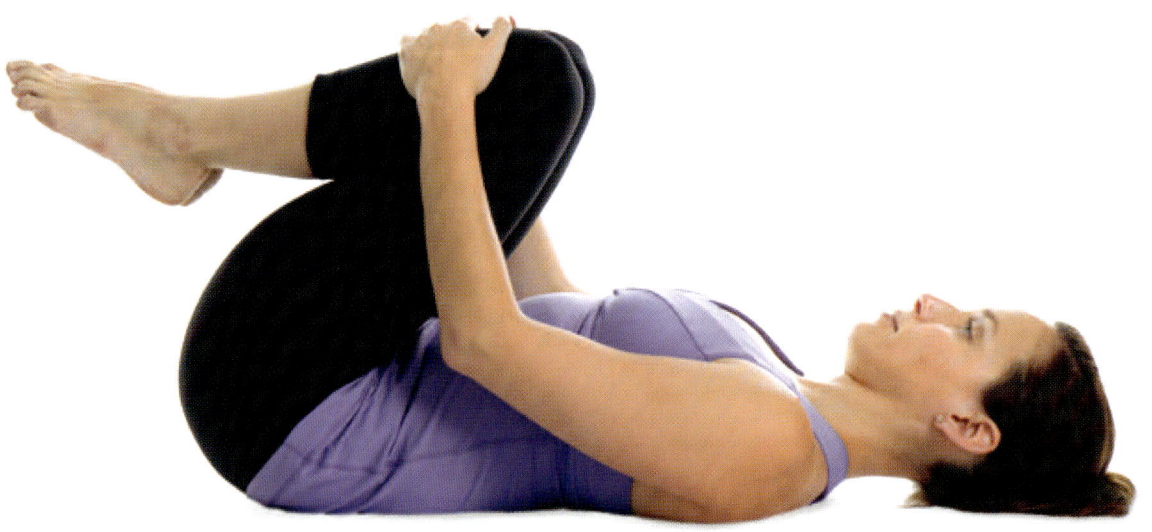

1. 등을 바닥에 대고 눕습니다. 숨을 내쉬면서 두 무릎을 굽혀 가슴으로 끌어당깁니다. 손으로 정강이를 잡아주세요.

2. 어깨를 뒤로 당기면서 무릎을 가슴에 더 가까이 가져와 안아줍니다. 미추를 길게 늘이면서 척추도 늘여주세요. 이 자세로 1~5회 호흡합니다. 이때 숨을 내쉴 때마다 무릎을 가슴에 조금씩 더 가까이 끌어당기세요.

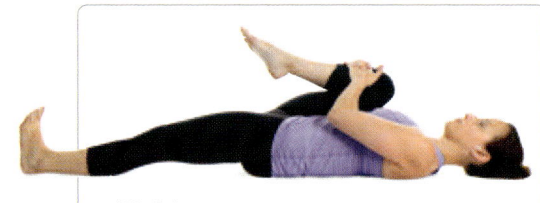

변형 자세
낮은 난이도: 두 무릎을 모두 가슴으로 가져가는 대신, 한 번에 한쪽 무릎씩 가슴으로 끌어당기세요.

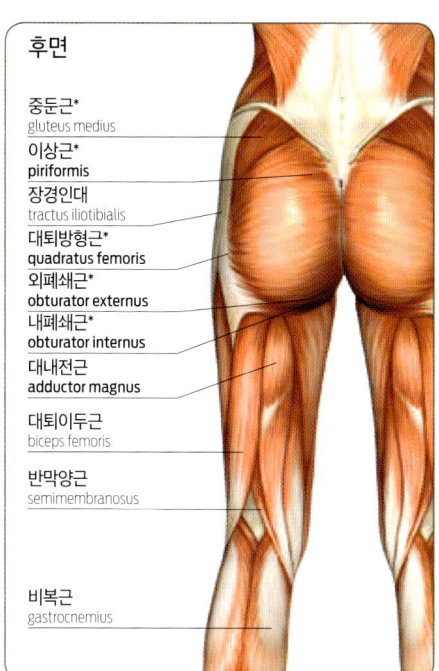

POINT

올바른 자세
- 복부를 안쪽으로 끌어당기세요.
- 등과 어깨로 바닥을 누르세요.

피해야 할 자세
- 목에 부담 주기. 바닥에 머리를 두기가 힘들면 담요를 깔고 그 위에 머리를 올려놓고 하세요.

주석 설명
굵게 표시된 단어는 이 자세로 강화되는 근육을 지칭함.
검은색 단어는 스트레칭 되는 근육을 지칭함.
* 는 심부 근육을 지칭함.

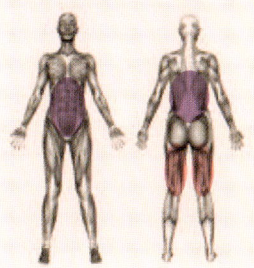

레벨
- 초급

수련시간
- 1~5회 호흡

효과
- 소화 촉진
- 요통 완화

주의 대상
- 무릎이 약한 사람
- 임산부

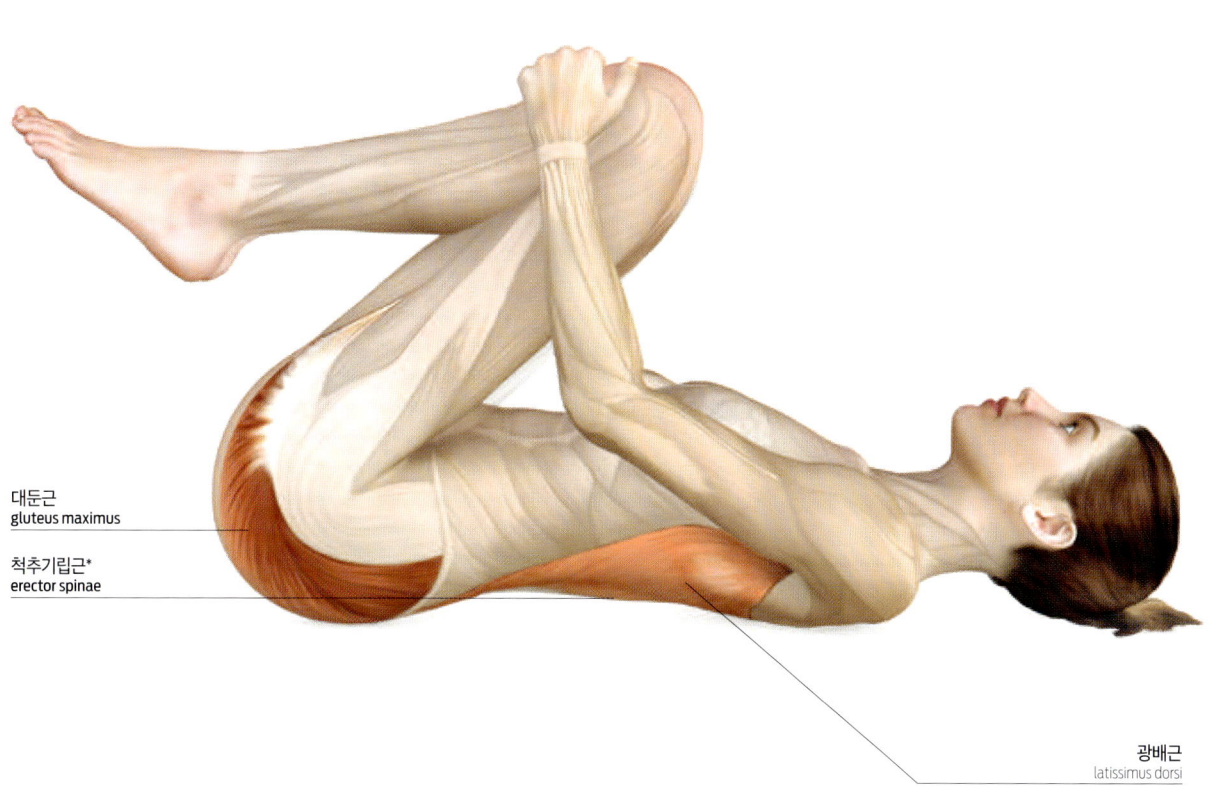

제8장 누운 자세 | 175

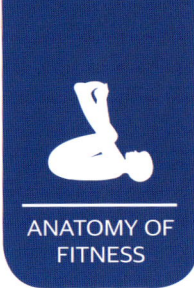

ANATOMY OF FITNESS

누워서 다리 뻗기 자세 숩타 파리브르타

원기 회복에 매우 효과적인 이 자세를 수련하면 유연성이 향상됩니다. 이 자세는 팔 다리 뻗어 손으로 엄지발가락 잡기 자세(180-181쪽 참조)에 들어가기 전에 하기 좋은 준비 자세입니다.

1. 바닥에 등을 대고 눕습니다. 오른쪽 다리를 천장을 향해 위로 곧게 뻗어서 오른쪽 뒤꿈치가 오른쪽 골반과 일직선상에 오게 합니다. 가능하다면 다리를 계속 뻗어서 머리 위까지 오게 합니다.

2. 검지와 중지손가락으로 엄지발가락 안쪽을 감고 엄지손가락으로 발가락 바깥쪽을 감싸는 요가식 발가락 잡기 방법으로 오른쪽 엄지발가락을 오른손으로 잡아줍니다. 원한다면 다리를 오른쪽으로 보내서 골반이나 허벅지 안쪽이 더 많이 스트레칭 되게 하거나, 다리를 왼쪽으로 교차시켜서 골반 바깥쪽과 장경인대를 스트레칭해도 됩니다.

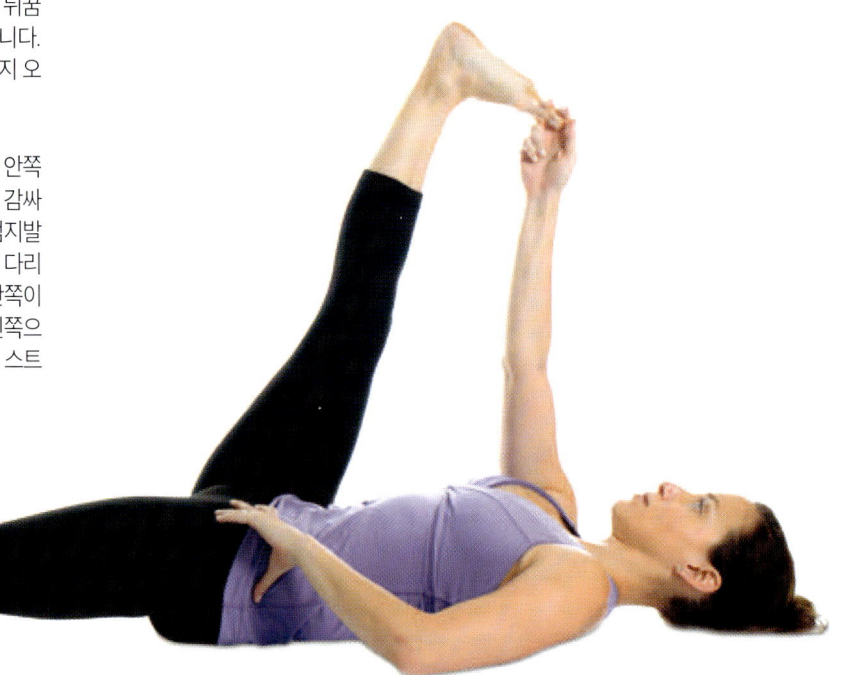

POINT

올바른 자세
- 위로 들어올린 다리가 머리에서 멀리 떨어지게 되더라도 이 다리는 완전히 쫙 펴주세요.
- 수련하는 내내 양쪽 골반은 계속해서 바닥 위에 둡니다.

피해야 할 자세
- 들어올린 다리쪽 골반을 위로 올리기

3. 오른쪽 다리를 살짝 내회전시킵니다. 왼쪽 허벅지로 바닥을 누르면서 발 앞쪽을 당겨서 다리에 힘이 들어가게 합니다. 이 상태로 5~10회 호흡합니다. 호흡하면서 오른쪽 다리를 부드럽게 좀 더 끌어당겨서 더 깊이 스트레칭되도록 하세요. 반대쪽으로도 반복합니다.

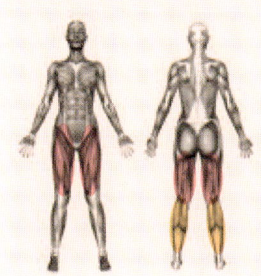

주석 설명
굵게 표시된 단어는 이 자세로 강화되는 근육을 지칭함.
검은색 단어는 스트레칭 되는 근육을 지칭함.
* 는 심부 근육을 지칭함.

레벨
- 중급

수련시간
- 5~10회 호흡

효과
- 척추, 사타구니, 햄스트링, 종아리 스트레칭
- 무릎 강화

주의 대상
- 햄스트링이 약한 사람

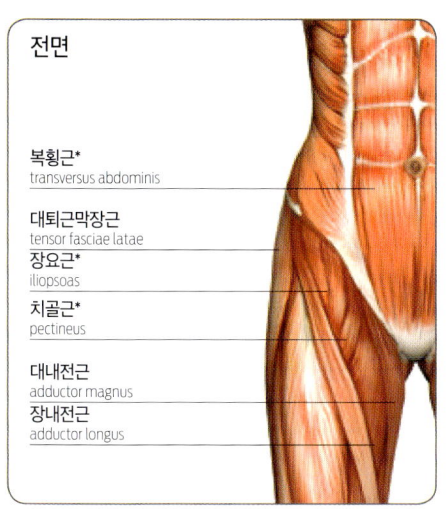

전면

- 복횡근* — transversus abdominis
- 대퇴근막장근 — tensor fasciae latae
- 장요근* — iliopsoas
- 치골근* — pectineus
- 대내전근 — adductor magnus
- 장내전근 — adductor longus

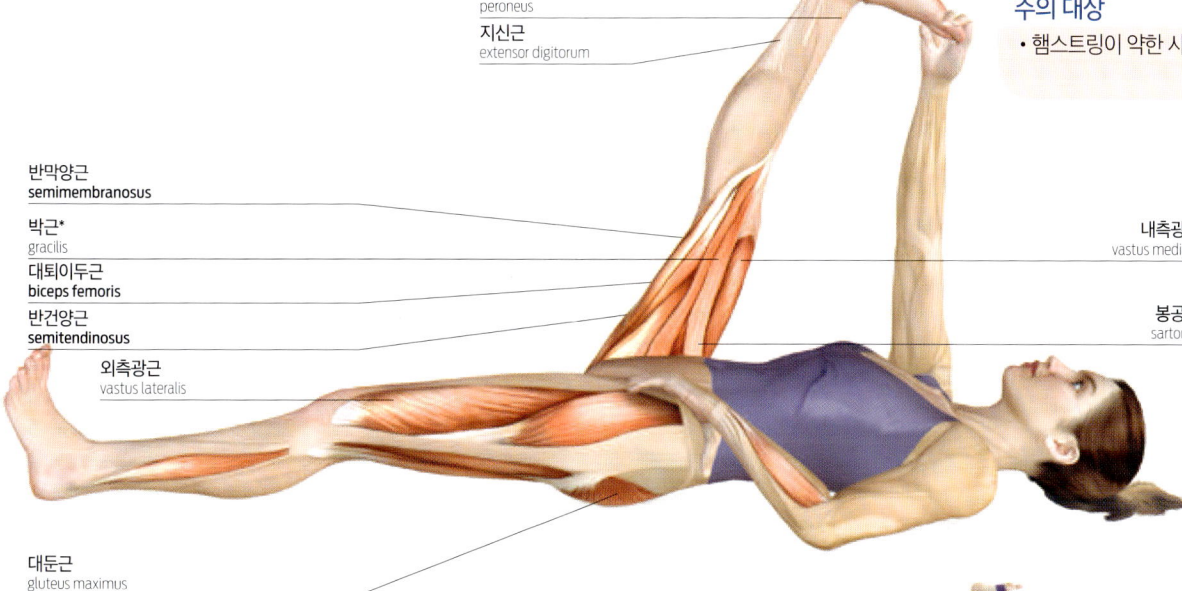

- 비골근 — peroneus
- 지신근 — extensor digitorum
- 반막양근 — semimembranosus
- 박근* — gracilis
- 대퇴이두근 — biceps femoris
- 반건양근 — semitendinosus
- 외측광근 — vastus lateralis
- 대둔근 — gluteus maximus
- 내측광근 — vastus medialis
- 봉공근 — sartorius

변형 자세

낮은 난이도: 오른쪽 무릎을 굽혀서 가슴으로 끌어당겨 몸과 직각을 이루게 하세요. 오른발 아치에 스트랩을 두르고 스트랩 양쪽 끝을 각기 다른 손으로 잡으세요. 반대쪽도 같은 방법으로 반복해주세요.

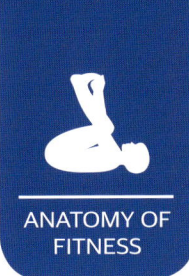

누워서 비틀기 자세 <small>자타라 파리브르티</small>

누워서 비틀기 자세는 모든 레벨에서 수련할 수 있는 자세입니다. 이완 효과가 뛰어나기 때문에 송장 자세(170-171쪽 참조)로 넘어가기 전에 두 눈을 감고 수련해도 좋습니다.

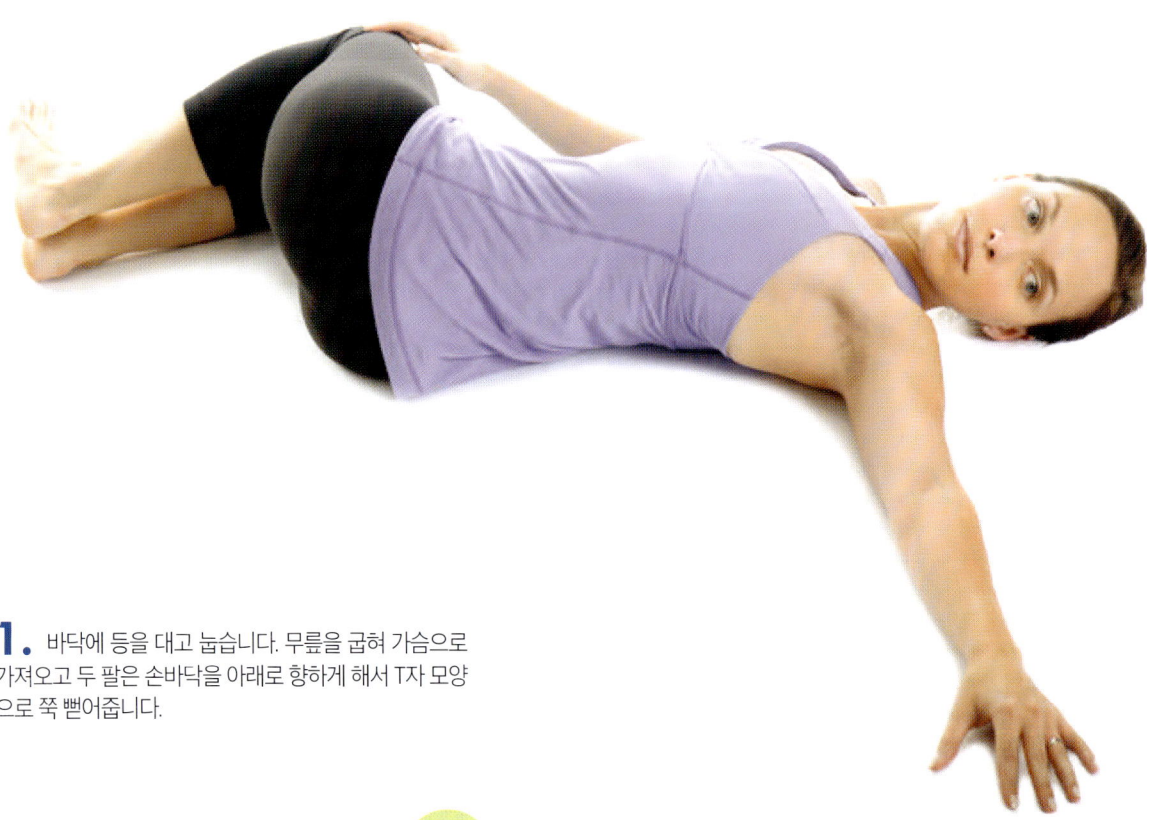

1. 바닥에 등을 대고 눕습니다. 무릎을 굽혀 가슴으로 가져오고 두 팔은 손바닥을 아래로 향하게 해서 T자 모양으로 쭉 뻗어줍니다.

POINT

올바른 자세
- 이완하면서 몸을 비트세요.
- 다리는 서로 위아래에 얹어서 무릎, 정강이, 발목이 일직선상에 오게 하세요.
- 더 깊이 비틀려면, 양쪽 어깨를 30cm 정도 바닥에서 들어 올린 다음 다시 제 위치로 돌려놓으세요.

피해야 할 자세
- 어깨에 통증이 있는데 팔을 너무 높이 들기

2. 양쪽 무릎을 오른쪽으로 보내고 그 위를 오른손으로 잡습니다. 등 윗부분을 왼쪽으로 비틉니다. 머리를 왼쪽으로 돌리고 두 눈을 감거나 왼쪽 손가락 끝을 응시합니다. 이 자세로 1~5회 호흡합니다.

3. 무릎을 다시 가운데 오게 한 다음, 반대 방향으로도 비틀기 자세를 전부 반복합니다.

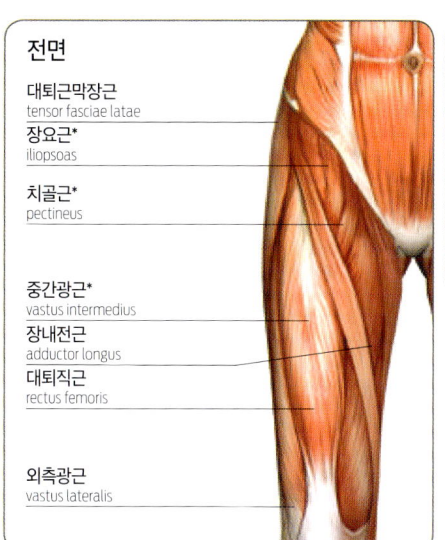
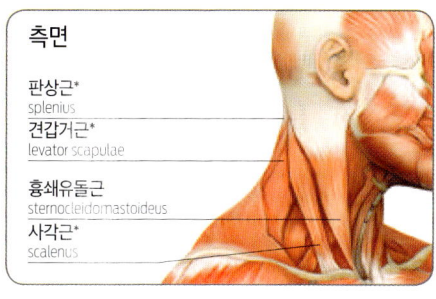
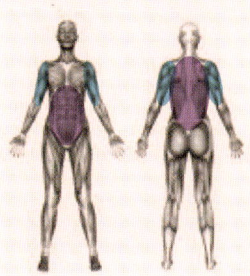

전면
- 대퇴근막장근 tensor fasciae latae
- 장요근* iliopsoas
- 치골근* pectineus
- 중간광근* vastus intermedius
- 장내전근 adductor longus
- 대퇴직근 rectus femoris
- 외측광근 vastus lateralis

측면
- 판상근* splenius
- 견갑거근* levator scapulae
- 흉쇄유돌근 sternocleidomastoideus
- 사각근* scalenus

주석 설명
굵게 표시된 단어는 이 자세로 강화되는 근육을 지칭함.
검은색 단어는 스트레칭 되는 근육을 지칭함.
* 는 심부 근육을 지칭함.

레벨
- 초급

수련시간
- 1~5회 호흡

효과
- 척추 스트레칭
- 소화 촉진

주의 대상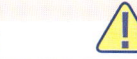
- 허리가 약한 사람

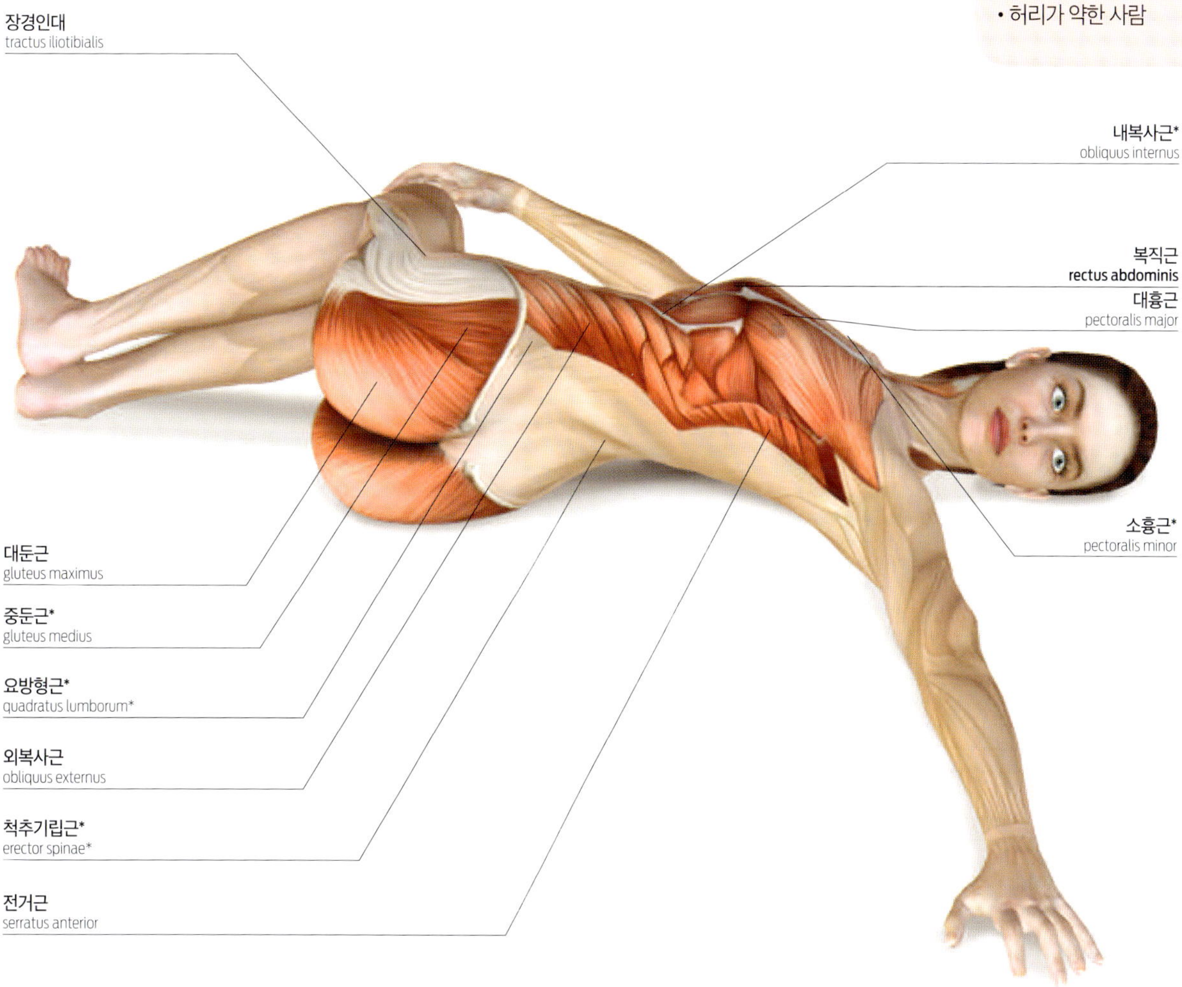

- 장경인대 tractus iliotibialis
- 내복사근* obliquus internus
- 복직근 rectus abdominis
- 대흉근 pectoralis major
- 소흉근* pectoralis minor
- 대둔근 gluteus maximus
- 중둔근* gluteus medius
- 요방형근* quadratus lumborum*
- 외복사근 obliquus externus
- 척추기립근* erector spinae*
- 전거근 serratus anterior

제8장 누운 자세 | 179

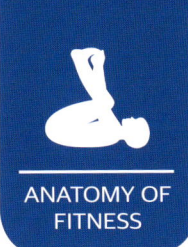

ANATOMY OF FITNESS

송장 자세 사바사나

사바사나라고도 불리는 송장 자세는 언뜻 쉬워 보이지만, 사실은 고도로 도전적인 자세입니다. 모든 근육을 이완하려면 몸과 마음의 완전한 "항복"과 고요가 요구되기 때문이지요.

1. 바닥에 등을 대고 눕습니다. 두 팔은 힘을 빼고 양 옆에서 바깥쪽으로 겨드랑이에 충분한 공간이 생기도록 몸에서 멀리 떨어진 곳에 내려둡니다. 손을 이완하고 손바닥은 위를 향하도록 돌려주세요.

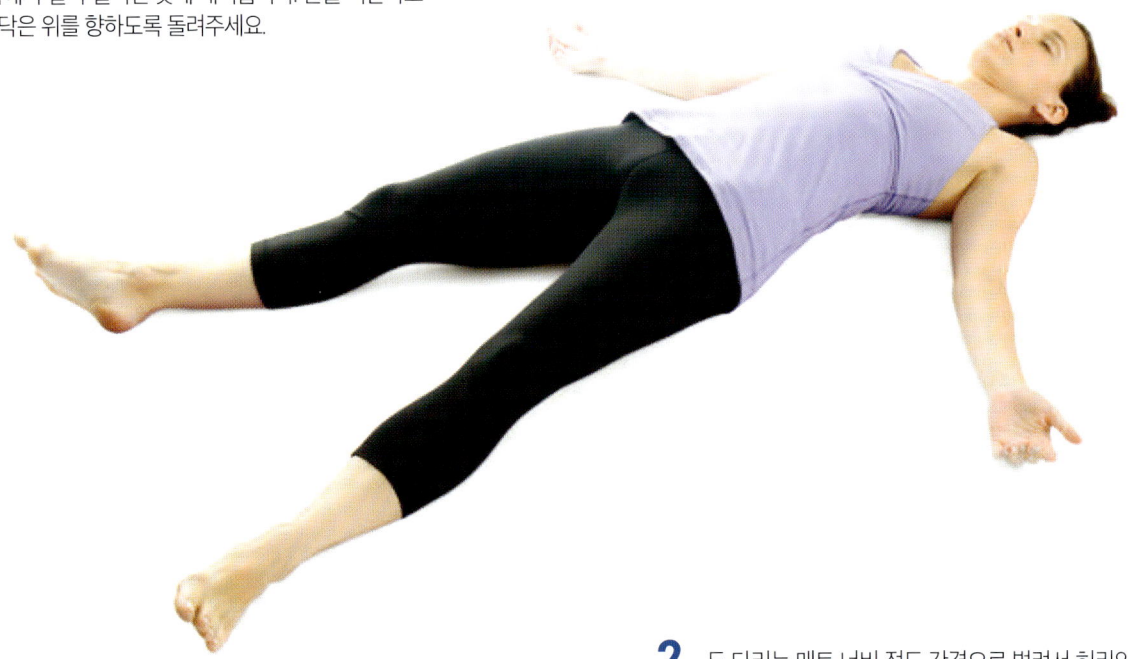

POINT

올바른 자세
- 허리가 불편하게 느껴진다면 담요를 말아서 무릎 아래에 넣으세요.
- 블록이나 스트랩, 물병처럼 매트 근처에 있는 물건이 몸에 닿지 않게 하세요.

피해야 할 자세
- 눈을 뜨고 방을 두리번거리기
- 비대칭적으로 자세 잡기

2. 두 다리는 매트 너비 정도 간격으로 벌려서 허리의 긴장이 풀리게 하세요. 다리, 발, 발목을 완전히 이완시킵니다. 엉덩이는 뒤꿈치 방향으로 아래로 끌어당겨서 허리를 길게 늘여줍니다. 이를 위해 완전히 이완하기 전에 골반을 살짝 위로 올리고 손으로 엉덩이를 아래로 끌어당겨도 됩니다.

3. 눈, 턱, 혀, 목구멍을 유연하게 만드세요. 조심스럽게 숨을 내쉬고 나서 조용하게 호흡하기 시작합니다. 3~10분 동안 또는 원한다면 그 이상 이 상태를 지속한 뒤, 자세를 풀어줍니다.

송장 자세에서 자세 풀기

송장 자세를 풀려면, 깊이 숨을 들이마시고 내쉰 다음, 손가락과 발가락을 흔들기 시작하세요. 이런 작은 동작은 몸의 나머지 부분에 의식을 일깨웁니다. 무릎을 가슴으로 끌어당겨 감싸 안은 다음, 부드럽게 오른쪽으로 굴러서 심장의 압박을 덜어주세요. 잠시 멈춰서 태아 자세로 있으세요. 천천히 몸을 일으켜 앉아 책상다리 자세(138-139쪽 참조)를 취하고 두 눈을 감습니다. 이 자세에서 몇 차례(또는 몇 분 동안) 호흡한 뒤 눈을 뜨세요.

임산부일 경우에는 등을 바닥에 대고 눕지 마세요. 그 대신 왼쪽으로 눕거나 블록이나 다른 보조기구를 활용해서 척추를 높여주세요. 자세를 풀 때에는 왼쪽으로 누워서 태아 자세를 취하세요. 자궁으로 가는 혈액 공급을 방해하지 말아야 하거든요.

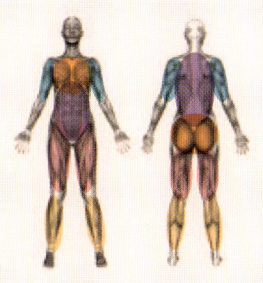

레벨
- 모든 레벨

수련시간
- 3~10분 이상

효과
- 이완 촉진
- 몸과 마음을 진정시킴
- 우울증 완화
- 불안, 두통, 불면증 해소
- 고혈압 치료에 도움

주의 대상
- 등이 약한 사람

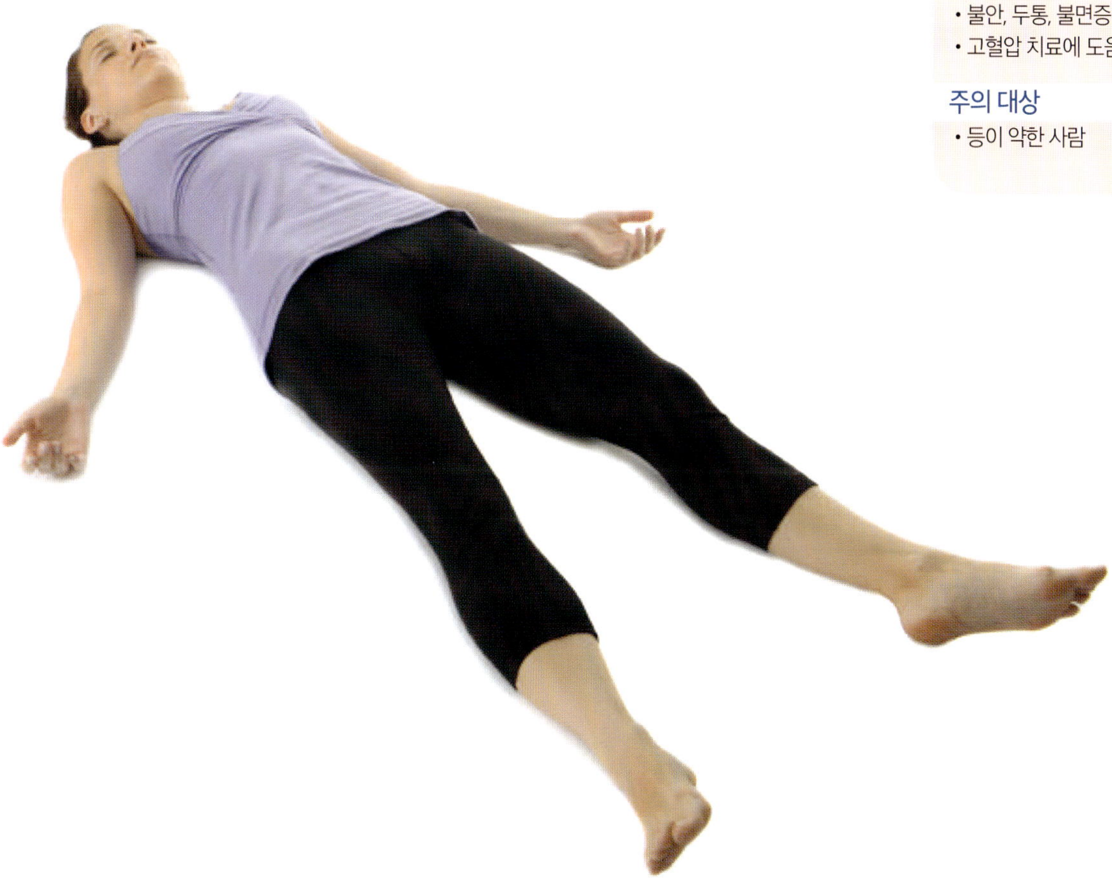

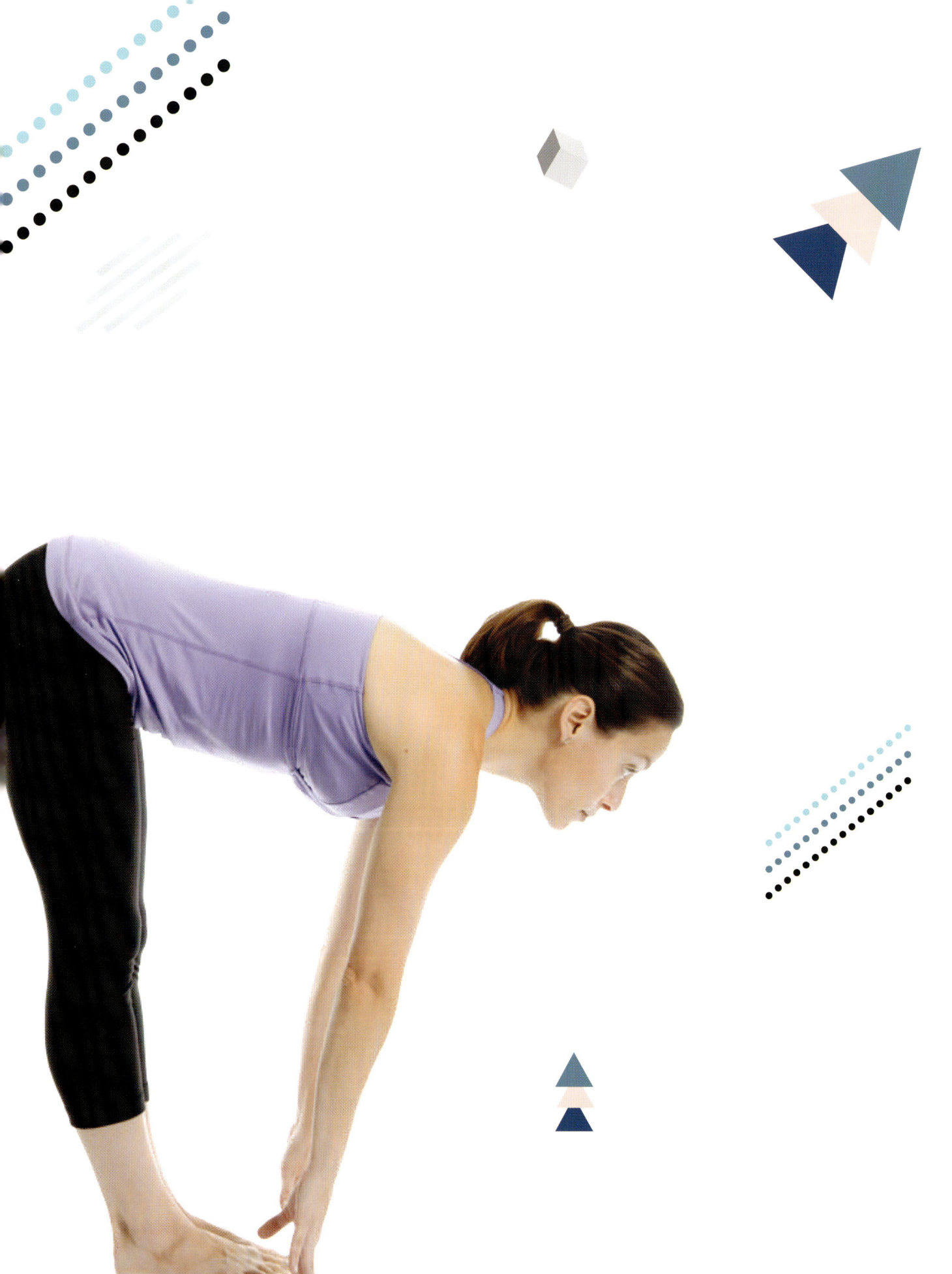

제 9 장

요가 연속 동작

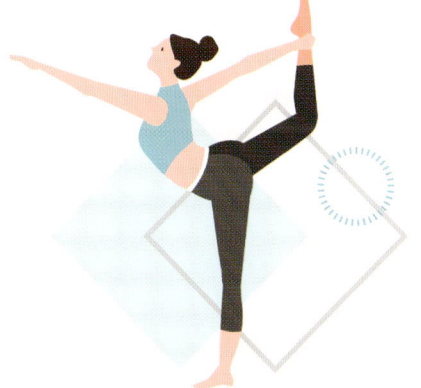

자, 지금까지 여러분은 광범위하고 다양한 요가 자세를 제대로 수행하는 법을 배웠습니다. 이제 여러 자세들을 한데 모아서 본격적인 수련을 시작할 시간입니다. 이 책에는 두 가지 태양 경배 자세뿐만 아니라 다양한 요구와 강도에 맞게 고안된 여섯 가지 연속 동작이 소개되어 있습니다. 여러분은 태양 경배 자세 A와 B를 마치고 나면 몇몇 자세가 반복해서 등장한다는 사실을 알게 될 것입니다. 그런데 이런 자세를 취할 때는 좌우 방향을 교대로 바꿔가면서 수행해야 한다는 점을 명심하세요. 호흡이 이끄는 대로 따라가면서 연속 동작을 마치고나면, 훨씬 더 효과적으로 몸매를 가꾸고 마음에 집중하게 될 뿐만 아니라 더 많은 에너지를 얻고 원기가 회복되는 체험을 하게 될 거예요.

태양 경배 자세 A

체온을 올리기 위해 태양 경배 자세 A를 2-5회 반복해서 수행할 수 있습니다.

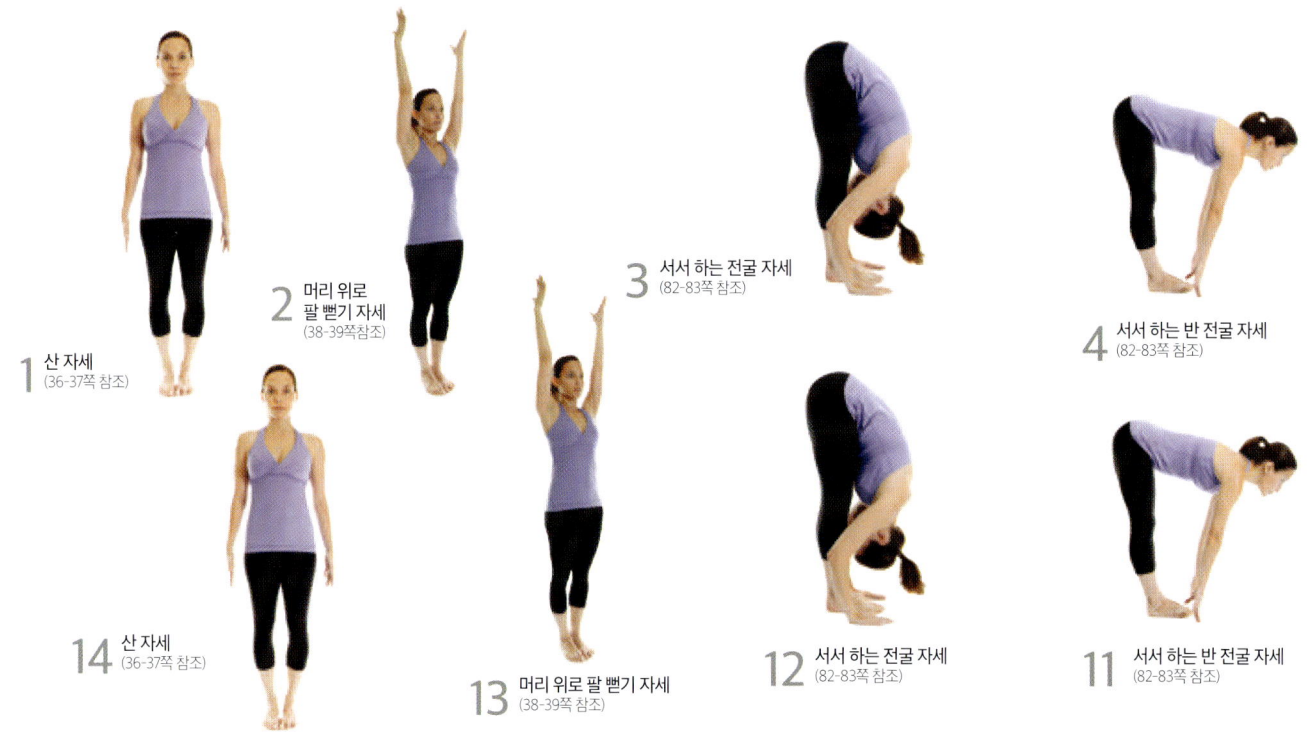

태양 경배 자세 B

체온을 올리기 위해 태양 경배 자세 A를 2-5회 반복해서 수행할 수 있습니다.

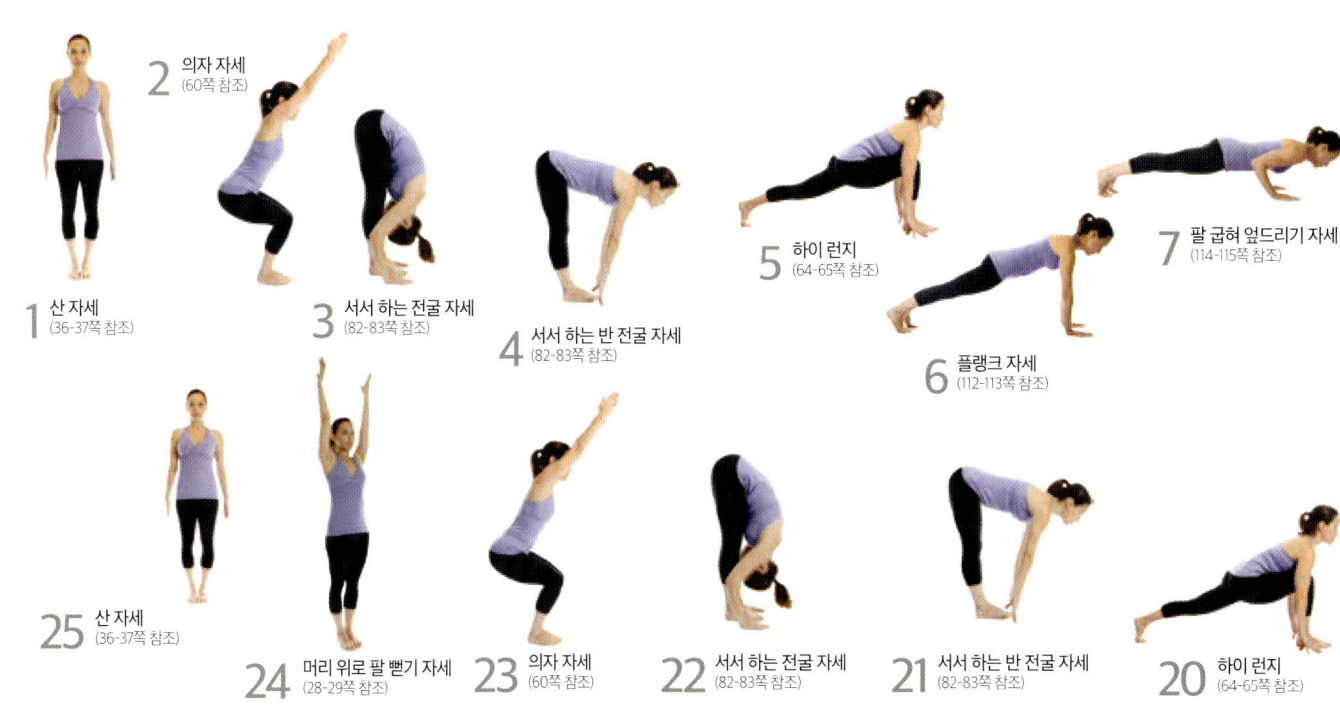

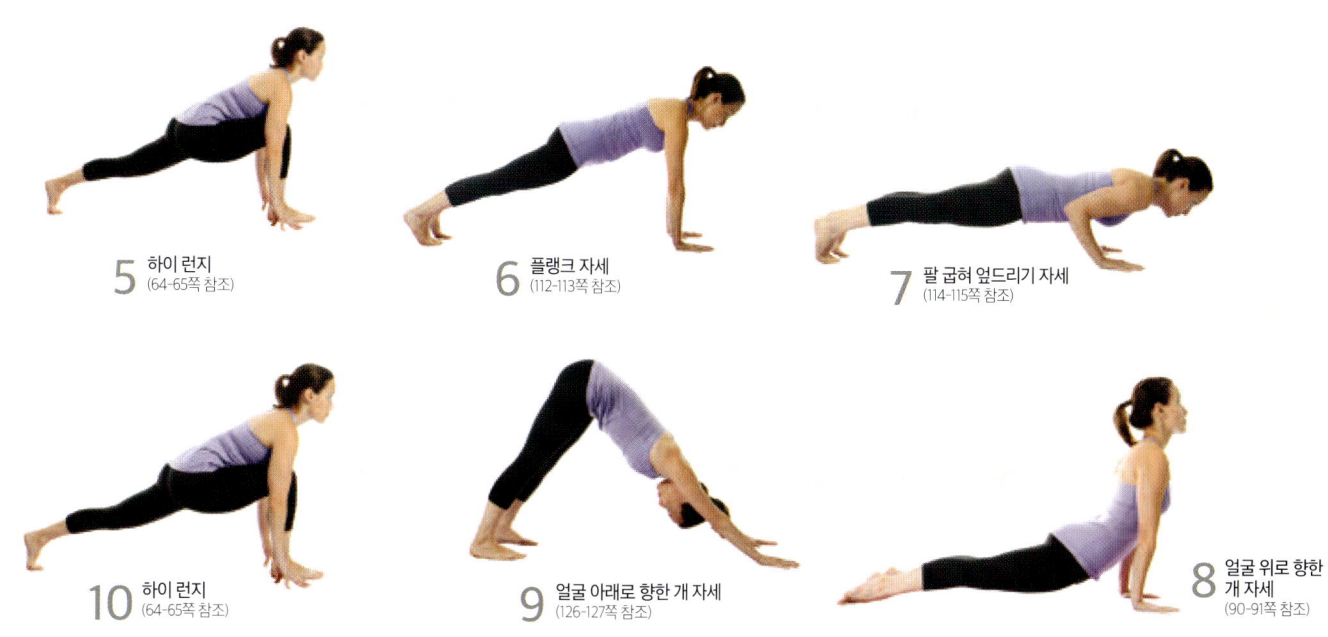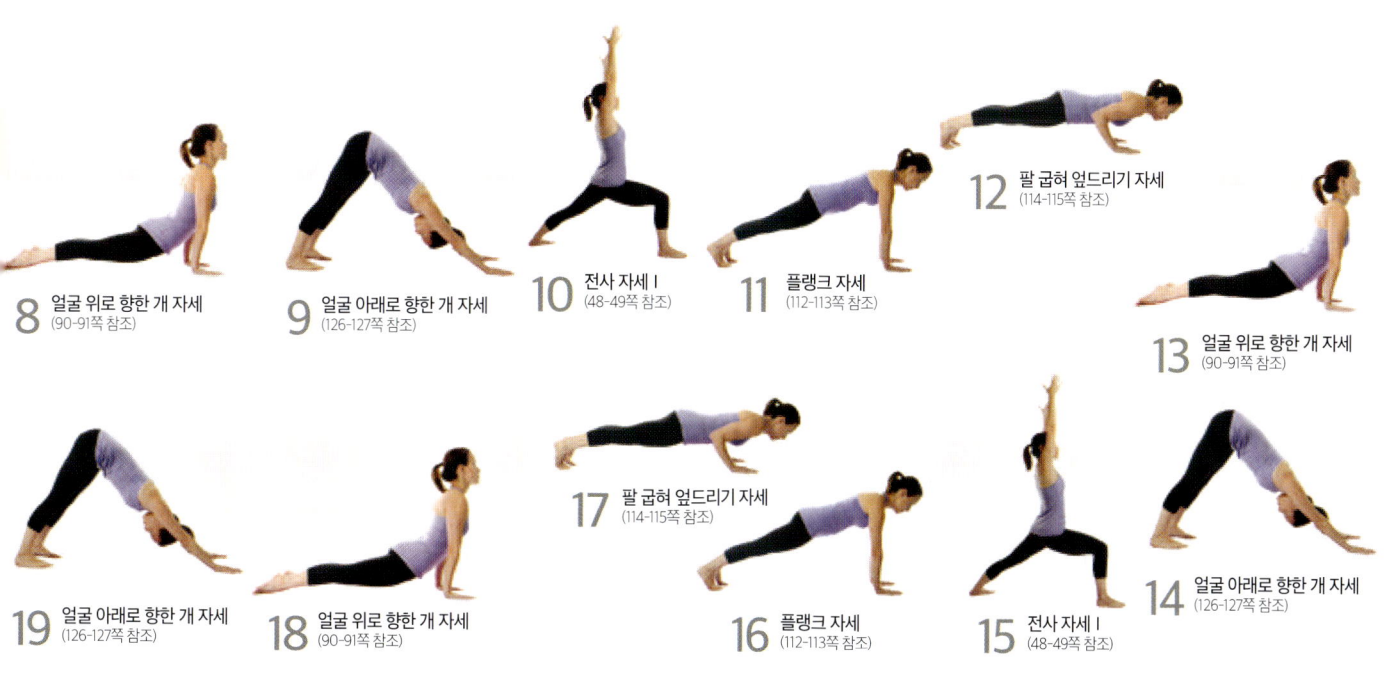

힙 오프닝 연속 동작

힙 오프닝 연속 동작은 뻣뻣한 하체를 위한 해독제 역할을 한답니다.

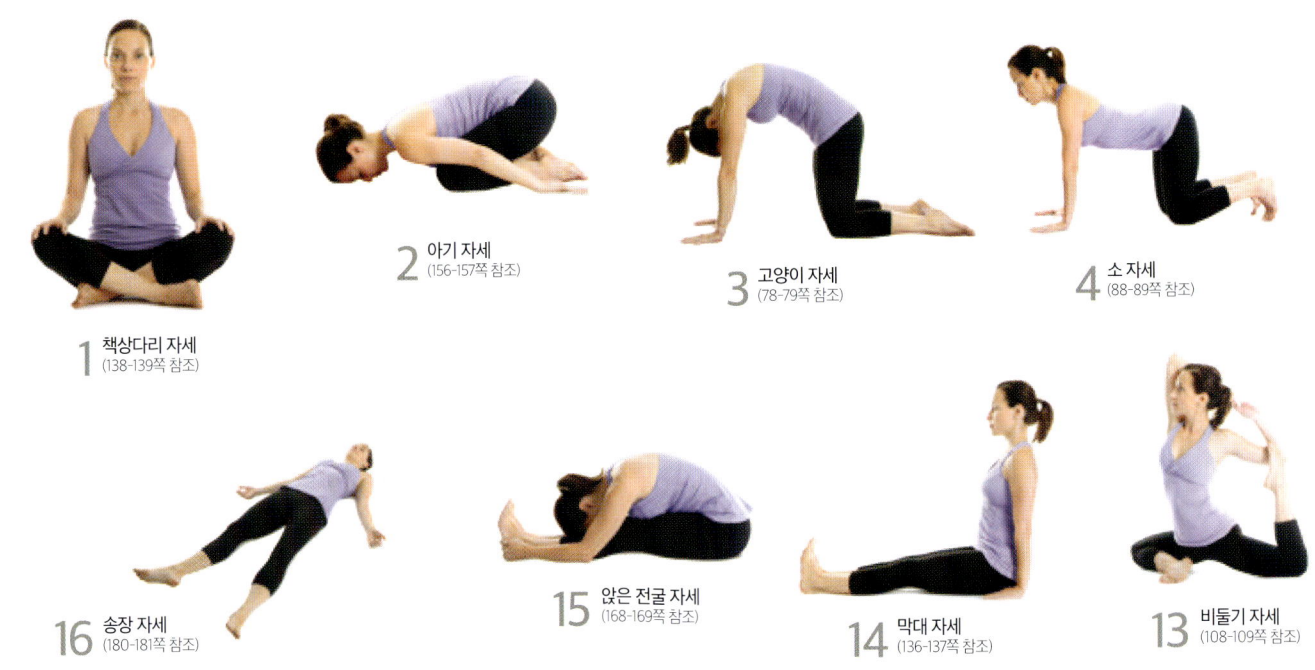

균형 있게 짠 연속 동작

균형 잡힌 연속 동작 안에는 모든 자세가 다 들어 있어요. 균형 잡는 자세와 함께 힙 오프너 자세, 후굴 자세, 역자세 등이 전부 다 포함되어 있답니다.

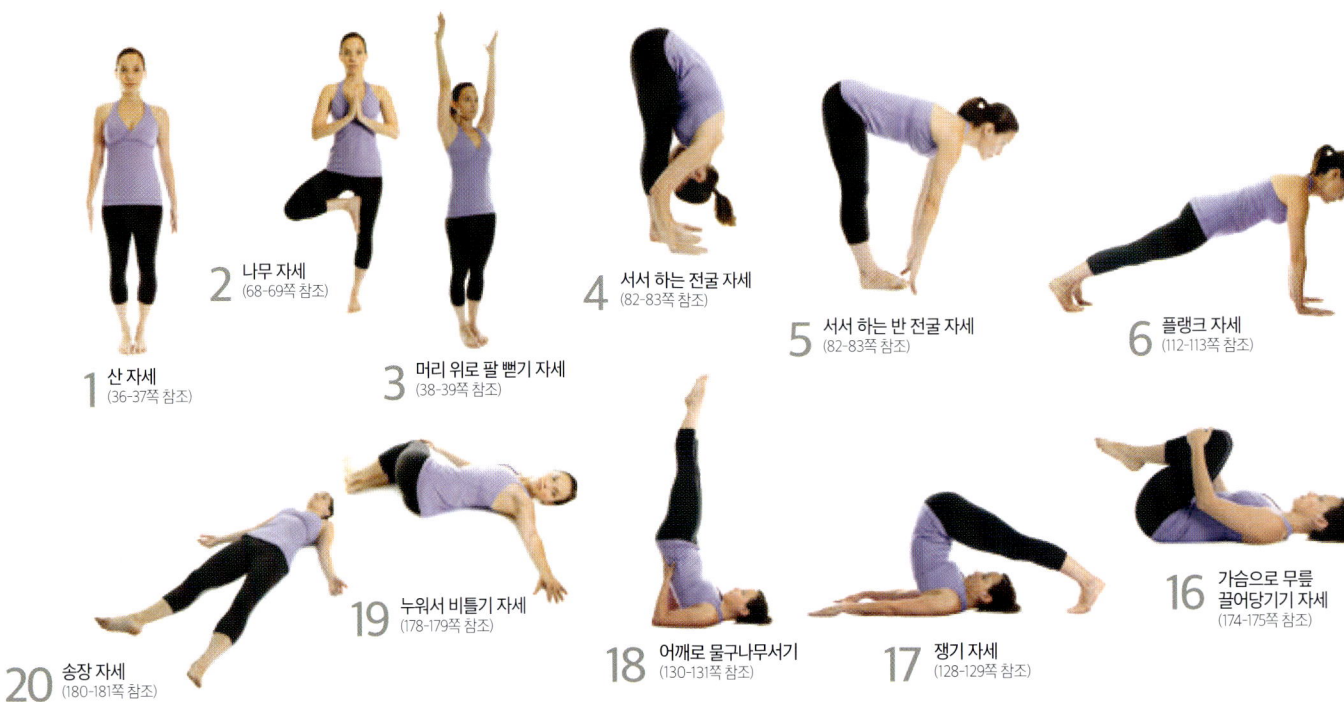

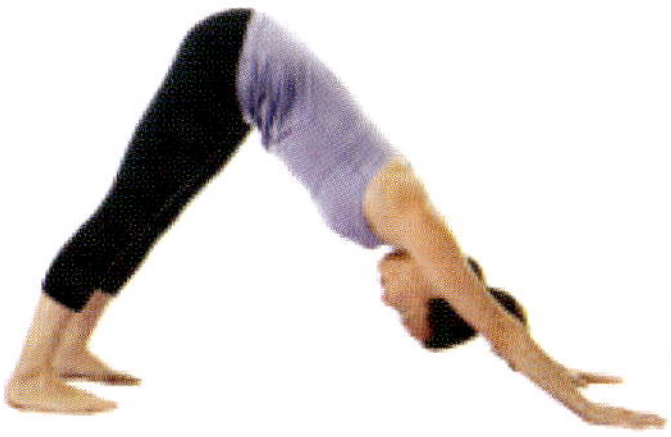

5 얼굴 아래로 향한 개 자세
(126-127쪽 참조)

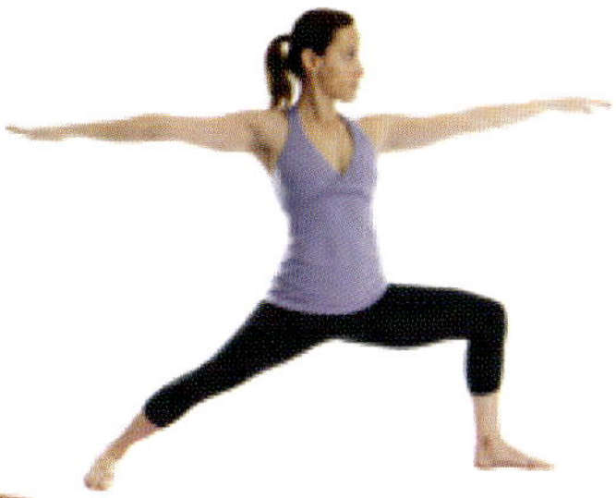

6 전사 자세 II
(40-41쪽 참조)

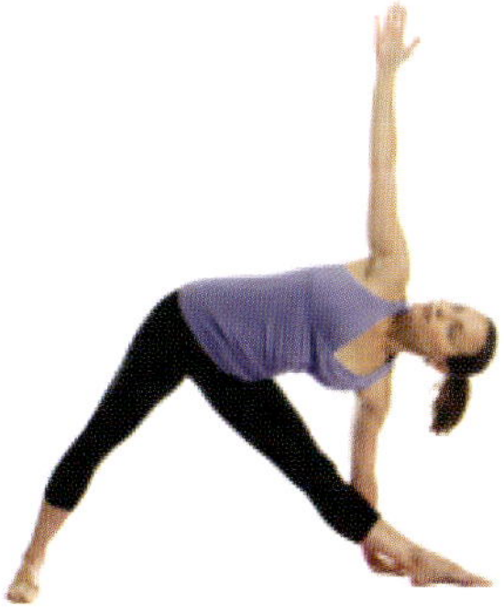

7 쭉 뻗은 삼각 자세
(42-43쪽 참조)

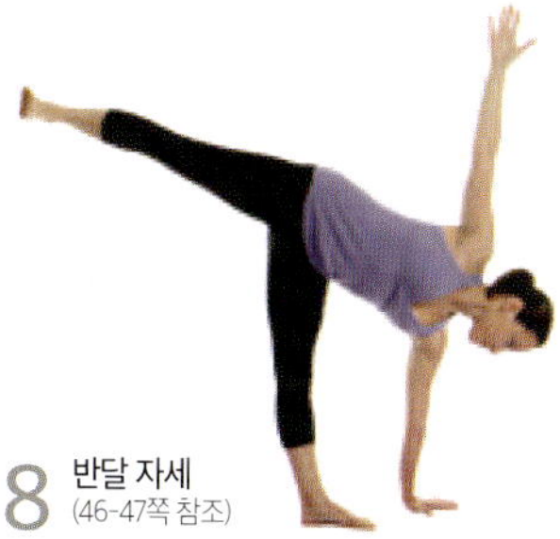

8 반달 자세
(46-47쪽 참조)

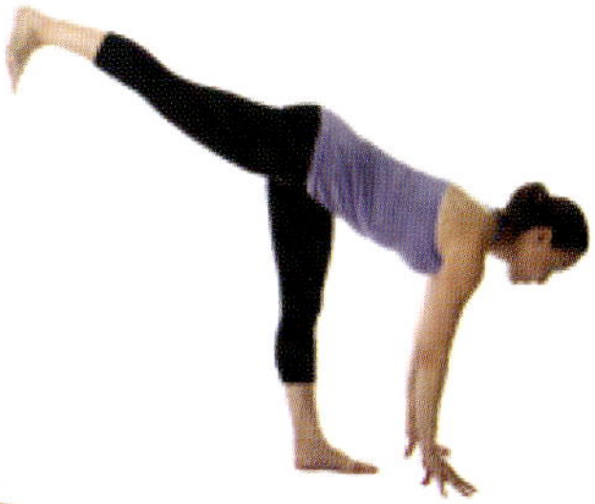

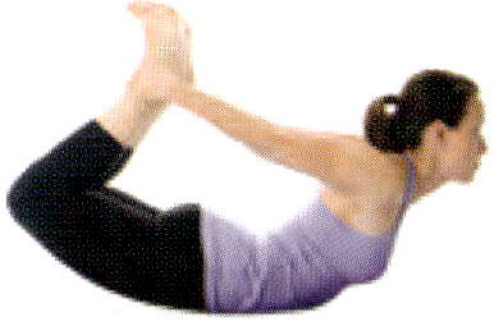

12 활 자세
(98-99쪽 참조)

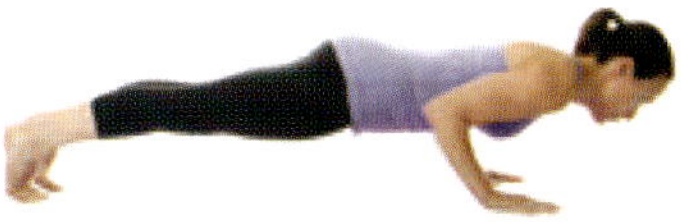

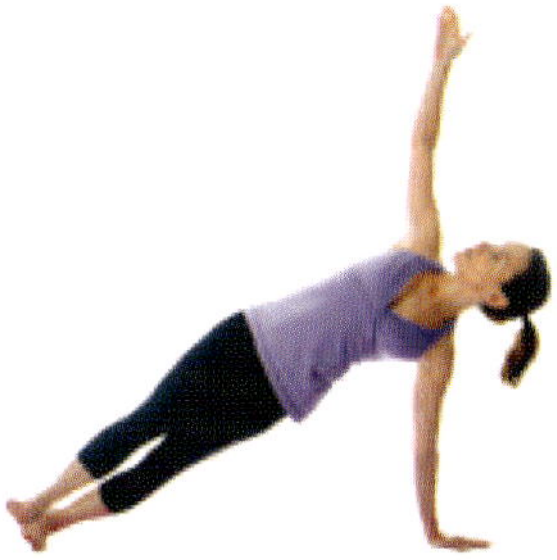

11 사이드 플랭크 자세
(116-117쪽 참조)

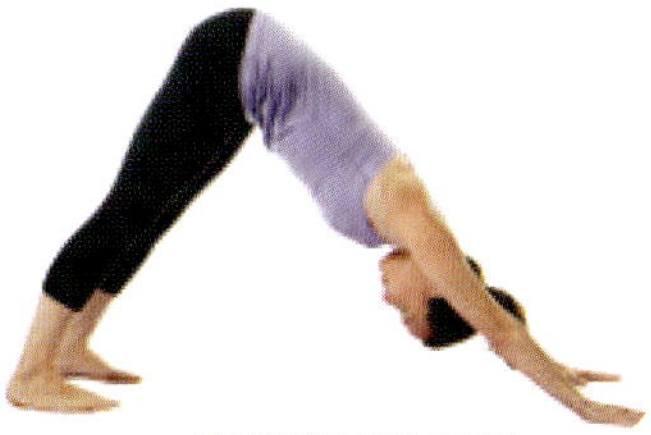

10 얼굴 아래로 향한 개 자세
(126-127쪽 참조)

9 서서 다리 찢기 자세
(66-67쪽 참조)

7 팔 굽혀 엎드리기 자세
(114-115쪽 참조)

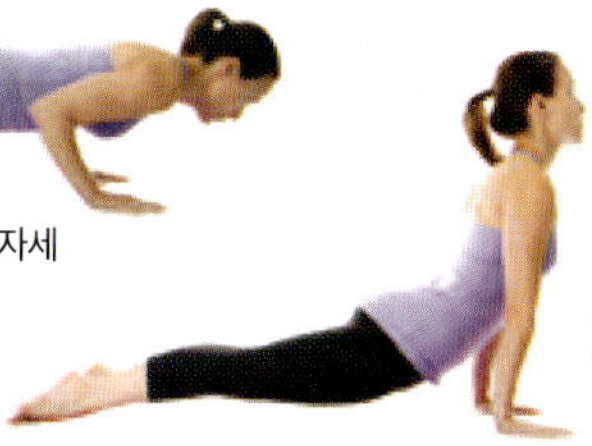

8 얼굴 위로 향한 개 자세
(90-91쪽 참조)

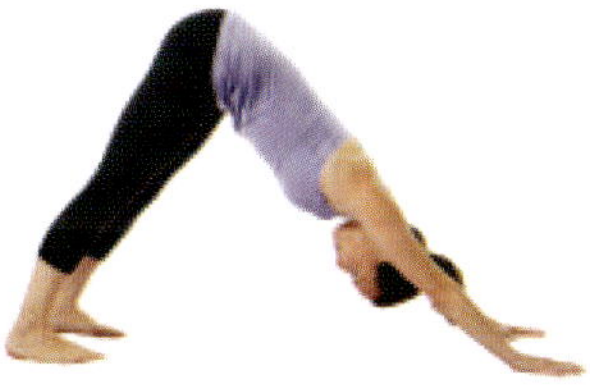

9 얼굴 아래로 향한 개 자세
(126-127쪽 참조)

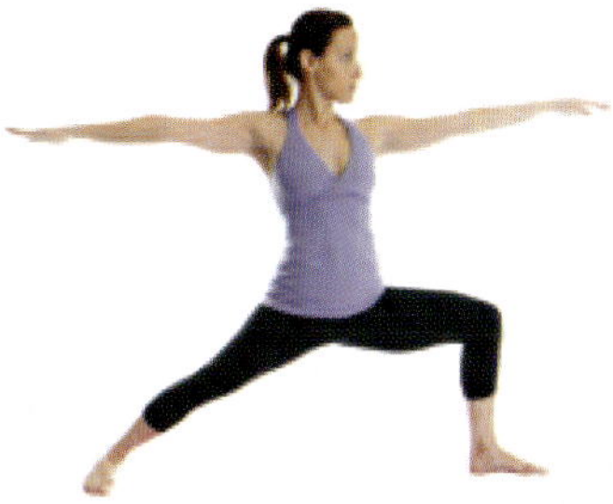

10 전사 자세 II
(40-41쪽 참조)

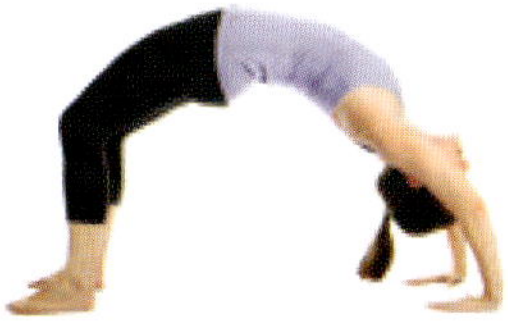

15 아치 자세
(102-103쪽 참조)

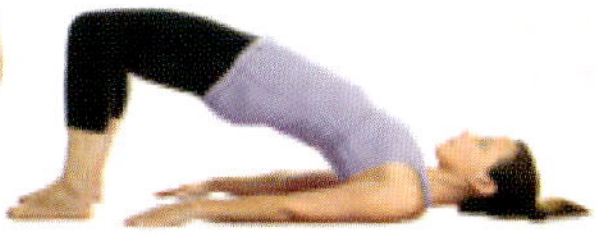

14 다리 자세
(100-101쪽 참조)

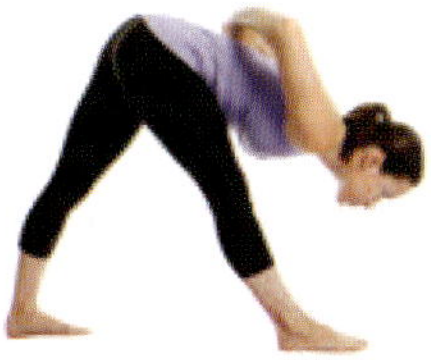

13 측면으로 다리 벌려 상체 숙이기 자세
(80-81쪽 참조)

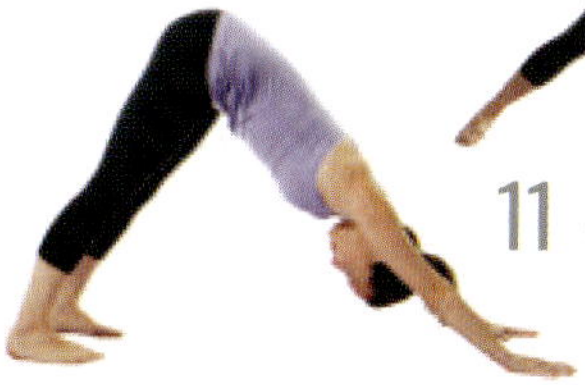

12 얼굴 아래로 향한 개 자세
(126-127쪽 참조)

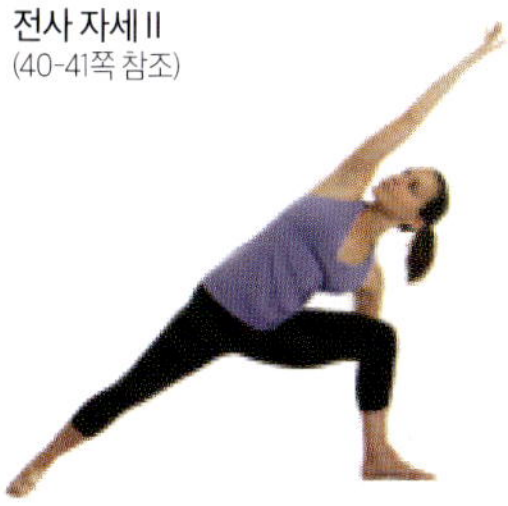

11 측각도 자세
(44-45쪽 참조)

제9장 요가 연속 동작 | 187

햄스트링 연속 동작

이 연속 동작은 햄스트링을 스트레칭하고 내회전시키는 등 여러분의 다리를 관리해줄 거예요.

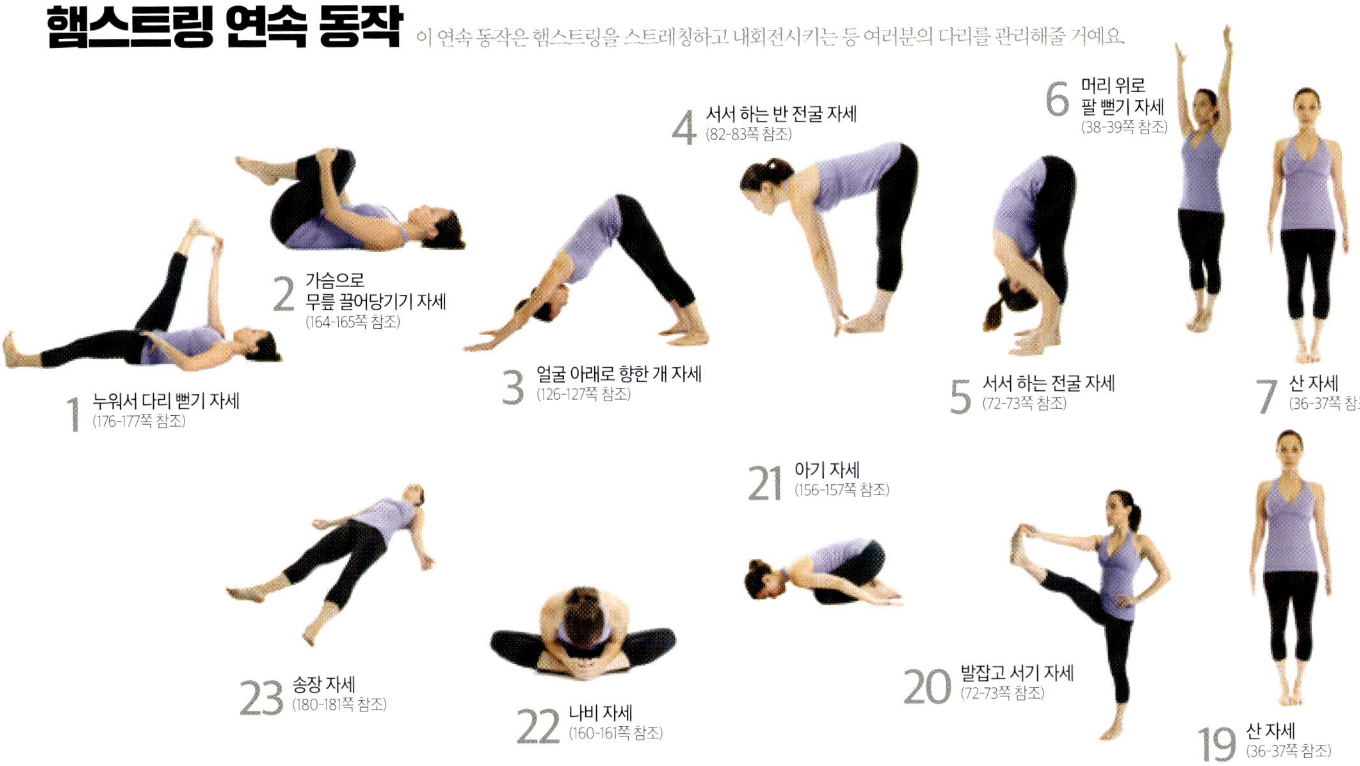

1 누워서 다리 뻗기 자세 (176-177쪽 참조)
2 가슴으로 무릎 끌어당기기 자세 (164-165쪽 참조)
3 얼굴 아래로 향한 개 자세 (126-127쪽 참조)
4 서서 하는 반 전굴 자세 (82-83쪽 참조)
5 서서 하는 전굴 자세 (72-73쪽 참조)
6 머리 위로 팔 뻗기 자세 (38-39쪽 참조)
7 산 자세 (36-37쪽 참조)

23 송장 자세 (180-181쪽 참조)
22 나비 자세 (160-161쪽 참조)
21 아기 자세 (156-157쪽 참조)
20 발잡고 서기 자세 (72-73쪽 참조)
19 산 자세 (36-37쪽 참조)

비틀기 연속 동작

비틀기 자세를 취하면 혈액순환이 촉진되고 독소를 제거하는 효과도 얻을 수 있습니다. 여기 소개된 비틀기 연속 동작은 척추의 가동범위도 넓혀줄 거예요.

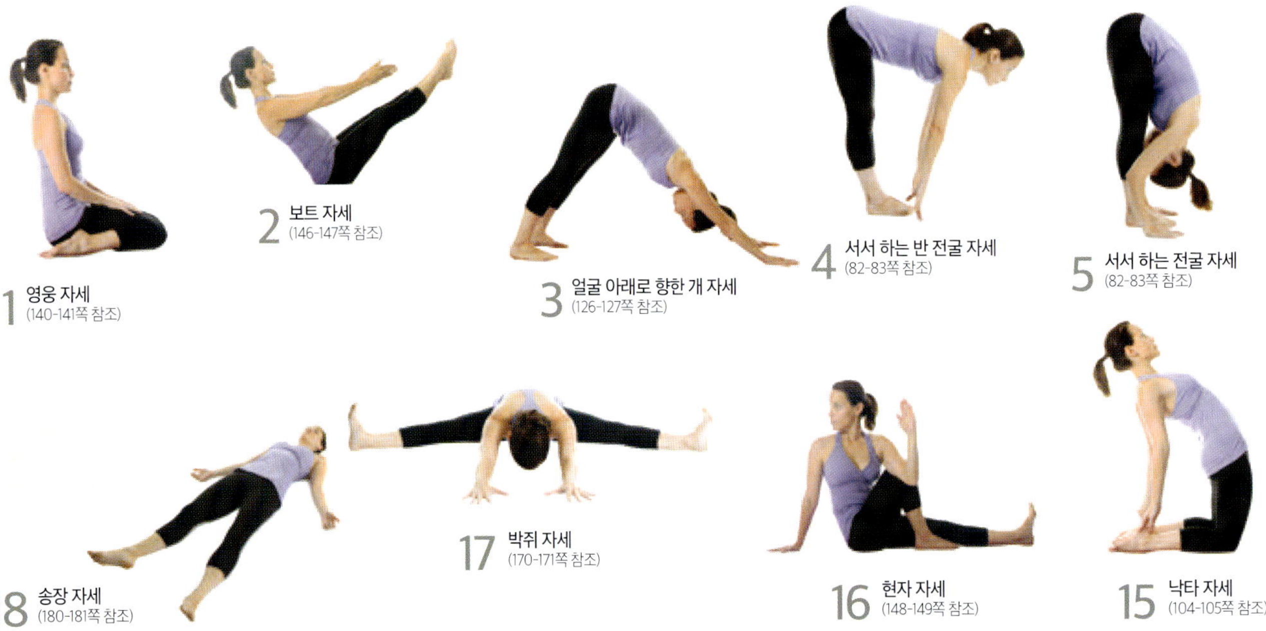

1 영웅 자세 (140-141쪽 참조)
2 보트 자세 (146-147쪽 참조)
3 얼굴 아래로 향한 개 자세 (126-127쪽 참조)
4 서서 하는 반 전굴 자세 (82-83쪽 참조)
5 서서 하는 전굴 자세 (82-83쪽 참조)

18 송장 자세 (180-181쪽 참조)
17 박쥐 자세 (170-171쪽 참조)
16 현자 자세 (148-149쪽 참조)
15 낙타 자세 (104-105쪽 참조)

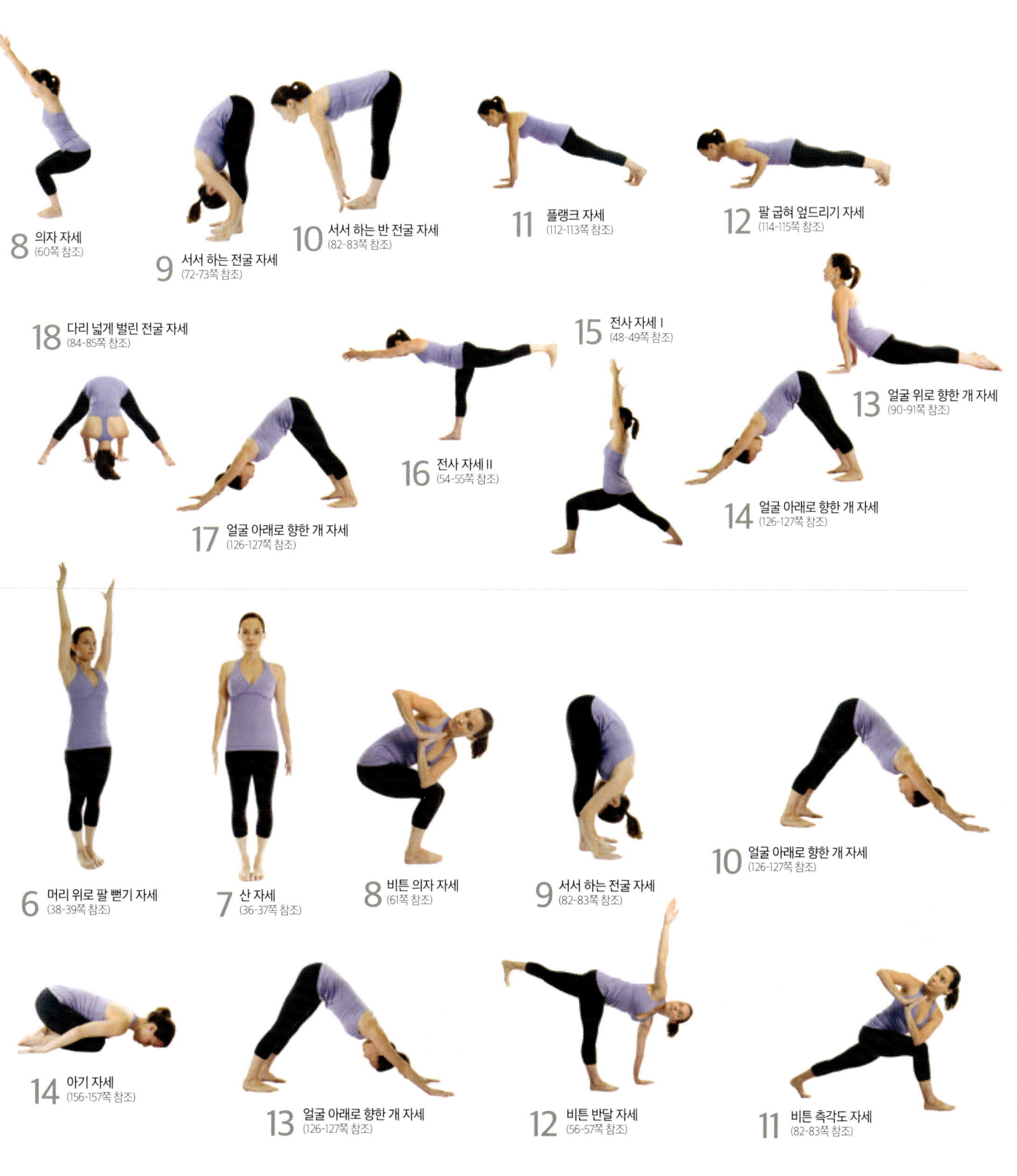

중급 수준 연속 동작
기본적으로 요가 수련에 익숙해진 단계가 되었다면 여기 소개하는 중급자 수준의 연속 동작을 수련해보세요.

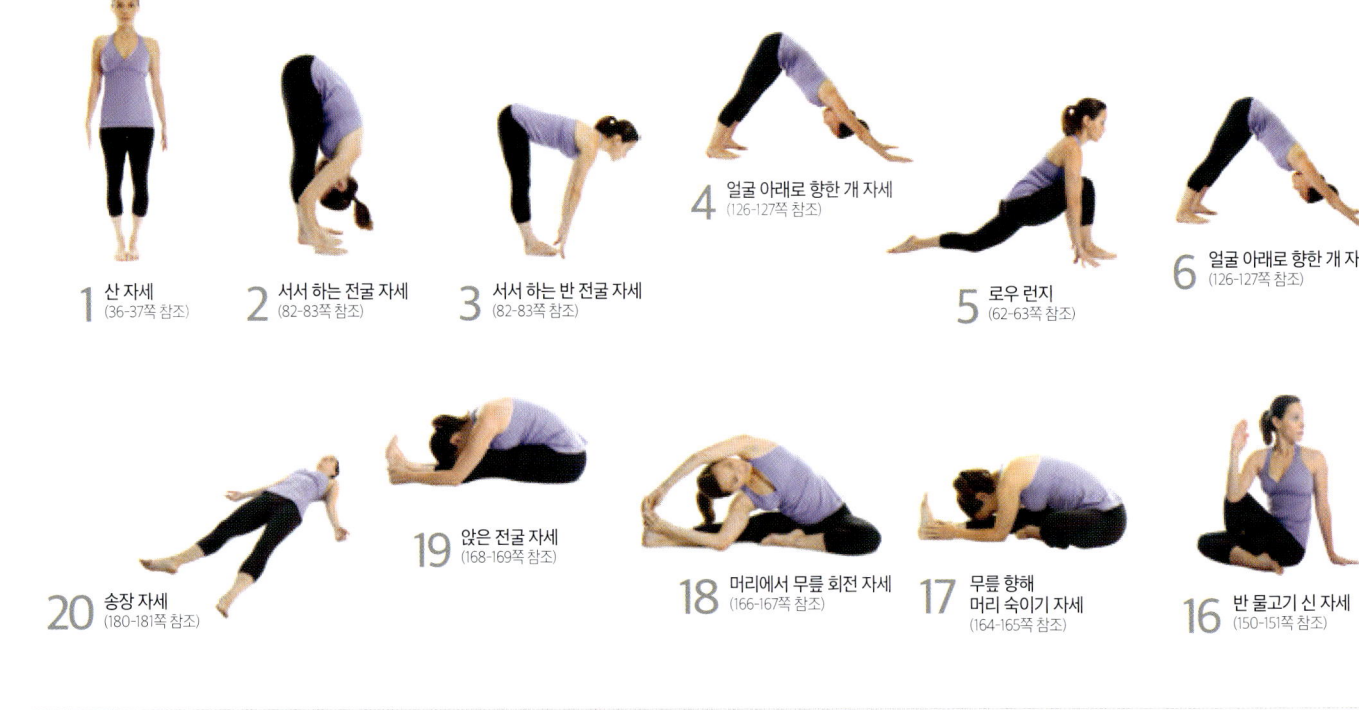

상급 수준 연속 동작
이 상급 동작의 강도를 더 높이려면, 여러분이 가능하다고 생각하는 것보다 그저 조금만 더 오랫동안 호흡하면서 자세를 유지해보세요.

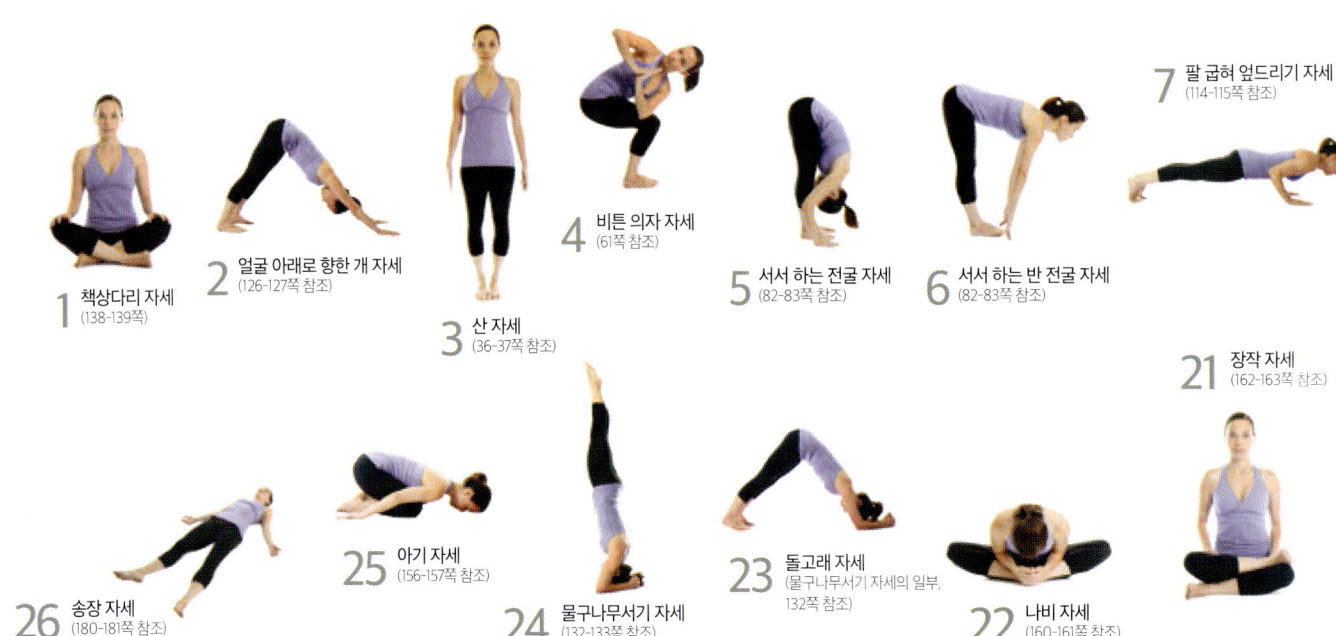

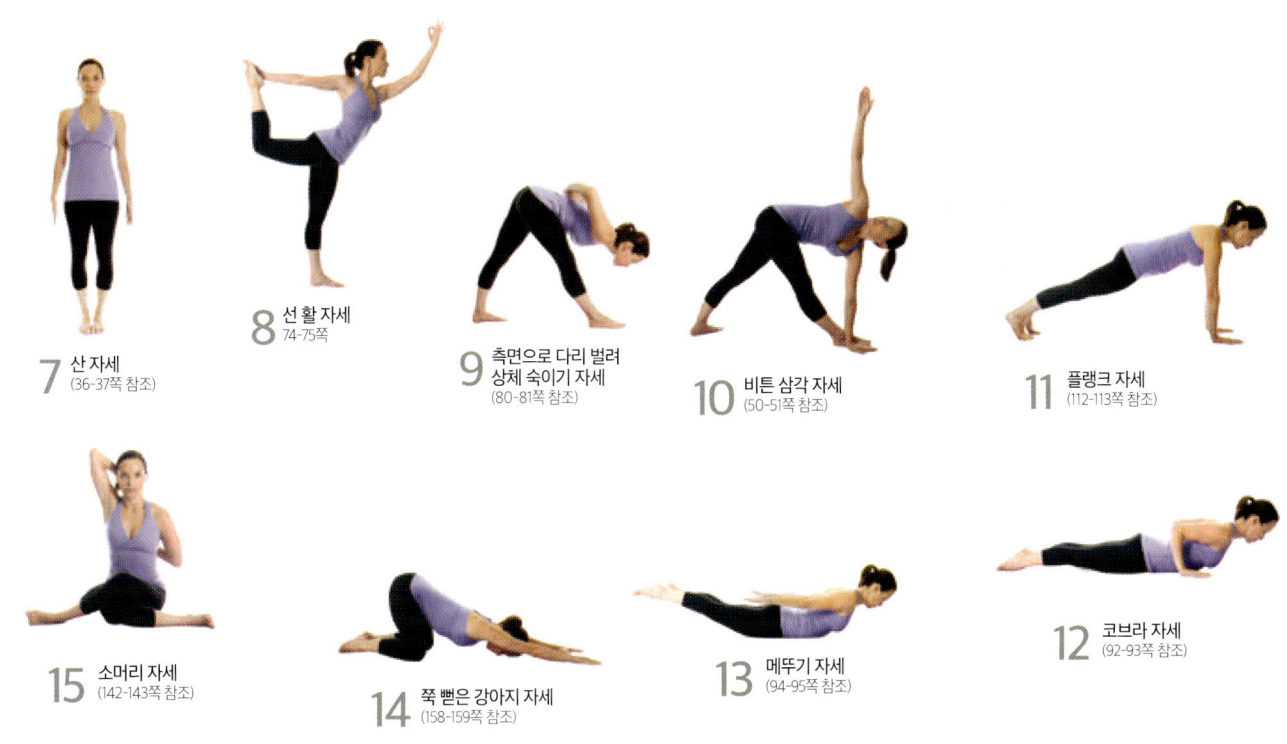
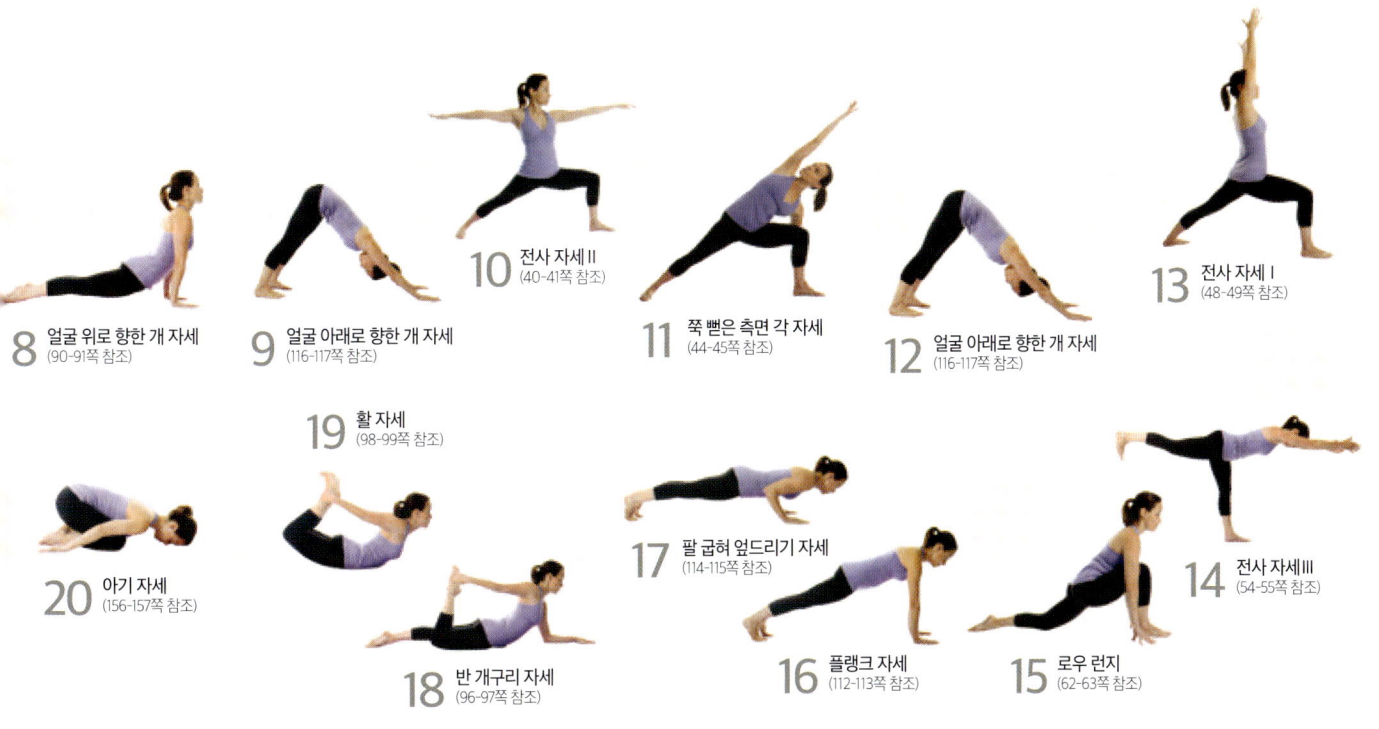

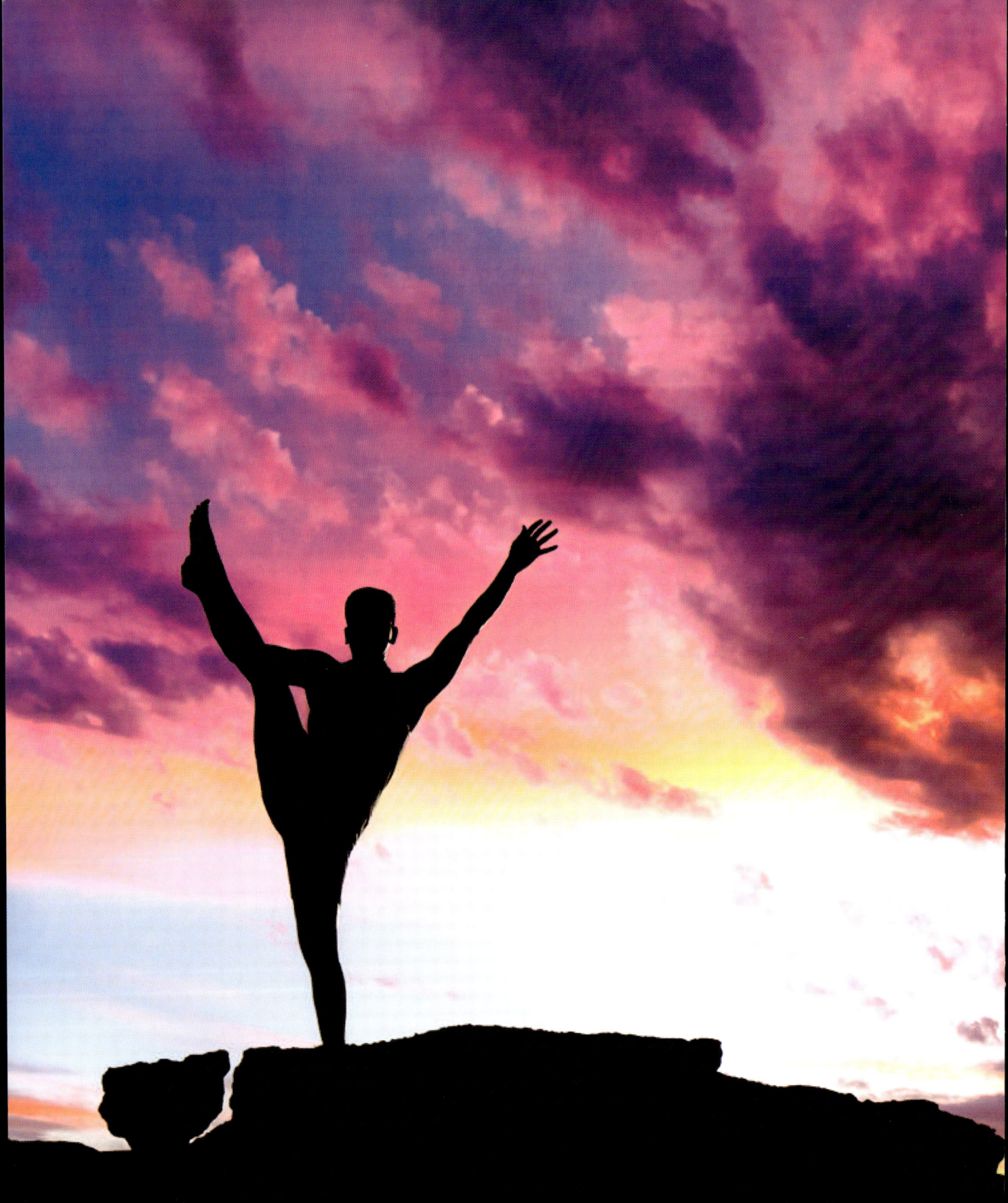

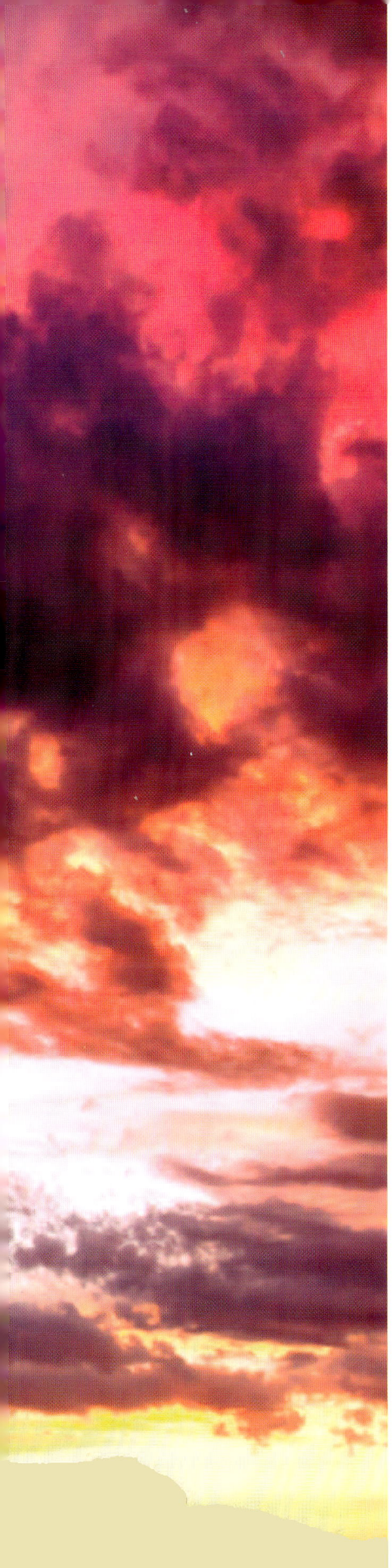

| 마무리하는 글 |

축하합니다! 마침내 피트니스 해부학 요가 편을 다 마치셨습니다. 하지만 그렇다고 해서 여러분의 여정이 다 끝난 것은 아니랍니다. 사실 여러분은 이제 막 출발선상에 서 있는 셈이니까요! 이제 여러분은 자신만의 요가 탐험을 시작하는 데 필요한 모든 준비물을 다 갖추었습니다. 요가 자세와 호흡법 전체에 대한 안내서 역할을 하는 이 책만 있으면, 여러분은 가정에서건 요가원 수업 중이건 편안하게 요가를 수련할 수 있을 겁니다.

요가는 발전을 지속하고 있는 육체적, 의식적, 정신적 수련법입니다. 따라서 매일 달라질 수 있는 여러분만의 특정한 필요에 따라 적합한 요가 수련법을 만들어보세요. 아마 여러분이 좋아하는 요가 스타일이나 여러분과 잘 맞는 요가 선생님이 있을 거예요. 그러니 시간 여유를 가지고 여러분에게 가장 잘 맞는 것이 무엇인지 천천히 따져보기 바랍니다.

자신의 몸에서 나는 소리에 귀를 기울이고, 지금 이 순간 자신의 모습을 존중하세요. 요가는 지극히 개인적인 여정이지, 여러분 자신 혹은 주변 사람들과 경쟁하는 시합이 아니랍니다.

수련을 계속하다보면 여러분은 요가 수련이 매트 위를 떠나 여러분의 삶에 젖어들고 있음을 알게 될 것입니다. 또한 자기 자신과 주변 사람들에 대해 더 많이 인식하게 되고, 자신이 매순간을 살고 있다는 사실을 깨닫게 될 거예요. 중간에 잠시 멈추고 호흡하는 시간은 늘 있는 법이니까요.

나마스테!

용어 정리

일반용어

- 외전: 팔 다리를 몸에서 멀어지도록 밖으로 뻗는 동작
- 내전: 팔 다리를 몸 쪽으로 움직이는 동작
- 정렬: 모든 요가 자세에는 각기 이상적인 신체 위치가 정해져 있습니다. 몸이 정렬되어 있다는 말은 몸이 올바르게 자리를 잡고 있어서 근육이 더욱 효과적으로 움직일 수 있다는 뜻입니다. 이 경우 자세를 유지하기 위해 억지로 애쓸 필요가 없어서 부상도 예방할 수 있답니다. 요가 자세마다 손과 발, 몸통을 어디에 두어야 하는지 등 고유한 정렬 포인트가 있습니다. 따라서 요가 자세를 배우는 것은 올바른 정렬 포인트를 배우는 것과 같다고 할 수 있지요.
- 전면: 앞쪽 위치
- 심혈관 운동(유산소 운동-옮긴이): 심장 박동을 빠르게 하여 산소와 영양분이 풍부한 혈액을 만들어 근육을 움직이게 하는 모든 운동
- 심혈관계: 혈액을 온몸으로 전달하는 혈액순환시스템으로, 여기에는 심장, 폐, 동맥, 정맥, 모세혈관이 포함됩니다.
- 경추: 두개골 바로 밑에 위치한 척추 윗부분.
- 마무리 진정 자세(cool-down): 요가 수련 마무리 단계에서 취하는 자세로, 격렬한 수행을 끝낸 뒤 몸의 열기를 식히고 몸을 이완하는 작용을 합니다.
- 코어 근육: 척추 주변에 위치하여 몸 전체를 구조적으로 지지해주는 역할을 하는 심부 근육층을 말합니다. 코어 근육은 대(大)코어근육과 소(小)코어 근육으로 나누어볼 수 있습니다. 몸통에 위치한 대(大)코어 근육에는 복부와 등의 중간 및 아랫부분이 해당됩니다. 이 부위 속하는 근육은 골반저근육(항문거근, 치골미골근, 장미골근, 치골직장근, 미골근), 복근(복직근, 복횡근, 외복사근, 내복사근), 척추신근(다열근, 척추기립근, 판상근, 흉최장근, 반극근), 횡격막입니다. 소(小)코어 근육에는 광배근, 대둔근, 승모근(윗부분, 중간부분, 아랫부분으로 나뉨)이 해당됩니다. 소(小)코어근육은 우리의 몸이 추가적인 안정성이 요구되는 활동이나 동작을 할 때 대(大)코어 근육을 보조하는 역할을 합니다.
- 요가를 구성하는 8가지: 요가 수련법을 규정하는 8가지 원칙. 1)야마(절제) 2)니야마(규칙 준수) 3)아사나(자세) 4)프라나야마(호흡 조절) 5)프라티야하라(감각 제어) 6)다라나(정신 집중) 7)디야나(명상) 8)사마디(묵상, 몰입 또는 초의식 상태)
- 에너지 업: 위로 상승한 듯한 미묘한 느낌
- 뻗기: 곧게 펴서 뻗는 동작
- 신근: 신체의 일부를 몸에서 멀리 떨어지게 하는 근육. 관절을 펴주는 역할을 하는 근육을 말합니다.
- 외회전: 신체의 일부를 몸의 중심축에서 멀어지게 하는 동작. 관절을 바깥으로 회전시키는 것을 의미합니다.
- 굴곡: 관절 굽히기
- 굴근: 팔꿈치에서 팔을 굽히거나 허벅지를 복부로 올리는 것처럼 두 뼈 사이의 각을 줄여주는 역할을 하는 근육
- 바닥에 밀착시키기: 손과 발, 또는 다른 신체 부위로 바닥을 눌러 자세를 지탱하는 토대를 강화시키기
- 뒤꿈치에서 발바닥 아치로 정렬: 요가 자세 중에서 특히 두 발을 벌리고 서서 외회전하는 자세를 취할 때 앞쪽 발이 뒤쪽 발 발바닥 아치 바로 앞에 오는 발 자세를 말합니다.
- 하트 오프너: 접근하기 어려운 근육들을 스트레칭해서 가슴과 목, 어깨를 올려주는 요가 자세
- 뒤꿈치에서 뒤꿈치로 정렬: 요가 자세 중에서 특히 두 발을 벌리고 서서 내회전하는 자세를 취할 때 한쪽 발이 다른 쪽 발 바로 앞에 오는 발 자세를 말합니다.
- 힙 오프너: 너무 오랫동안 앉아있어서 팽팽하게 긴장된 골반 근육을 풀어주는 요가 자세
- 장경인대(ITB): 골반에서 시작해서 무릎관절 바로 밑에 있는 경골 바깥쪽으로 뻗어 있는 두꺼운 섬유조직 띠. 장경인대는 여러 허벅지 근육과 함께 작용하여 무릎관절 바깥쪽의 안정성을 높여줍니다.
- 내회전: 신체의 일부를 몸의 중앙을 향해 움직이는 동작. 관절을 안으로 회전시키는 동작입니다.
- 외측: 바깥쪽에 위치하거나 바깥쪽 방향으로 뻗어 있는 상태
- 요추: 척추의 아랫부분
- 중간: 중앙에 위치하거나 가운데 방향으로 뻗어 있는 상태
- 중립: 요가에서 중립이라 하면 다리, 골반, 고관절이나 다른 신체 부위의 위치가 앞으로 굽거나 휘지 않은 경우를 말합니다.
- 척추 중립: 측면에서 봤을 때 S자 모양을 닮은 척추 자세
- 후면: 뒤쪽에 위치한 상태
- 회전근: 관절의 회전을 보조하는 근육 무리 중 하나로 고관절이나 어깨 근육이 해당됩니다.

- 견갑골: 등 중간에서 윗부분에 돌출되어 있는 뼈로, "어깨뼈"라고도 합니다.
- 흉추: 척추 중간 부분
- 워밍업: 강도 높은 운동 전에 몸을 준비시키기 위해 단시간 동안 하는 가벼운 모든 운동
- 요가식 발가락 잡기: 어떤 요가 자세를 취할 때 한 손으로 엄지발가락을 잡는 방법을 말합니다. 구체적인 방법은 검지와 중지손가락으로 엄지발가락 안쪽을 감고 엄지손가락으로 발가락 바깥쪽을 감싸는 것입니다.

산스크리트어 용어
다음의 용어 목록은 이 책에 자주 등장하는 산스크리트어에 대한 설명입니다.
- 아사나(asana): 요가 자세를 가리키는 말로, 요가를 구성하는 8가지 중 세 번째 가지를 말합니다.
- 아눌로마 빌로마(Anuloma Viloma): 양 콧구멍 교대 호흡법으로, 이 호흡법은 명상을 준비하기 위해 몸의 에너지 채널을 정화시킨다고 알려져 있습니다. 아눌로마 빌로마는 "위아래", "교대", "거꾸로"라는 의미를 담고 있습니다.
- 카팔라바티(Kapalabhati): 부비강을 깨끗하게 해주는 호흡법으로, 호흡하는 동안 펌프질 하듯 복근을 수축시키고 팽창시켜서 날카롭게 숨을 내쉬게 하는 호흡법입니다. 카팔은 "두개골", 바티는 "빛나다"라는 의미입니다.
- 무드라(mudra): 손동작. 요가에서는 손동작과 위치에 따라 특정한 방식으로 에너지가 흐른다고 여깁니다.
- 프라나야마(Pranayama): 요가 호흡 조절의 과학. 요가를 이루는 8가지 중 네 번째 가지에 해당합니다.
- 우자이 프라나야마(Ujjayi Pranayama): 숨을 들이쉬고 내쉴 때 목구멍에서 약한 마찰음이 나는 호흡법. 우자이는 "승리"를, 프라나는 "생명력 에너지"를, 아야마는 "조절 또는 확장"을 의미합니다. 이 호흡법은 승자의 호흡법이라고도 알려져 있습니다.
- 시탈리(Sithali): 입으로 하는 호흡법으로, 혀를 말아서 그 사이로 숨을 들이마시는 호흡법입니다.
- 빈야사(vinyasa): 호흡과 일치된 연속 동작

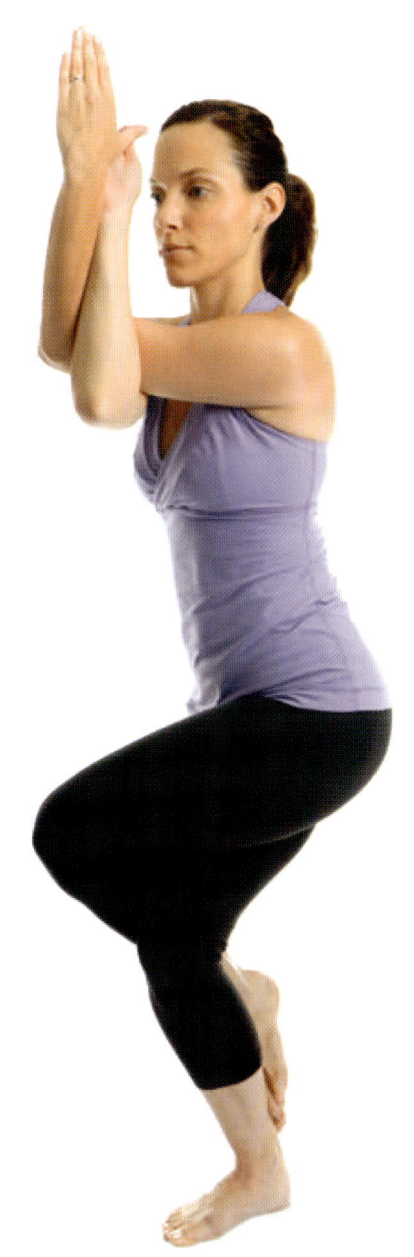

용어 정리

라틴어 용어
다음의 용어 목록은 신체의 근육을 기술하는 데 사용된 라틴어 용어에 대한 설명입니다. 그리스어에서 파생된 단어는 그리스어라고 별도 표기되어 있습니다.

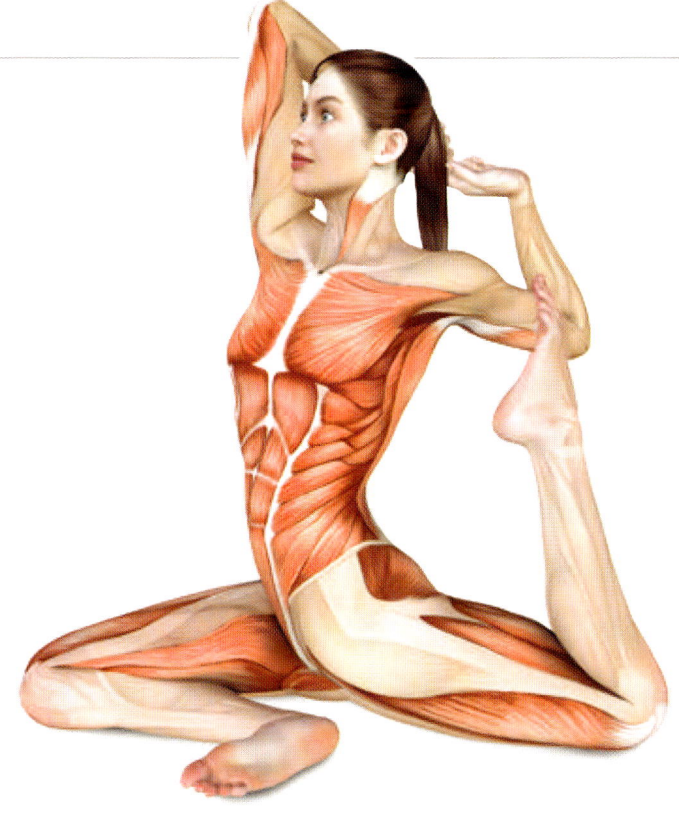

흉부
- 오훼완근 coracobrachialis: 그리스어 korakoeidés는 "까마귀 같은", brachium은 "팔"
- (대/소)흉근 pectoralis (major and minor): pectus는 "가슴"

복부
- 외복사근 obliquus externus: obliquus는 "비스듬함", externus는 "외측"
- 내복사근 obliquus internus: obliquus는 "비스듬함", internus는 "내측"
- 복직근 rectus abdominis: rego는 "곧은, 똑바른", abdomen은 "복부"
- 전거근 serratus anterior: serra는 "톱", ante는 "이전"
- 복횡근 transversus abdominis: transversus는 "가로지르기", abdomen은 "복부"

목
- 사각근 scalenus: 그리스어 skalénós는 "불평등한"
- 반가시근 semispinalis: semi는 "반", spinae는 "척추"
- 판상근 splenius: 그리스어 splénion은 "석고, 조각"
- 흉쇄유돌근 sternocleidomastoideus: 그리스어 stérnon은 "가슴", 그리스어 kleís는 "열쇠", 그리스어 mastoeidés는 "가슴 같은"

등
- 척추기립근 erector spinae: erectus는 "똑바른", spina는 "가시"
- 광배근 latissimus dorsi: latus는 "넓은", dorsum은 "등"
- 다열근 multifidus spinae: multifid는 "잘라 나누다", spinae는 "척추"
- 요방형근 quadratus lumborum: quadratus는 "네모, 직각", lumbus는 "허리"
- 능형근 rhomboideus: 그리스어 rhembesthai은 "회전"
- 승모근 trapezius: 그리스어 trapezion은 "작은 테이블"

어깨
- (전면, 내측, 후면)삼각근 deltoideus (anterior, medial, and posterior): 그리스어 deltoeidés는 "델타 모양(삼각형 형태의 문자)"
- 극하근 infraspinatus: infra는 "아래", spina는 "가시"
- 견갑거근 levator scapulae: levare는 "올리다", scapulae는 "어깨[뼈]"
- 견갑하근 subscapularis: sub는 "아래", scapulae는 "어깨[뼈]"
- 극상근 supraspinatus: supra는 "위", spina는 "가시"
- (대, 소)원근 teres (major and minor): teres는 "둥근"

상완
- 상완이두근 biceps brachii: biceps는 "이두", brachium은 "팔"
- 상완근 brachialis: brachium은 "팔"
- 상완삼두근 triceps brachii: triceps는 "삼두", brachium은 "팔"

하완
- 주근 anconeus: 그리스어 anconad는 "팔꿈치"

- 상완요골근 brachioradialis: brachium은 "팔", radius는 "바퀴살"
- 요측수근신근 extensor carpi radialis: extendere는 "뻗다", 그리스어 karpós는 "손목", radius는 "바퀴살"
- 지신근 extensor digitorum: extendere는 "뻗다", digitus는 "손가락, 발가락"
- 장무지굴근 flexor carpi pollicis longus: flectere는 "굽히다", 그리스어 karpós는 "손목", pollicis는 "엄지", longus는 "긴"
- 요측수근굴근 flexor carpi radialis: flectere는 "굽히다", 그리스어 karpós는 "손목", radius는 "바퀴살"
- 척측수근굴근 flexor carpi ulnaris: flectere는 "굽히다", 그리스어 karpós는 "손목", ulnaris는 "아래팔"
- 지굴근 flexor digitorum: flectere는 "굽히다", digitus는 "손가락, 발가락"
- 장장근 palmaris longus: palmaris는 "손바닥", longus는 "긴"
- 원회내근 pronator teres: pronate는 "회전하다", teres는 "둥근"

둔부
- (상, 하)쌍자근 gemellus (inferior and superior): geminus는 "쌍둥이"
- 대둔근 gluteus maximus: 그리스어 gloutós는 "둔부", maximus는 "최대"
- 중둔근 gluteus medius: 그리스어 gloutós는 "둔부", medialis는 "중간"
- 소둔근 gluteus minimus: 그리스어 gloutós는 "둔부", minimus는 "최소"
- 장요근 iliopsoas: ilium은 "샅아구니", 그리스어 psoa는 "샅아구니 근육"
- 장골근 iliacus: ilium은 "샅아구니"
- 외폐쇄근 obturator externus: obturare는 "폐쇄하다", externus는 "밖으로"
- 내폐쇄근 obturator internus: obturare는 "폐쇄하다", internus는 "안으로"
- 치골근 pectineus: pectin는 "빗"
- 이상근 piriformis: pirum은 "배", forma는 "모양"
- 대퇴방형근 quadratus femoris: quadratus는 "네모, 직각", femur는 "허벅지"

허벅지
- 장내전근 adductor longus: adducere는 "수축하다", longus는 "길다"
- 대내전근 adductor magnus: adducere는 "수축하다", magnus는 "크다"
- 대퇴이두근 biceps femoris: biceps는 "이두", femur는 "허벅지"
- 박근 gracilis: gracilis는 "얇다, 가늘다"
- 대퇴직근 rectus femoris: rego는 "곧은, 똑바른", femur는 "허벅지"
- 봉공근 sartorius: sarcio는 "봉합하다" 또는 "수리하다"
- 반막양근 semimembranosus: semi는 "반" membrum은 "팔 다리"
- 반건양근 semitendinosus: semi는 "반", tendo는 "힘줄"
- 대퇴근막장근 tensor fasciae latae: tenere는 "쭉 뻗다", fasciae는 "띠", latae는 "아래에 놓인"
- 내측광근 vastus intermedius: vastus는 "거대한, 막대한", intermedius는 "사이"
- 외측광근 vastus lateralis: vastus는 "거대한, 막대한", lateralis는 "옆"
- 중간광근 vastus medialis: vastus는 "거대한, 막대한", medialis는 "가운데"

하퇴
- 소지내전근 adductor digiti minimi: adducere는 "수축하다", digitus는 "손가락, 발가락", minimum는 "최소"
- 무지내전근 adductor hallucis: adducere는 "수축하다", hallex는 "엄지발가락"
- 지신근 extensor digitorum: extendere는 "뻗다", digitus는 "손가락, 발가락"
- 무지신근 extensor hallucis: extendere는 "뻗다", hallex는 "엄지발가락"
- 지굴근 flexor digitorum: flectere는 "굽히다", digitus는 "손가락, 발가락"
- 무지굴근 flexor hallucis: flectere는 "굽히다", hallex는 "손가락, 발가락"
- 비복근 gastrocnemius: 그리스어 gastroknémía는 "[다리의] 종아리"
- 비골근 peroneus: peronei는 "종아리뼈"
- 족저근 plantaris: planta는 "발바닥"
- 비장근 soleus: solea는 "샌들"
- 전경골근 tibialis anterior: tibia는 "갈대 피리", ante는 "이전"
- 후경골근 tibialis posterior: tibia는 "갈대 피리", posterus는 "뒤에 오는"

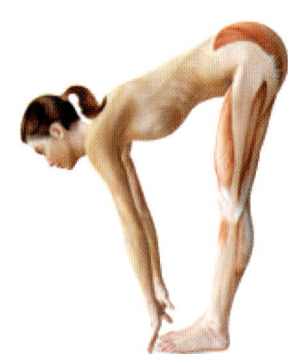

이미지 인덱스

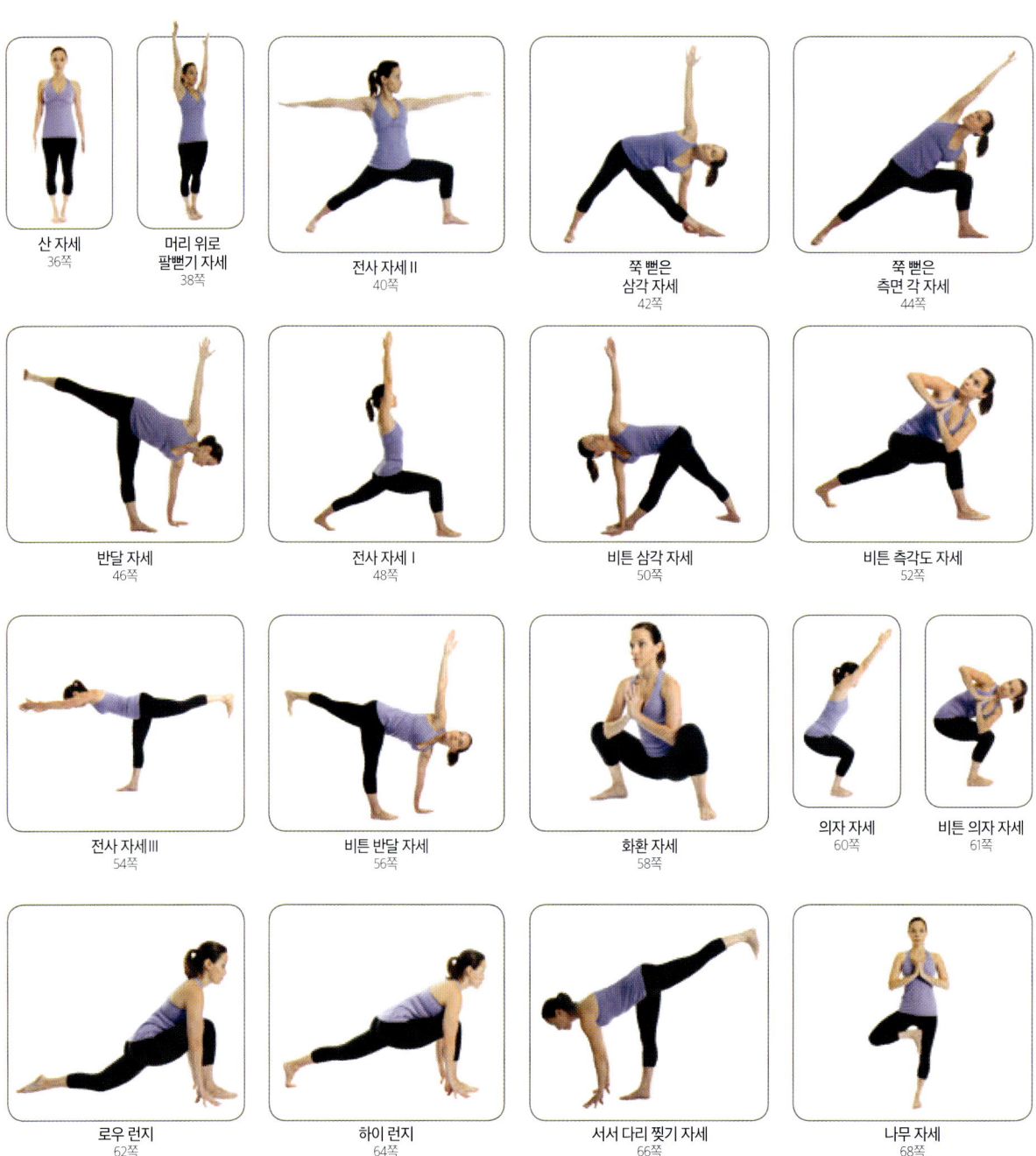

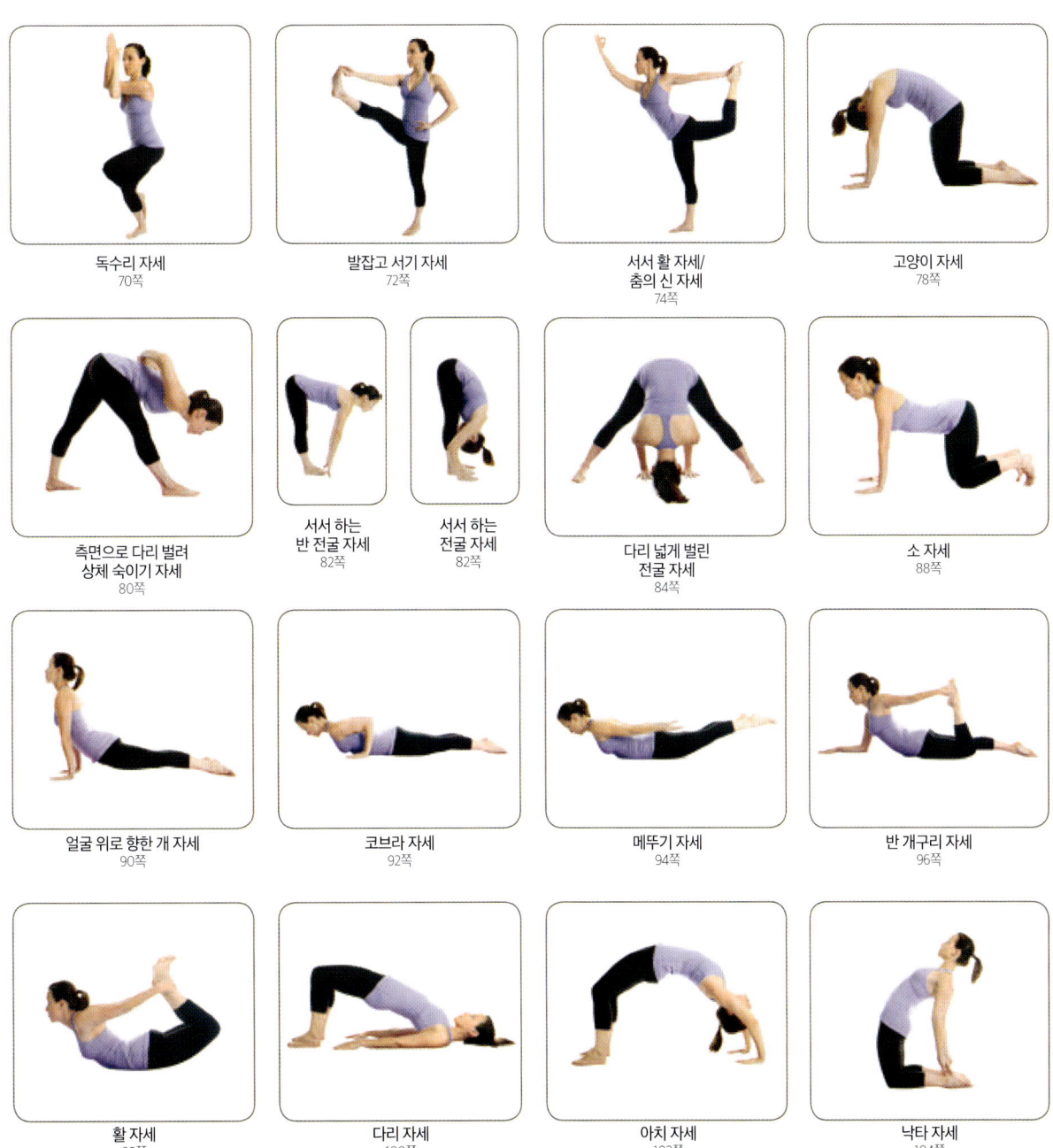

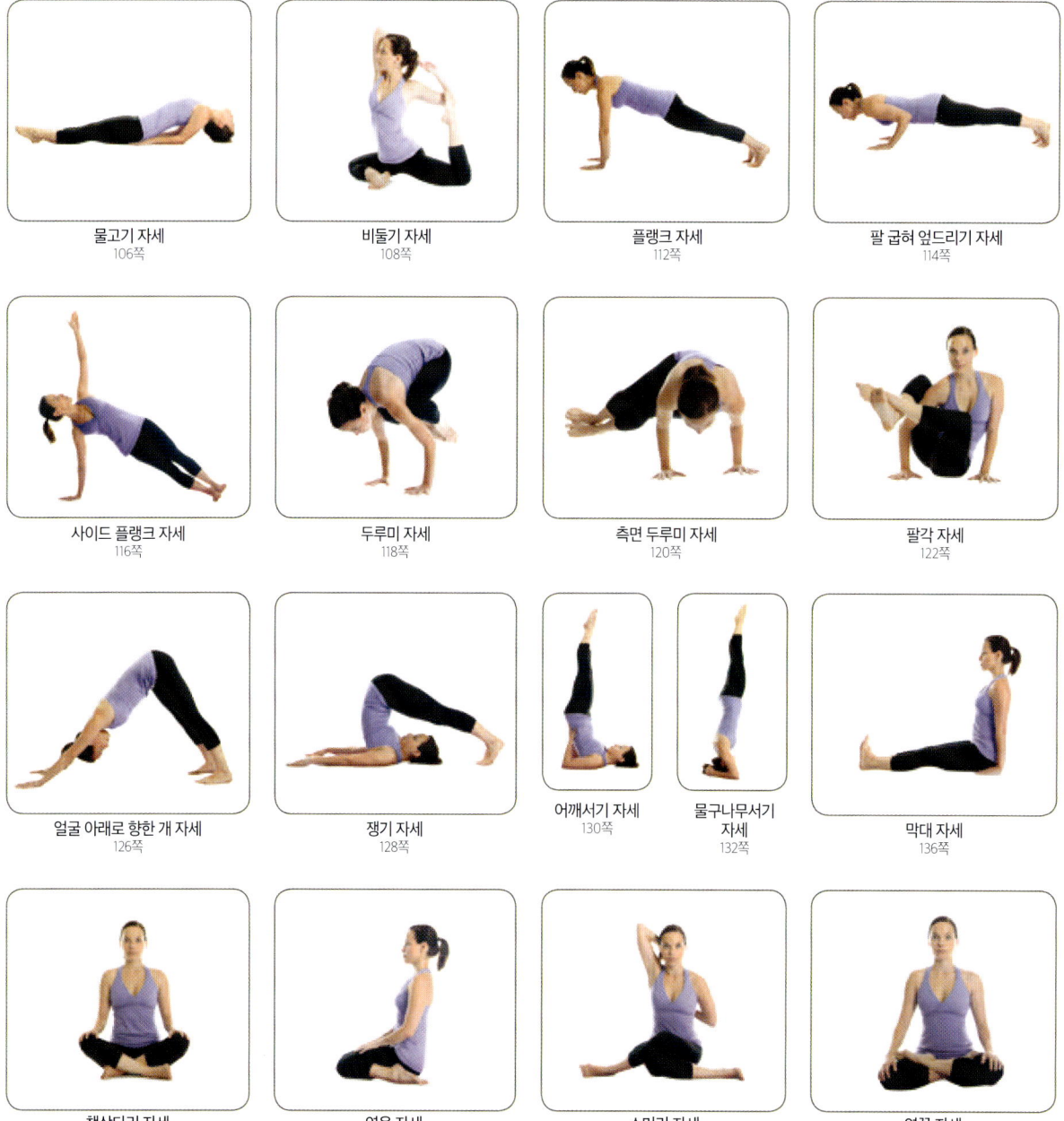

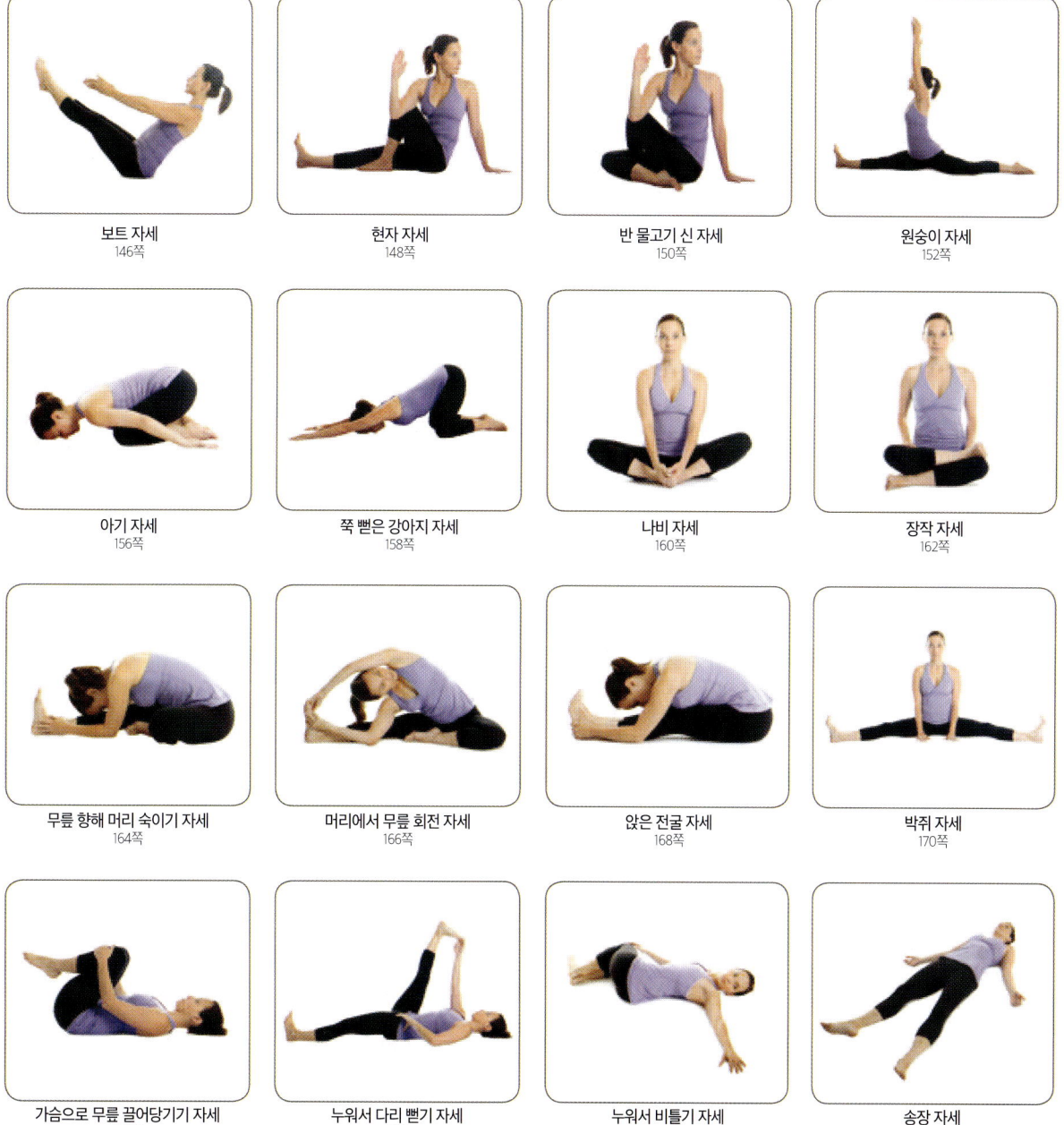

이미지 인덱스 | 201

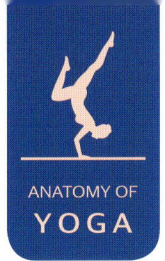

지은이 소개

골디 카펠 오렌 Goldie Karpel Oren

골디 카펠 오렌은 세 살 때 발레를 시작하여 고등학교 때까지 발레 훈련을 했습니다. 고등학교 재학 시절에는 뉴욕에 있는 파트렐 무용단, 보스턴의 발레 록스와 함께 공연을 하기도 했습니다. 골디는 2006년에 볼티모어에 있는 존스 홉킨스대학교에서 창의적 글쓰기 전공으로 학사 학위를 받았습니다. 이후 대학을 졸업하고 나서는 애틀랜틱 시티 발레단(Atlantic City Ballet)에서 솔로이스트로 활약했습니다.

2008년 봄, 부상을 입은 골디는 무용을 그만두게 됩니다. 하지만 이 일로 인해 요가에 입문하게 되고, 마침내 요가는 그녀에게 또 하나의 열정이 되었습니다.

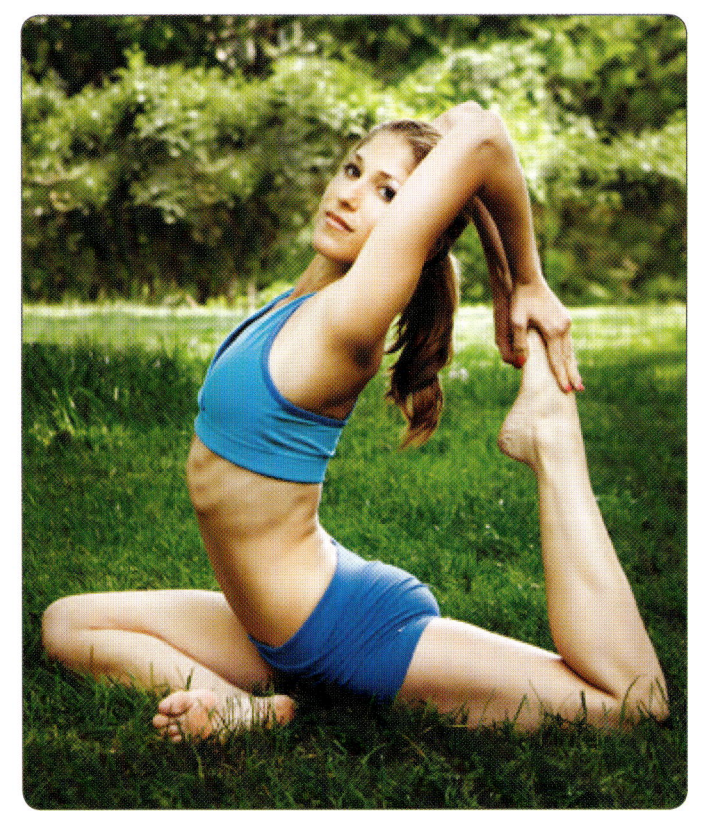

다. 골디는 요가를 공부한 뒤 RYT 요가지도자 자격증을 취득했습니다. 현재 그녀는 몇몇 요가원에서 요가를 지도하고 있으며, 뉴욕의 고객 자택에서 개인 레슨도 진행하고 있습니다.

모델 소개

라나 루소 Lana Russo

요가 모델 라나 루소는 요가 얼라이언스(Yoga Alliance)의 500시간 지도자 과정을 수료한 요가 지도자입니다. 라나는 뉴욕에 있는 롱아일랜드 요가학교에서 수련했으며 현재 그곳에서 지도자 겸 트레이너로서 요가 지도자 과정을 밟고 있는 사람들을 도와주고 있습니다. 또한 롱아일랜드 지역 전역에 있는 많은 요가원들에서 요가를 가르치고 있으며, 현재 룰루레몬(lululemon) 애슬레티카의 요가 홍보대사를 맡고 있습니다. 발레 무용수 출신인 그녀는 빈야사 요가 연속 동작을 즐기며, 수련생들이 각자의 한계점에 도달하도록 도와주고 있습니다. 이외에 여유가 생기면 남편과 딸과 함께 보내는 시간을 즐깁니다.

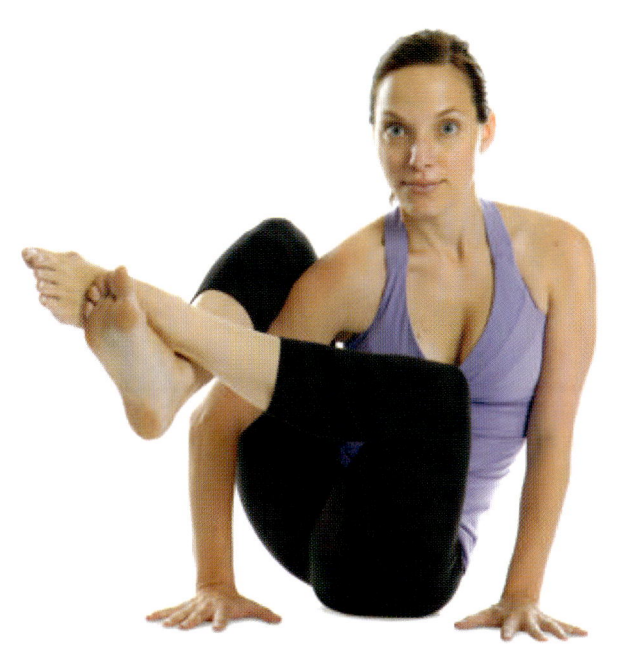

감수자 소개

의학박사 현명기

피부과전문의로 요가와 필라테스 등 몸과 마음을 아름답게 만들어주는 피트니스에 대한 방법들과 그 미용의학적 효과를 연구해왔다. 누구나 꾸준히 쉽게 할 수 있는 운동 프로그램에 대한 콘텐츠를 기획하고 있다. 옮긴 책으로 필라테스 분야 베스트셀러 〈필라테스 교과서〉가 있다.

옮긴이 소개

김수진

이화여자대학교와 한국외국어대학교 통번역대학원을 졸업한 후 공공기관에서 통번역 활동을 해왔다. 현재 번역 에이전시 엔터스코리아에서 출판기획자 및 전문번역가로 활동하고 있다. 옮긴 책으로는 『하루 7분: 뱃살 공략 트레이닝』, 『하루 7분: 요가 스트레칭』 등이 있다.

Created by Moseley Road Inc.
Editorial Director: Lisa Purcell
Art Director: Brian MacMullen
Photographer: Jonathan Conklin Photography, Inc.
Editor: Erica Gordon-Mallin
Designers: Danielle Scaramuzzo, Patrick Johnson
Author: Goldie Karpel Oren
Model: Lana Russo
Nutrition writer: Cori D. Cohen, RD
Illustrator: Hector Aiza/3DLabz Animation India